传染病重症病房临床思维公开课

住院医师规范化培训辅助教材

孙益红 ● 主审

余情 ● 主编

复旦大學出版社

编委会名单

主　审　孙益红

主　编　余　情

副主编　郑玉英　罗　哲　王春灵　薛　渊

编　者　（按姓氏笔画排序）

马杰飞　马国光　王青青　王春灵

叶　伶　叶茂松　冯国栋　朱畴文

刘　凯　刘　洁　刘子龙　苏　迎

李　锋　李佳旻　李倬哲　李静怡

余　情　邹建洲　沈亚星　沈勤军

张　勇　郁慎吉　罗　哲　郑吉莉

郑玉英　居旻杰　费　敏　姚雨濛

顾国嵘　钱松屹　凌晓敏　黄浙勇

曹嘉添　梁　超　葛　峰　韩　奕

潘文彦　薛　渊

序一 foreword

2020 年伊始,新型冠状病毒肺炎牵动人心,疫情发生以来,党中央高度重视,全国上下众志成城抗击疫情。医者仁心,拯救病痛,医院上下全力以赴做好新型冠状病毒肺炎疫情防控工作。复旦大学附属中山医院的许多医务人员都参与了新型冠状病毒肺炎患者的救治,他们奋力救治病患,积累了大量的实战经验,收集并建立了宝贵的新型冠状病毒肺炎"临床思维公开课"资料库,通过文字及影像等多种方式记录了诸多临床病例,与此同时也积极开展人文思考,留下了宝贵的资料。中山人谨守医学誓言,不负医学初心,肩负医学使命,坚守"战疫"岗位,用行动捍卫了医务工作者的职责和使命!

作为一家享誉全国的三级甲等综合性医院,复旦大学附属中山医院始终以"一切为了病人"为宗旨,以仁心仁术关心病患,用责任心回报社会。近年来,医院不仅在诊疗水平、人才培养、科研创新、学科建设等方面取得了不俗成绩,走在上海乃至全国前列,同时也勇担社会责任、传播社会大爱。本书收集并编写病例记录 38 例,针对新冠病毒轻症、重症、危重症、合并症、并发症、治疗特点,以及合并肾衰竭、心肌损害等患者的肺外症状、体征的治疗与护理等,对病例进行分类并建立目录,旨在尽可能全方位地阐述新型冠状病毒肺炎的临床特点和诊疗方法,建立宝贵的新型冠状病毒肺炎教学资料库。每一个病例记录得翔实严谨,饱含着医护人员的辛勤付出,体现了一份厚重的社会责任感。

最后,祝贺本书正式出版!在广大医务工作者与相关领域的抗疫人员,乃至广大人民群众众志成城抗击新型冠状病毒肺炎疫情之际,希望本书能积极发挥指导和参考作用,为抗疫工作与医疗事业贡献一份力量。

中国科学院院士 樊 嘉
复旦大学附属中山医院院长

2022 年 1 月于上海

序二 foreword

新型冠状病毒肺炎疫情来袭，复旦大学附属中山医院（简称中山医院）的各位医护人员用医者仁心救治每一位新型冠状病毒肺炎患者。疫情暴发之初，在医院党委的坚强领导下，党员同志冲锋在前，党支部按照"支部建在前线，党员攻坚在一线"的工作部署，发挥党员的模范带头作用，广泛动员群众、组织群众、凝聚群众，带领医护人员战胜心理恐惧、克服重重困难，以积极奋发的态度顺利开展了各项临床工作，取得显著成效，向党和国家上交了一份满意的答卷。

在党支部的带领下，医护人员在奋力救治病患的同时积累了大量的实战经验，收集并建立了宝贵的新型冠状病毒肺炎"临床思维公开课"资料库。通过文字和影像等多种方式，在记录临床病例的同时开展人文思考，留下了宝贵的资料。中山医院的每一位医务人员响应国家召唤，面对疫情防控的严峻形势，把人民生命安全和健康放在第一位，充分发挥党组织战斗堡垒作用和党员先锋模范作用，群策群力、众志成城，在大战中践行初心使命，在大考中交出了合格的答卷。

中山医院医护人员坚守医学誓言，不负医学初心，肩负医学使命，坚守本职岗位，在临床工作中，秉承中山医院"一切为了病人"的宗旨，建立制度，优化流程，将"安全、细致、规范"的救治原则贯穿于医护整体工作当中，用行动捍卫医务工作者的职责和使命！

祝贺本书正式出版！本书收集和编写了38例病例记录，根据轻症、重症、危重症、合并症、并发症、治疗特点等整理和记录病例，旨在全方位阐述新型冠状病毒肺炎的病例特点和诊疗方法，将这来之不易的宝贵经验整理成书,为抗击新型冠状病毒肺炎的医务工作者提供参考和借鉴,是一本细节丰富、内容严谨、具有较高临床价值的参考书籍,同时也是中山医院医护人员的汗水和心血的结晶!

最后,感谢所有参与这场抗"疫"斗争的中山人!

复旦大学附属中山医院党委书记

2022 年 1 月于上海

前　言 preface

　　2020 年初的新型冠状病毒肺炎疫情几乎蔓延到了全世界,影响了全世界人民生活的方方面面,给我们的生活和工作带来了极大的不便。为了能让更多的医疗界学者深入全面地了解新型冠状病毒肺炎的流行病学特点、临床特征、潜伏期、诊断、治疗等各个方面,使临床医师能在完善的病例资料中学习挽救生命所需的知识,本书特由参与过早期新型冠状病毒肺炎救治的医务工作者编写而成,将其救治患者期间积累的大量临床案例和实战经验,通过病史介绍、诊疗经过、影像征象描述、诊断思路、鉴别诊断和经验体会等线索记录下来,集结成册,传播医学知识和抗疫经验,引领临床医师认识新型冠状病毒肺炎,并通过临床实践了解疾病千变万化的特点及技术难点,激励他们进一步探索新思路、新方法,缓解患者的病痛,使更多的患者得以痊愈。

　　本书讲述的每个案例都经过精心整理,严谨而具有说服力。希望对新型冠状病毒肺炎的临床工作和回顾性研究有所裨益。本书可以作为住院医师规范化培训的辅助教材,也可成为临床医师在医疗实践中参考书。

　　本书致力于还原传染病重症病例研究分析的完整过程、培养灵活的临床思维能力,适合各类医师阅读。衷心希望各位同道能够不吝赐教,以便我们不断补充、修改、完善。

　　本书的出版凝聚了许多人的心血和付出。感谢复旦大学附属中山医院樊嘉院长、汪昕书记对抗疫医护人员的悉心关怀和呵护,使他们可以全身心地投入患者的救治中,并顺利完成了本书病例的收集工作。感谢中山医院副院长孙益红教授对本书中各个病例的精心审阅以及提出的宝贵意见。感谢有 30 余年的住院医师规范化培训经验的郑玉英处长对本书提出的宝贵意见,使本书成为一本合格的培训教材。感谢医疗队领队朱畴文教授特别重视收集教学资料,并亲自撰写病例,为医学生留下宝贵的学习材料。感谢重症医学科罗哲教授、护理部王春灵副主任、急诊科薛渊老师对病例材料的收集提出了宝贵意见。感谢中山医院的医护人员在辛苦抗疫的同时,花费大量心血收集了这些临床病例资料。还要感谢兄弟医院的同道提供的无私帮助,也感谢所有和我们一起战胜新型冠状病毒肺炎的患者……他们都为本书的出版贡献了不可或缺的力量,在此一并表达敬意与感谢!

复旦大学附属中山医院教育处副处长

复旦大学附属中山医院康复医学科主任医师

2022 年 1 月于上海

目 录 contents

教学病例 1

一、病史简介

患者,女,74岁,因"发热12天"于2020年2月6日收住入院。

【流行病学史】 某市常住居民,否认生食牛羊肉或海鲜,否认宠物接触史。

【主诉】 发热12天。

【现病史】 患者从2020年1月25日起无明显诱因地出现发热,体温最高达38.5℃,伴间歇性腹泻、咳嗽、关节酸痛、乏力,无胸闷、咳痰、鼻塞、流涕等症状,未就诊及特殊处理。2020年2月4日在外院就诊,胸部CT示"双侧肺散在磨玻璃样改变",行咽拭子新型冠状病毒(以下简称新冠病毒)核酸检测示阳性,给予阿比多尔抗病毒、蒙脱石散止泻、乐松消炎镇痛,患者病情无明显好转,至我院门诊就诊,为进一步诊治,收住入院。发病以来,饮食睡眠可。

【既往史】 2019年6月有胸椎椎体骨折史,行微创手术治疗后好转。否认高血压、糖尿病史,否认药物过敏史。

【查体】 T 38.4℃, P 77次/分, B 20次/分, BP 123/78 mmHg。

神清,精神可,皮肤巩膜无黄染,浅表淋巴结未及明显肿大,未行心肺听诊(因防护服所限)。腹平软,无压痛及反跳痛,肝脾肋下未及,双肾区无叩痛,双下肢无水肿。

【实验室检查】

血常规:红细胞 3.00×10^{12}/L,血红蛋白 98.00 g/L,白细胞 6.03×10^9/L,中性粒细胞百分比 87.00%,淋巴细胞百分比 6.60%,嗜酸性粒细胞百分比 0.2%,淋巴细胞计数 0.43×10^9/L,嗜酸性粒细胞计数 0.01×10^9/L。

生化常规:丙氨酸氨基转移酶 65.00 U/L,天冬氨酸氨基转移酶 46.00 U/L,总蛋白 59.80 g/L,白蛋白 36.70 g/L,阴离子间隙 20.15 mmol/L,乳酸脱氢酶 329.00 U/L,葡萄糖 5.70 mmol/L,乳酸 5.50 mmol/L,钾 3.40 mmol/L,钙 2.07 mmol/L。

血气分析:pH值 7.29,氧分压 79.00 mmHg,二氧化碳分压 52.00 mmHg,氧饱和度 93%。

凝血功能:凝血酶原时间 13.30 s,PT活动度 68.70%,活化部分凝血活酶时间 34.30 s,纤维蛋白原 5.70 g/L。

细胞免疫功能:CD3 45.81%,CD3计数 234个/μl,CD4计数 179个/μl,CD8计数 73个/μl,CD4/CD8 2.44,CD19 39.44%,CD16+56计数 70个/μl。

巨细胞病毒抗体:巨细胞病毒抗体 IgG 633.45 AU/ml。

D-二聚体 2.23 mg/L,降钙素原 0.116 ng/ml。

B型钠尿肽前体、肾功能、血脂、体液免疫、尿液分析、粪常规均正常。

C-反应蛋白31.1 mg/L。

【辅助检查】 入院后复查胸部CT(2020年2月7日):两肺纹理增强,双肺见散在斑片状、片状磨玻璃影及条索状高密度影,以胸膜下分布为著,右肺见多发实性结节影,较大者直径约0.6 cm(图1-1a),考虑病毒性肺炎。

二、诊疗经过

【初步诊断】 ①新型冠状病毒肺炎;②肝功能异常;③贫血。

【诊治经过】 入院后经新冠病毒核酸、血液学及胸部CT等检查,明确诊断为新型冠状病毒肺炎。予阿比多尔抗病毒,甲泼尼龙激素治疗,胸腺肽调节免疫,莫西沙星预防肺部感染,中药清瘟解毒、解痉平喘及其他对症支持治疗等。入院两周(2月20日)时,患者使用医用酒精做皮肤消毒后出现双上肢皮疹,并逐渐加重至躯干及肢体均见皮疹,予氯雷他定及激素治疗后逐渐好转。2月21日复查鼻咽拭子新冠病毒核酸检测呈阳性,继续抗病毒、口服激素、补液支持治疗,患者体温逐渐恢复正常,咳嗽、乏力改善。2月25日查痰新冠病毒核酸检测阴性,新冠病毒抗体检测(IgG)阳性。2月27日复查CT,示两肺感染较前稍吸收。3月2日复查肝功能恢复正常。3月3日复查鼻咽拭子新冠病毒核酸检测再次呈阳性。3月4日复查血常规,血红蛋白113 g/L。3月5日复查CT(图1-1B),示两肺纹理增强,双肺见散在斑片状、片状磨玻璃影及条索状高密度影,以胸膜下分布为著,右肺上叶近胸膜可见结节影,直径约0.4 cm,对比2月27日CT,部分病灶密度较前略降低,右肺上叶结节大致同前。继续之前的治疗方案,3月8日查痰新冠病毒核酸检测呈阴性,3月13日复查胸部CT(图1-1C),结果较3月5日CT两肺感染病灶较前吸收,遂安排出院。

【出院诊断】 新型冠状病毒肺炎、肝功能异常、皮疹。

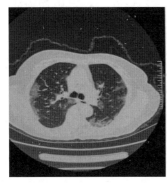 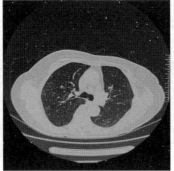 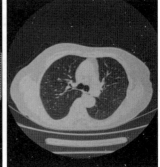

A. 2月7日　　　　　　　B. 3月5日　　　　　　　C. 3月13日

图1-1　病例1不同时间点患者胸部CT的改变

三、病例分析

【病史特点】

(1) 患者,女,某市常住居民,74 岁,因"发热 12 天"入院。

(2) 既往胸椎椎体骨折史,否认生食牛羊肉或海鲜,否认宠物接触史,否认高血压、糖尿病史。

(3) 查体:T 38.4 ℃,P 77 次/分,B 20 次/分,BP 123/78 mmHg。

神清,精神可,皮肤巩膜无黄染,浅表淋巴结未及明显肿大,心律齐,未行心肺听诊(因防护服所限)。腹平软,无压痛及反跳痛,肝脾肋下未及,双肾区无叩痛,双下肢无水肿。

(4) 病程中出现躯干及四肢皮疹。

(5) 实验室检查:贫血、肝功能异常、D -二聚体增高。

(6) 辅助检查:胸部 CT 示两肺纹理增强,双肺见散在斑片状、片状磨玻璃影及条索状高密度影,以胸膜下分布为著,右肺见多发实性结节影,较大者直径约 0.6 cm,考虑病毒性肺炎。咽拭子新冠病毒核酸检测呈阳性。

【诊断依据】 患者为某市常住居民,发病前 14 天均住该市区。查胸部 CT 示双肺散在斑片状阴影,咽拭子新冠病毒核酸检测呈阳性。结合患者病史及实验室、影像学检查,考虑新型冠状病毒肺炎诊断明确。

【处理方案】

(1) 抗病毒治疗:患者新冠病毒核酸阳性,胸部 CT 示病毒性肺炎表现。

(2) 中药连花清瘟治疗。

(3) 氯雷他定及激素治疗:考虑皮疹为酒精消毒皮肤诱发过敏,予抗过敏治疗。

(4) 加强营养支持。

四、经验与体会

本例患者为典型的新型冠状病毒肺炎患者,但是病程中出现严重的四肢皮疹,先出现双上肢皮疹,逐渐加重至躯干及肢体均见皮疹。新冠病毒是呼吸道病毒,但是目前尚无报告该病毒会引起全身皮疹。由于该患者皮疹发生于住院 2 周后,此时距发病已逾 3 周,新冠病毒感染是否会合并皮疹目前还没有定论。Beuy 和 Viroy 首先报告了 1 例因为皮疹被怀疑是登革热的患者,最终诊断为新冠病毒病。此后,Recalcati 报告了意大利新冠病毒感染患者的皮肤表现,并将其分为 3 种主要类型:红斑、荨麻疹和水痘样病变。在 88 名确诊阳性患者中,20% 的患者出现皮肤症状,其中只有一小部分的患者在发病时就出现皮疹,而超过半数的患者在住院后出现皮疹。但遗憾的是,这两篇文章均未展示相关图片。新冠病毒感染患者的皮肤损伤是否与病毒有关尚不清楚,由于新冠病毒作为一种传染性疾病,诊疗期间医护往往身着防护服,对皮损的观察、描述和照相都很困难,因此需要进一步观察新冠病毒感染患者的皮疹是否有特异性表现。

除此之外,病毒性皮疹和药物反应在临床和组织学上是相似的,而且往往很难区分。

患者入院治疗后若出现皮疹,也必须警惕药物性皮疹的可能性。全世界已有数千名患者同时接受了阿比多尔、羟氯喹和洛匹那韦/利托那韦治疗,这些患者很少或没有皮肤药物反应的报告,所以与抗病毒药相关的可能性较小。而在新冠疫情期间,因为消毒剂的广泛使用,部分对消毒剂成分过敏的特殊体质人群,接触部位会出现过敏性皮炎。涂擦消毒剂的皮肤表面出现与消毒剂接触部位面积相当的皮肤损害,表现为局部皮肤出现红、肿、瘙痒等症状;严重者可出现丘疹、水疱,甚至糜烂破溃,可在破溃后继发感染。若在空气中喷洒使用消毒剂,则患者多在面、颈等暴露部位出现皮疹,极少数通过吸入引起全身系统过敏反应。因此医护人员在给新冠病毒感染患者使用消毒剂时必须谨慎选择,并观察患者对消毒剂的反应。

预防新冠病毒感染的皮肤消毒剂主要包括醇类、氧化剂和表面活性剂,其中醇类主要是指浓度在 75% 左右的乙醇,碘伏、安尔碘、碘酊属于氧化剂类,表面活性剂类常用的有苯扎溴铵(新洁尔灭)和氯己定(洗必泰)。这些消毒剂都能很好地杀灭新冠病毒。本例皮疹首先出现于双上肢,发生于每日静脉注射使用酒精消毒区域周边,因此我们首先考虑患者酒精过敏的可能性。停用酒精后改用碘伏,患者局部皮疹有所减轻,但是躯干和四肢均出现皮疹。直到采用氯雷他定等药物进行抗过敏治疗后,患者皮疹持续一周才好转。因此,很难以药物性皮疹解释患者的临床表现。

尽管目前新冠病毒感染的皮肤表现报告很少,而且机制也不清楚,但值得注意的是,新冠病毒感染合并皮疹可能是被严重低估的临床表现。而皮疹的发生往往提示机体处于高度敏感状态,如果不能及时发现和处理,可能会引起机体广泛过敏,甚至产生其他过敏性疾病。因此皮疹的分析必须获得患者的完整病史,以便评估病因,特别是可能的诱发药物,以及与药物摄入和新冠病毒感染后症状发生的时间关系。

综合诊疗经验,我们提出:

(1) 新型冠状病毒肺炎的救治没有既往经验可以参考,病情变化往往难以预料,需要时刻警惕全身各个系统的病情进展。

(2) 在新型冠状病毒肺炎的诊疗过程中,部分有过敏史的患者或者高敏体质的患者,需要高度警惕药物过敏或病毒本身带来的免疫反应性皮疹,及时评估病情,采用积极的处理办法。

教学病例 2

一、病史简介

患者,男,48 岁,因"反复发热 2 周,干咳 10 天"于 2020 年 2 月 13 日入院。

【流行病学史】 某市常住居民。否认生食牛羊肉或海鲜,否认宠物接触史。

【主诉】 反复发热 2 周,干咳 10 天。

【现病史】 患者于 2020 年 1 月 29 日起无明显诱因地出现发热,体温 38 ℃,后自行热退。2 月 3 日再次出现发热,体温最高 39.5 ℃,伴干咳,稍感胸闷,无鼻塞流涕、咳痰、气促、乏力、腹痛、腹泻、肌痛等症,至外院就诊,查白细胞、中性粒细胞正常,胸部 CT 示"双肺散在斑片状感染灶",行新冠病毒核酸检测示弱阳性。2 月 9 日复查核酸,呈阳性。予阿比多尔抗病毒治疗 6 日,莫西沙星、连花清瘟治疗。治疗后患者症状改善,入院前 3 天患者体温恢复正常。为进一步诊治收入我院。自发病以来,患者夜眠、胃纳尚可,二便如常。

【既往史】 高血压病数年,奥美沙坦控制血压中;糖尿病多年,格列美脲、西格列汀口服控制血糖,空腹血糖 7.0 mmol/L 左右;高脂血症数年,服用力平之治疗。2013 年因甲状腺癌行甲状腺切除术,目前口服优甲乐。否认药物过敏史。已戒烟、戒酒多年。

【查体】 T 36.5 ℃,P 87 次/分,R 14 次/分,BP 125/85 mmHg。

神清,精神可,对答切题,皮肤巩膜无黄染,口唇未见紫绀,浅表淋巴结未及明显肿大,心律齐,未行心肺听诊(因防护服所限)。腹平软,无压痛及反跳痛,肝脾肋下未及,双肾区无叩痛,双下肢无水肿。

【实验室检查】

血常规:红细胞 4.35×10^{12}/L,血红蛋白 132.00 g/L,中性粒细胞 5.03×10^9/L,淋巴细胞 1.38×10^9/L,血小板 261×10^9/L。

超敏 C-反应蛋白<5.00 mg/L;降钙素原 0.023 ng/ml。

尿常规(一);粪常规+OB(一)。

肝肾功能:丙氨酸氨基转移酶 23.00 U/L,天冬氨酸氨基转移酶 21.00 U/L,碱性磷酸酶 48.00 U/L,谷氨酰转移酶 28.00 U/L,白蛋白 44.6 g/L,总胆红素 7.5 μmol/L,直接胆红素 3 μmol/L。

肌酐 82 μmol/L;钾 4.19 mmol/L,钠 143 mmol/L,氯 106.6 mmol/L。

葡萄糖 11.51 mmol/L;高密度脂蛋白胆固醇 0.81 mmol/L。

出凝血功能:凝血酶原时间 11.6 s,活化部分凝血活酶时间 26.8 s,纤维蛋白原 3.23,D-二聚体 1.32 mg/L。

心肌肌钙蛋白 I、肌酸激酶、肌酸激酶同工酶 MB 都在正常范围;氨基末端脑钠肽前体(NT - proBNP) 24.87 pg/ml。

细胞免疫功能:CD4 588 个/ml, CD8 203 个/ml。

IgG 11.7 g/L, IgM 0.672 g/L, IgA 2.26 g/L, IgE 89.4 g/L。

补体 C3 1.080 g/L,补体 C4 0.204 g/L。

白介素-2、白介素-10、肿瘤坏死因子、γ-干扰素均在正常范围。

呼吸道病原体九联检均为阴性;EBV - IgG(＋), EBV - IgM(－);

【辅助检查】 入院后复查胸部 CT(2020 年 2 月 14 日)示两肺多发结节、斑片状磨玻璃影,考虑病毒性肺炎。

二、诊疗经过

【初步诊断】 新型冠状病毒肺炎、高血压病、2 型糖尿病、高脂血症、甲状腺癌术后。

【诊治经过】 根据患者症状,包括既往外院新冠病毒核酸检测的实验室检查及胸部 CT,明确诊断为新型冠状病毒肺炎。予收入感染病科,住院期间予飞沫及接触隔离,继续予阿比多尔抗病毒、莫西沙星、中药连花清瘟治疗,辅助以氨酸酶止咳、乙酰半胱氨酸泡腾片化痰,加用胸腺肽增强免疫。结合既往病史,积极监测血压、血糖,补充甲状腺素片继续使用奥美沙坦降压,格列美脲、西格列汀降糖及非诺贝特降脂。入院后积极随访呼吸道标本新冠病毒核酸检测及胸部 CT。住院期间患者未再发热,呼吸道症状明显好转。2020 年 3 月 14 日、17 日痰新冠病毒核酸检测均为阴性,多次复查胸部 CT 显示肺炎病变显著好转。故予出院。

【出院诊断】 新型冠状病毒肺炎、高血压病、糖尿病、高脂血症、甲状腺癌术后。

(1) 新冠病毒核酸检测结果:

2020 年 2 月 16 日:鼻咽拭子(阴性)。

2020 年 2 月 21 日:痰(双阳性)(图 2-1)。

2020 年 3 月 2 日:痰(单阳)。

2020 年 3 月 4 日:痰(双阳性)。

2020 年 3 月 12 日:痰(单阳)。

2020 年 3 月 14 日:痰(阴性)。

2020 年 3 月 17 日:痰(阴性)。

(2) 胸部 CT:

2020 年 2 月 14 日:两肺感染性病变,考虑病毒性肺炎。两肺见多发斑片状磨玻璃影,外带分布较多;纵隔窗显示两肺门无增大,气管支气管通畅,纵隔未见肿大淋巴结,心脏、大血管未见异常。

2020 年 2 月 18 日:两肺病灶较前稍好转。

2020 年 2 月 24 日:两肺病灶较前明显吸收好转。

2020 年 3 月 1 日:较前稍吸收。

2020 年 3 月 9 日:两肺病灶较前部分吸收好转。

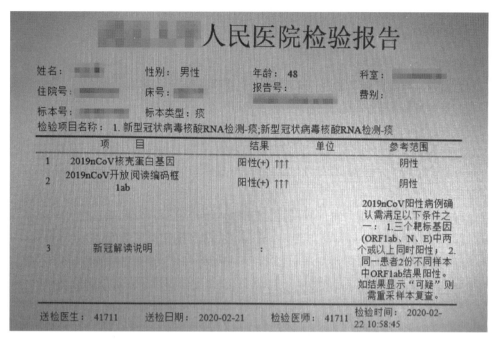

人民医院检验报告

姓名:		性别:男性		年龄:48		科室:
住院号:		床号:		报告号:		费别:
标本号:		标本类型:痰				

检验项目名称:1.新型冠状病毒核酸RNA检测-痰;新型冠状病毒核酸RNA检测-痰

	项 目	结果	单位	参考范围
1	2019nCoV核壳蛋白基因	阳性(+) ↑↑↑		阴性
2	2019nCoV开放阅读编码框 1ab	阳性(+) ↑↑↑		阴性
3	新冠解读说明	:		2019nCoV阳性病例确认需满足以下条件之一:1.三个靶标基因(ORF1ab、N、E)中两个或以上同时阳性;2.同一患者2份不同样本中ORF1ab结果阳性。如结果显示"可疑"则需重采样本复查。

送检医生:41711	送检日期:2020-02-21	检验医师:41711	检验时间:2020-02-22 10:58:45

图 2-1 病例 1 新冠病毒检测结果

2020 年 3 月 18 日:较前进一步吸收好转(图 2-2)。

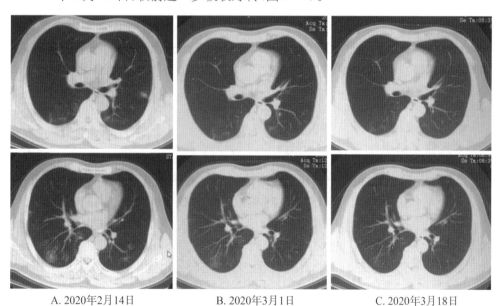

A. 2020年2月14日   B. 2020年3月1日   C. 2020年3月18日

图 2-2 病例 2 胸部 CT 变化(部分时间点)

【出院诊断】 新型冠状病毒肺炎(普通型);高血压病、糖尿病、高脂血症、甲状腺癌术后。

三、病例分析

【病史特点】

(1) 男,48 岁,因"反复发热 2 周,干咳 10 天"入院。

(2) 某市常住居民,发病前 14 天均住于该市区。

(3) 有高血压病、糖尿病、高脂血症、甲状腺癌术后史。

(4) 实验室检查:痰液新冠病毒核酸检测阳性。

(5) 影像学检查:胸部 CT 示双肺散在结节、斑片状磨玻璃影,以胸膜下为主,符合病毒性肺炎表现。

【诊断依据】 患者某市常住居民,发病前 14 天均住该市市区,查胸部 CT 示双肺散在斑片阴影,痰液新冠病毒核酸检测呈阳性。结合患者病史及实验室、影像学检查,考虑新型冠状病毒肺炎诊断明确。根据《新型冠状病毒肺炎诊疗方案(试行第七版)》(联防联控机制综发〔2020〕229 号,以下简称"第七版诊疗方案")的临床分型,本病例属于普通型。基础疾病见病史,诊断明确。

【处理方案】

(1) 收住感染病科,收住单间病房,或与其他确诊患者收住同一病房,避免交叉感染。

(2) 对于普通型新型冠状病毒肺炎患者,给予卧床休息、加强支持治疗;监测基本生命体征以及血糖。

(3) 根据病情需要,随访血常规、血生化、出凝血功能、血气分析、胸部影像学,并监测呼吸道病毒核酸。

(4) 予以阿比多尔抗病毒治疗,注意使用时的不良反应;避免盲目使用广谱抗菌药物。

四、经验与体会

根据国家卫生健康委员会(简称卫健委)第七版诊疗方案,新型冠状病毒肺炎的临床分型一共分为 4 型,即轻型、普通型、重型和危重型。本例患者为一例典型的新型冠状病毒肺炎病例。尽管分型为普通型,但由于新型冠状病毒肺炎患者疾病变化迅速,诊治过程中需始终警惕疾病进展。重型的判断标准包括气促、氧饱和度低于 93%、氧合指数低于 300,以及胸部影像学在 24~48 h 内病灶进展超过 50%。危重型为符合以下任意一条者:出现呼吸衰竭,需要机械通气;出现休克;合并其他器官功能衰竭需 ICU 监护治疗。重型和危重型的预警指标包括:肺内病灶短期进展,或外周血淋巴细胞进行性下降,白介素 6 和 C -反应蛋白等炎症标记物以及血乳酸进行性升高。因此,在本例患者的治疗过程中,始终对患者的症状、生命体征及实验室、影像学检查进行监测随访。

根据文献报告,新型冠状病毒肺炎患者的病毒排毒时间最长可达 37 天,病程大致可以划分为早期、进展期、极期和吸收期,病程多数在 9~14 天达到高峰。呼吸道新冠病毒核酸检测在起病后一个半月内转阴;起病后 2 周内入院,首次胸部 CT 提示两肺以胸膜下为主的多发斑片状磨玻璃影,此后病灶逐渐吸收,与文献报告的典型病程与胸部 CT 影像学表现相符。

根据第七版诊疗方案,需同时满足体温正常 3 天以上,呼吸道症状明显好转,胸部影像学显示急性渗出性病灶明显改善,连续两次痰、鼻咽拭子等呼吸道标本核酸检测为阴性(采样时间至少间隔 24 h),方达到出院标准。因此,为防止复发,在此例患者住院期间,定期对其临床症状及呼吸道标本核酸和胸部 CT 进行随访,达到出院标准后方予出院。

综合诊疗经验,我们提出:

(1)由于新型冠状病毒肺炎患者疾病变化迅速,诊治过程中需始终警惕疾病进展,务必对患者的症状、生命体征及实验室、影像学检查进行监测随访。

(2)为防止复发,在患者住院期间,需定期对其临床症状及呼吸道标本核酸和胸部 CT 进行随访,严格按照诊疗方案,达到出院标准后方予出院。

教学病例 3

一、病史简介

患者,男,61岁,因"乏力、胸闷伴发热4天"于2020年2月6日入院。

【流行病学史】 某市常住居民,否认鸟类、禽类、野生动物接触史。

【主诉】 乏力胸闷伴发热4天。

【现病史】 2020年2月2日患者无明显诱因地出现乏力,活动后明显,渐渐加重,自感气短胸闷,上气不接下气,伴发热,体温最高39.2℃,偶有咳嗽,无腹痛。于2月3日在外院行胸部CT示"肺炎",外院静脉用药治疗(具体不详),症状无明显好转。为进一步诊治,收入我院。起病以来,患者精神差,饮食、睡眠一般,大小便如常,体力下降,体重无明显变化。

【既往史】 否认高血压病、糖尿病史,否认药物过敏史。

【查体】 T 37.0℃,P 82次/分,R 20次/分,BP 112/84 mmHg。

不吸氧指尖氧饱和度为99%。

神清,精神可,皮肤巩膜无黄染,浅表淋巴结未及明显肿大,心肺听诊未查(因防护服所限)。腹平软,无压痛及反跳痛,肝脾肋下未及,双肾区无叩痛,双下肢无水肿。

【实验室检查】

血常规:中性粒细胞百分比67.30%,白细胞5.97×10⁹/L,淋巴细胞百分比21.80%,血红蛋白154 g/L,血小板计数223×10⁹/L。

炎性反应标志物:C-反应蛋白75.1 mg/L,降钙素原0.324 ng/ml。

肝肾功能:总胆红素12.50 μmol/L,直接胆红素4.10 μmol/L,丙氨酸氨基转移酶30.00 U/L,天冬氨酸氨基转移酶21.00 U/L,总蛋白66.40 g/L,白蛋白40.70 g/L,白/球蛋白比1.58;肌酐67.00 μmol/L,尿素5.30 mmol/L,尿酸372.00 μmol/L,乳酸脱氢酶304.00 U/L,肌酸激酶103.00 U/L。

心肌损伤标志物均为正常水平。

D-二聚体:0.75 mg/L。

细胞免疫功能:CD3 70.81%,CD3计数1 356个/μL;CD4 32.51%,CD4计数589个/μL;CD8 35.86%,CD8计数649个/μL;CD4/CD8 0.91;CD19 23.22%,CD19计数468个/μL;CD16+56 3.55%,CD16+56计数72个/μL。

2020年2月7日新冠病毒核酸检测(鼻咽拭子):2019nCoV核壳蛋白基因呈阳性,2019nCoV开放阅读编码框 *1ab* 呈阳性。

【辅助检查】

入院后复查胸部 CT(2020 年 2 月 7 日):两肺透过度减低,见多发片状、斑片磨玻璃影,病灶内见血管增粗,可见网格影,部分病灶见实变影、"通气支气管征",伴条索影。右肺下叶背段见囊状透亮影(图 3-1A)。

胸部 CT(2020 年 2 月 14 日):双肺多发斑片影较 2020 年 2 月 7 日胸部 CT 片有所吸收(图 3-1B)。

胸部 CT(2020 年 2 月 20 日):对比 2020 年 2 月 14 日 CT,两肺感染较前吸收、密度减低,余大致同前(图 3-1C)。

胸部 CT(2020 年 3 月 8 日):两肺感染,两肺病变较前片吸收(图 3-1D)。

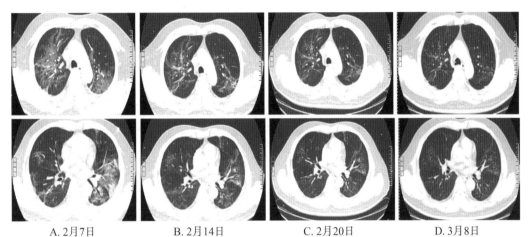

A. 2月7日　　　　　　B. 2月14日　　　　　　C. 2月20日　　　　　　D. 3月8日

图 3-1　病例 3 中不同时间点患者胸部 CT 的改变

二、诊疗经过

【初步诊断】　新型冠状病毒肺炎、糖尿病。

【诊治经过】　入院后经鼻咽拭子新冠病毒核酸检测及胸部 CT 检查,明确诊断为新型冠状病毒肺炎。予以阿比多尔抗病毒,甲泼尼龙 40 mg qd×3 天(2 月 6—8 日)、胸腺肽调节免疫,连花清瘟对症治疗。患者入院后查炎症标志物升高明显,考虑肺部感染,合并细菌感染可能,加用头孢他啶抗感染治疗。入院后监测空腹血糖偏高,否认既往糖尿病史,考虑是因为目前用激素治疗,可能导致血糖控制不佳,故予以密切监测血糖(表 1-1)。

表 1-1　病例 3 不同时间点空腹血糖监测

日期	FBG(mmol/L)	日期	FBG(mmol/L)
2 月 6 日	15.07	2 月 27 日	6.88
2 月 11 日	14.95	3 月 2 日	7.54
2 月 16 日	13.86	3 月 8 日	6.22
2 月 21 日	7.77		

加强糖尿病宣教,以口服二甲双胍、阿卡波糖及皮下注射胰岛素进行降糖治疗,并根据血糖变化调整用药。停用糖皮质激素(简称激素)后检测到空腹血糖水平逐渐下降,故逐渐减少胰岛素剂量,2月26日停用胰岛素,继续口服降糖药物治疗。后复查2次咽拭子新冠病毒核酸检测呈阴性,3月8日复查胸部CT示肺炎病变显著好转。予以出院。

【出院诊断】 新型冠状病毒肺炎、糖尿病。

三、病例分析

【病史特点】

(1) 男,61岁,某市常住居民,因"乏力、胸闷伴发热4天"入院。

(2) 否认高血压、糖尿病史。

(3) 实验室检查:入院后检测血糖偏高;炎症标志物升高明显。

(4) 病原学检查及影像学检查:新冠病毒核酸检测(咽拭子)阳性;胸部CT示双肺多发斑片状影,考虑为病毒性肺炎。

(5) 患者入院后血糖高,激素治疗后血糖控制不佳。

【诊断依据】 患者是某市常住居民,查胸部CT示双肺多发斑片状影,咽拭子新冠病毒核酸检测阳性。结合患者病史及实验室、影像学检查,考虑新型冠状病毒肺炎诊断明确。

另患者多次检测空腹血糖偏高,均大于7.0 mmol/L,糖尿病诊断明确。

【处理方案】

(1) 阿比多尔抗病毒、激素抗炎治疗:患者新冠病毒核酸检测呈阳性,胸部CT示双肺多发斑片影,病灶累及面积较大。

(2) 中药连花清瘟治疗。

(3) 头孢他啶抗感染治疗:患者双肺多发病变,炎症标志物升高明显,考虑肺部感染,合并细菌感染可能性大。

(4) 降糖治疗:激素治疗中血糖值升高明显。

(5) 加强糖尿病宣教,减少患者碳水化合物的摄入,监测血糖。

四、经验与体会

本例新型冠状病毒肺炎患者在激素治疗过程中出现了相关的并发症,即类固醇相关糖尿病(glucocorticoid-induced diabetes mellitus,GIDM),这是使用激素患者常见的并发症之一。

糖皮质激素是一类具有抗炎、免疫抑制的药物,自20世纪中叶起被应用于临床治疗。虽然其应用于病毒性肺炎的治疗常常备受争议,但在临床实践中仍被认为是一个重要的治疗砝码。我国卫健委发布的第七版诊疗方案中建议:对于氧合指标进行性恶化、影像学进展迅速、机体炎症反应过度激活状态的患者,酌情在短期内使用激素。据统计,目前激素的使用率为18.6%～30.8%。而激素是导致血糖升高的主要药物之一,可引起GIDM。

GIDM 是指与使用激素相关的血糖升高,伴或不伴高血压病史,诊断标准与糖尿病相同,其发生率为 18.6%～35.0%,有研究报告,新型冠状病毒肺炎患者在接受激素治疗的过程中血糖升高的患者达 52%。高血糖可导致高渗性脱水、酮症酸中毒,可增加感染风险。其主要危险因素包括激素使用量、使用时间,糖尿病家族史,年龄等。该例患者虽否认糖尿病史,但结合入院后血糖明显升高,考虑其既往已存在糖尿病。激素使用期间血糖水平仍持续偏高,考虑 GIDM 诊断。

GIDM 患者一般空腹血糖正常或轻中度升高,餐后血糖升高明显,以下午至睡前血糖升高为主。因此应重视多点血糖的检测。对于 GIDM 的治疗,目前尚无证据证实哪种降糖药物或方案在血糖控制方面有效;该患者起初加用口服降糖药物,但血糖控制不佳,后加用胰岛素治疗。该类患者的血糖控制目标为空腹血糖<7.2 mmol/L,餐后血糖<10 mmol/L,糖化血红蛋白<7%。不同于 2 型糖尿病患者,对该类患者降糖治疗的同时要关注激素的种类、剂量及用法。在激素减量时,发生低血糖的风险较高,停用激素时,低血糖发生风险明显升高。

由于新型冠状病毒肺炎患者使用激素的疗程通常较短,且多在短期内停药,需特别注意因停药导致的低血糖的情况。该例患者在停止激素治疗后,血糖明显下降,我们通过降低胰岛素剂量降低了其低血糖的风险。因此对于此类患者,激素减量或停用时低血糖的预防尤为重要。

综合诊疗经验,我们提出:

(1) 新型冠状病毒肺炎患者需重视糖尿病的筛查。

(2) 新型冠状病毒肺炎患者使用激素期间需重视血糖变化,尤其是餐后血糖的监测。

(3) GIDM 患者停用激素时需警惕低血糖的发生。

教学病例 4

一、病史简介

患者,男,69岁,因"发热8天,胸闷气短2天"于2020年2月4日入院。

【流行病学史】 某市常住居民,否认禽类、野生动物接触史。

【主诉】 发热8天,胸闷气短2天。

【现病史】 2020年1月28日患者无明显诱因地出现发热,自测最高体温38.7℃,在家自行对症治疗,症状无好转。2月2日自觉胸闷气短,活动后明显,无心慌,无咳嗽、咳痰,无腹泻,在我院门诊行胸部CT示"双肺感染,病毒性肺炎可能",为明确诊治,收住入院。起病以来,患者精神差,饮食睡眠一般,大小便如常,体力下降,体重无明显变化。

【既往史】 既往有高血压病,服用苯磺酸氨氯地平片,血压控制可;有胃溃疡病史,近期有嗳气症状;有血糖异常史;有痛风发作史;否认药物过敏史。

【查体】 T 37.8℃,P 93次/分,R 18次/分,BP 117/79 mmhg,不吸氧的情况下血氧饱和度为89%。

神清,精神一般,口唇轻度发绀,浅表淋巴结未及肿大,心肺听诊未查(因防护服所限),腹软,无压痛及反跳痛,肝脾肋下未及,双下肢无水肿,生理反射存在,病理反射未引出。

【实验室检查】

血常规:白细胞 2.09×10^9/L,中性粒细胞百分比64.10%,淋巴细胞百分比26.30%,中性粒细胞 1.34×10^9/L,淋巴细胞 0.55×10^9/L,血红蛋白133.00 g/L,血小板 74×10^9/L。

炎性反应症标志物:降钙素原0.124 ng/ml,C-反应蛋白24.1 mg/L。

生化常规:总胆红素8.70 μmol/L,直接胆红素4.10 μmol/L,丙氨酸氨基转移酶17.00 U/L,天冬氨酸氨基转移酶42.00 U/L,总蛋白62.10 g/L,白蛋白36.80 g/L,白/球比1.45;尿素8.00 mmol/L,肌酐108.00 μmol/L,尿酸408.00 μmol/L;肌酸激酶175.00 U/L,乳酸脱氢酶214.00 U/L。

细胞免疫功能:CD3 63.75%,CD3计数328个/μL;CD4 24.47%,CD4计数125个/μL;CD8 33.73%,CD8计数173个/μL;CD4/CD8 0.73;CD19 21.66%,CD19计数112个/μL;CD16+56 12.16%,CD16+56计数63个/μL;葡萄糖5.01 mmol/L;D-二聚体0.38 mg/L。

血气分析:pH值7.48,氧分压183.00 mmHg,二氧化碳分压34.00 mmHg,氧饱和度100.00%,碱剩余2.10 mmol/L。

新冠病毒核酸检测(鼻咽拭子):2019nCoV核壳蛋白基因呈阳性,2019nCoV开放阅读编码框 *1ab* 呈阳性。

心肌损伤标志物均正常。

【辅助检查】

胸部CT(2020年2月13日):两肺散在团片状、磨玻璃样密度增高影;两肺感染,对比前片(2020年2月3日),双肺病变进展(图4-1)。

胸部CT(2020年2月23日):双肺炎症,考虑病毒性肺炎,较前(2020年2月18日)密度稍增高,范围略缩小。

胸部CT(2020年3月11日):与前片比较,病灶部分吸收。

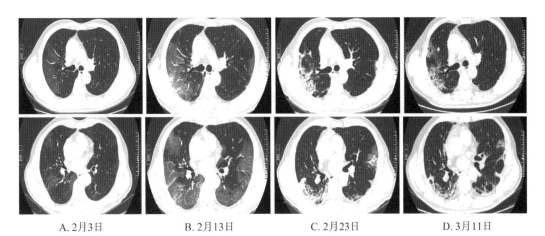

| A. 2月3日 | B. 2月13日 | C. 2月23日 | D. 3月11日 |

图4-1 病例4不同时间点患者胸部CT的改变

二、诊疗经过

【初步诊断】 新型冠状病毒肺炎(重型)、高血压、痛风。

【诊治经过】 入院后经鼻咽拭子新冠病毒核酸检测及胸部CT检查,明确诊断为新型冠状病毒肺炎。予以高流量吸氧,阿比多尔抗病毒,甲泼尼龙,胸腺肽免疫调节,连花清瘟、升白细胞等对症治疗。患者入院后查炎症标志物升高明显,考虑肺部感染,合并细菌感染的可能,加用头孢他啶抗感染治疗;患者既往糖耐量异常,入院后由于使用激素治疗,嘱其低糖饮食,减少碳水化合物摄入,并监测血糖(控制尚可)。2月13日复查胸部CT,病灶较前片渗出增多,予以调整甲泼尼龙剂量为40 mg q12 h治疗(至2月17日,2月18—20日减量为20 mg q12 h);丙种球蛋白免疫调节治疗,继续加强氧疗,监测指氧、生命体征及血糖,加强营养支持。后复查胸部CT,病灶逐渐好转。住院期间监测体温,患者间断性低热,2月26日右侧第一趾跖关节、左踝关节红肿热痛明显,复查尿酸正常;完善自身抗体检查未见明显异常。结合症状及病史,考虑痛风发作可能,予以塞来昔布胶囊、糖皮质激素治疗后关节疼痛症状好转,体温平,并予以碳酸氢钠、非布司他降尿酸治疗。后复查2次咽拭子新冠病毒核酸检测为阴性,3月11日复查胸部CT示肺炎病变显著好转。予以出院。

【出院诊断】 新型冠状病毒肺炎(重型)、痛风、高血压。

三、病例分析

【病史特点】

(1) 男,69 岁,某市常住居民,因"发热 8 天,胸闷气短 2 天"入院。

(2) 既往有高血压病史。

(3) 实验室检查:入院后炎症标志物升高明显,肝肾功能正常。

(4) 病原学检查及影像学检查:咽拭子新冠病毒核酸检测阳性;胸部 CT 示双肺多发斑片状影,考虑为病毒性肺炎。

(5) 入院后胸部 CT 示病灶进展,予以加强氧疗、激素、丙球免疫调节治疗后病灶逐渐好转。住院期间痛风发作,予以止痛、抗炎、降尿酸治疗后症状好转。

【诊断依据】 患者是某市常住居民,查胸部 CT 示双肺多发斑片状影,咽拭子新冠病毒核酸检测呈阳性。结合患者病史及实验室、影像学检查,考虑新型冠状病毒肺炎诊断明确。

患者男性,有高血压病史,1 天内关节红肿痛,属于痛风高危患者,入院后右侧第一趾跖关节、左踝关节红肿热痛明显,予激素抗炎治疗后症状好转,故痛风诊断明确。

【处理方案】

(1) 阿比多尔抗病毒、激素抗炎、丙种球蛋白免疫调节治疗:患者新冠病毒核酸检测呈阳性,胸部 CT 示双肺多发斑片影,病灶较前增多。

(2) 中药连花清瘟治疗。

(3) 头孢他啶抗感染治疗:患者双肺多发病变,炎症标志物升高明显,考虑肺部感染,合并细菌感染可能性大。

(4) 积极呼吸康复治疗,包括深呼吸训练、腹式呼吸训练、缩唇呼吸训练、促排痰训练,以改善呼吸功能。

(5) 改善痛风发作症状的治疗:患者住院期间痛风发作。

四、经验与体会

本案例描述了一例典型的新型冠状病毒肺炎从发病到病情进展再到好转的病例,并且随访的影像学资料、实验室检查也充分地体现了这一过程。可从中得到一些关于预警新型冠状病毒肺炎重症化的临床经验。

该例患者入院时气促症状明显,指脉氧检测血氧饱和度仅为 89%,达到重症标准,同步查血 CD4 计数仅 125 个/μL,细胞免疫状况较差;入院后第 3 天、第 9 天复查胸部 CT 示病灶进行性增多,与患者加重的低氧血症相符,同时随访 CD4 T 细胞计数降至 34 个/μL。由此推测,$CD4^+$ T 细胞计数是否提示了新型冠状病毒肺炎的重症化呢? 查阅相关文献后了解到,$CD4^+$ T 细胞在各类病毒感染包括 HIV、CMV、EBV、流感病毒感染中起到重要的免疫应答作用;$CD4^+$ T 细胞计数在一定程度上反映了机体的细胞免疫状态,而 CD4$^+$ T 细胞计数的降低,可提示感染风险增加。有荟萃分析显示 CD4$^+$ T 细胞计数的降低增加了非 HIV 患者卡氏肺孢子虫(PJP)肺炎的发生率。此外,有研究发现,对于病毒肺炎患者,淋巴细胞计数的减少、CD4$^+$ T 细胞计数的降低与其预后明显相关。据此,CD4$^+$ T 细胞计数或许与病毒肺炎的重症化相关,但仍需更多临床研究证实。

另一方面,该例患者在住院期间痛风发作,值得注意的是患者多次检测血清尿酸结果均为正常水平。有研究报告,痛风发作期间血清尿酸浓度可为正常甚至降低,约占 12%～43%。回顾患者病史及用药情况,可能与肺部病毒感染、炎症细胞因子水平升高有关,后口服降尿酸药物,这也可能是另一原因。痛风、高血压病、糖尿病均属于代谢综合征的表现,在新冠病毒感染的患者中,尤其是在重症病例中,尿酸、血糖等指标有可能随之发生变化,从而会对基础疾病的诊治带来困难。故对于重症或危重症新型冠状病毒肺炎患者,不仅要监测肺部病变,还要警惕合并症的加重。

综合诊疗经验,我们提出:

(1)部分新型冠状病毒肺炎患者疾病进展快,需密切监测生命体征、指氧,短期内复查胸部 CT;淋巴细胞亚群(如 CD4$^+$ T 细胞)计数或许可协助评估疾病重症化程度。

(2)新型冠状病毒肺炎患者在治疗原发疾病的同时,要关注合并症的变化。

(3)新型冠状病毒肺炎患者要积极进行呼吸康复治疗,包括深呼吸训练、腹式呼吸训练、缩唇呼吸训练、促排痰训练,以改善呼吸功能。

教学病例 5

一、病史简介

患者,女,66 岁,因"发热、干咳 6 天伴胸闷气促 4 天"于 2020 年 2 月 6 日入院。

【流行病学史】 某市常住居民,否认生食牛羊肉、海鲜,否认宠物接触史。

【主诉】 发热、干咳 6 天伴胸闷气促 4 天。

【现病史】 患者 6 天前无明显诱因地出现发热、干咳,最高体温 37.8 ℃,伴有腹泻,为稀便。患者于 1 月 31 日外院行胸部 CT 检查,提示"双肺多发斑片影,考虑感染性病变"。予以口服奥司他韦及静滴头孢菌素类抗生素(具体不详)治疗。患者症状无改善,2 月 2 日起活动后出现胸闷、气促。2 月 3 日复查胸部 CT,提示病灶扩大。2 月 4 日在某人民医院进行新冠病毒核酸检测,结果呈阳性。遂以"新型冠状病毒肺炎"收入我院。

起病以来,患者精神差,饮食、睡眠一般,小便可,大便如前述,体重无明显变化。

【既往史】 某市常住居民,有高血压病史,平时血压控制可,否认糖尿病等其他疾病史。

【查体】 T 37.2 ℃, P 77 次/分, R 18 次/分, BP 132/82 mmHg。

神清,精神可,皮肤巩膜无黄染,浅表淋巴结未及明显肿大。心电监护示心律齐,心肺听诊未行(因防护服所限),腹平软,无压痛及反跳痛,肝脾肋下未及,双下肢无水肿。

【实验室检查】

血气分析(吸氧 3 L/min):pH 值 7.40,氧分压 71.00 mmHg,二氧化碳分压 49.00 mmHg,碱剩余 4.60 mmol/L,碳酸氢盐 30.40 mmol/L。

血常规＋C-反应蛋白:白细胞 5.65×10^9/L,中性粒细胞计数 4.80×10^9/L,淋巴细胞计数 0.67×10^9/L,血红蛋白 128.00 g/L,血小板计数 265×10^9/L, C-反应蛋白 14.5 mg/L。

尿常规、粪常规＋隐血:均为阴性。

D-二聚体 2.05 mg/L。

降钙素原 0.083 ng/ml。

氨基末端脑钠肽前体 1 046.00 pg/ml,肌酸激酶同工酶 MB 3.49 ng/ml,肌红蛋白 86.90 μg/L,超敏肌钙蛋白 I 0.015 ng/ml。

生化常规:白蛋白 34.60 g/L,球蛋白 22.10 g/L,总胆红素 8.40 μmol/L,直接胆红素 3.00 μmol/L,丙氨酸氨基转移酶 26.00 U/L,天冬氨酸氨基转移酶 25.00 U/L,碱性磷酸酶 58.00 U/L,γ-谷氨酰转移酶 22.00 U/L,乳酸脱氢酶 380.00 U/L,肌酐 86.00 μmol/L,尿素 7.20 mmol/L,尿酸 296.00 μmol/L,葡萄糖 7.36 mmol/L,钠 141.00 mmol/L,钾 4.45 mmol/L,氯 113.30 mmol/L。

　　IgG 15.1 g/L,IgM 0.539 g/L,IgA 1.41 g/L,IgE <18.300 IU/ml,补体 C3 1.210 g/L,补体 C4 0.140 g/L。

　　细胞免疫功能:CD4 计数 271 个/μl, CD8 计数 76 个/μl, CD4/CD8 3.55。

　　咽拭子新冠病毒核酸检测:阳性。

　　【辅助检查】 胸部 CT(2020 年 2 月 8 日)示双肺散在斑片状阴影(图 5-1a)。

二、诊疗经过

　　【初步诊断】 新型冠状病毒肺炎、I 型呼吸衰竭。

　　【诊治经过】 入院后经新冠病毒核酸、血液学及胸部 CT 等检查,明确诊断为新型冠状病毒肺炎。予以吸氧改善氧合、阿比多尔抗病毒、低分子肝素预防血栓、营养支持等治疗,但患者胸闷气促症状加重。随访血气分析提示缺氧加重,在吸氧 6 L/min 的条件下氧分压为 65.00 mmHg。遂予以经鼻高流量吸氧,吸氧浓度 60% 条件下血氧饱和度维持在 92～95%。2 月 12 日随访 C-反应蛋白(CRP)119.3 mg/L。拟行胸部 CT 检查,但考虑患者病情不稳定,故未行相关检查。鉴于患者病情加重,2 月 13 日起予以甲泼尼龙治疗,具体方案:2 月 13—15 日 40 mg q12 h,2 月 16—18 日 20 mg q12 h,2 月 19—21 日 20 mg qd。治疗期间随访血常规、C-反应蛋白等指标(表 5-1),监测血糖,予以奥美拉唑抑酸、胸腺法新提高免疫力等对症支持治疗。2 月 16 日起患者胸闷气促症状有所改善,吸氧浓度 60% 条件下血氧饱和度为 99%。2 月 20 日随访胸部 CT,双肺病灶较前吸收(图 5-1B)。逐渐降低吸氧浓度,2 月 21 日在吸氧浓度 40% 条件下血氧饱和度为 99%。3 月 4 日随访胸部 CT,双肺病灶较前显著吸收(图 5-1C)。3 月 6 日随访血气,未吸氧条件下氧分压为 71 mmHg。

　　鉴于患者呼吸道症状明显好转,2 次咽拭子新冠病毒核酸检测呈阴性,胸部 CT 提示肺炎病变显著好转,遂安排患者于 3 月 12 日出院。

表 5-1　甲泼尼龙治疗期间血指标动态变化

指标	2 月 6 日	2 月 12 日	2 月 15 日	2 月 18 日	2 月 23 日	2 月 28 日
白细胞 (×10^9/L)	5.65	5.26	14.18	10.14	9.54	7.03
中性粒细胞 (×10^9/L)	4.8	4.17	13.4	9.03	7.69	4.73
淋巴细胞 (×10^9/L)	0.67	0.6	0.48	0.64	1.12	1.31
C-反应蛋白(mg/L)	14.5	119.3	7.5	20.9	21.4	3.25
降钙素原 (ng/ml)	0.083	0.101	0.052	0.075	0.057	0.055
D-二聚体 (mg/L)	2.05	4.57	3.88	2.37	1.97	1.81
CD4 计数 (个/μl)	271	/	/	192	407	682

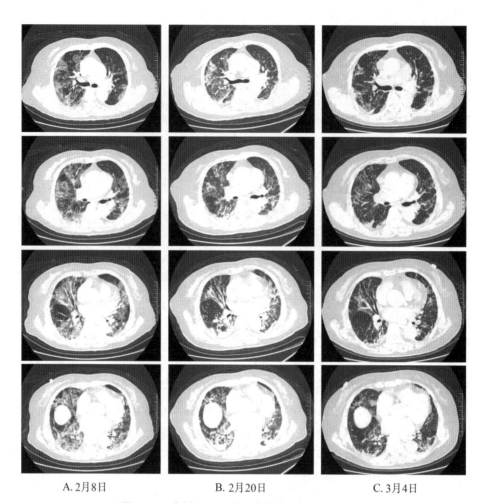

A.2月8日　　　　　　　B.2月20日　　　　　　C.3月4日

图5-1　病例5不同时间点患者胸部CT的改变

【出院诊断】　新型冠状病毒肺炎、Ⅰ型呼吸衰竭、高血压。

三、病例分析

【病史特点】

(1) 女,66岁,因"发热、干咳6天伴胸闷气促4天"入院。

(2) 某市常住居民,有高血压病史,平时血压控制可。

(3) 入院实验室检查:低氧血症,白细胞正常,淋巴细胞减少,C-反应蛋白、D-二聚体增高,咽拭子新冠病毒核酸检测呈阳性。

(4) 入院影像学检查:胸部CT示双肺散在斑片状阴影。

【诊断依据】　患者是某市常住居民,发病前14天居住于某市;病程中出现发热伴咳嗽等呼吸道症状;白细胞总数正常,淋巴细胞计数减少;查胸部CT示双肺散在斑片状阴影,符合新型冠状病毒肺炎影像学特征;咽拭子新冠病毒核酸检测呈阳性。结合患者流行病学史、临床表现以及病原学结果,确诊为新型冠状病毒肺炎。

【处理方案】

（1）氧疗与呼吸支持：患者为 I 型呼吸衰竭，随着低氧血症加重而改用经鼻高流量氧疗（high-flow nosal cannula oxygen therapy，HFNC）。

（2）抗病毒治疗。

（3）抗凝预防血栓形成：重症肺炎易并发肺栓塞，且患者 D-二聚体高。

（4）糖皮质激素抑制炎症：参见后文"经验与体会"。

（5）质子泵抑制剂抑酸：预防激素导致的消化道出血。

（6）胸腺法新增强抵抗力：病毒感染易导致淋巴细胞下降，且激素治疗进一步抑制了机体的免疫功能。

（7）控制血压。

（8）加强营养支持。

四、经验与体会

糖皮质激素在病毒性肺炎，包括此次暴发的新型冠状病毒肺炎中的使用存在着争议性。新型冠状病毒肺炎在急性期符合一般病毒性炎症的特点，与严重急性呼吸综合征（severe acute respiratory syndrome，SARS）基本相似，主要表现为急性间质性炎症，即急性炎症细胞浸润，伴肺泡上皮细胞损伤。结合尸检报告，新型冠状病毒肺炎急性重症患者符合急性呼吸窘迫综合征（acute respiratory distress syndrome，ARDS）的特点：肺实质大量炎症细胞浸润，淋巴细胞被过度激活；肺泡上皮，主要是 II 型上皮细胞损伤；肺泡毛细血管膜损伤，肺血管通透性增加，肺泡内透明膜形成。进而可以出现全身炎症反应以及相应器官、组织的炎性病变。

糖皮质激素的应用可以抑制全身性炎症反应，避免炎症风暴的产生，但它的弊端是可能会延缓新冠病毒的清除，导致病情的反复。那么如何应用激素呢？第七版治疗方案以及《新型冠状病毒肺炎重型、危重型病例诊疗方案》（试行第二版）（国卫办医函〔2020〕127 号）均指出，对氧合指标进行性恶化、影像学迅速进展、机体炎症反应过度被激活的患者可酌情在短期内使用激素。本例患者入院后进行了吸氧、抗病毒、预防抗凝等治疗，但病情不断加重，表现为呼吸频率加快、氧合指数进行性下降、炎症指标 C-反应蛋白显著升高，故果断地给予患者激素治疗。甲泼尼龙 40 mg q12 h×3 天，然后迅速减量。在使用激素后，患者胸闷气促的症状逐渐改善，氧合指数升高，随访 C-反应蛋白显著降低，从而避免了机械通气。事实上，患者在 2 月 13 日使用激素前氧合指数已经小于 200。

当然，在使用激素时应注意其副作用，例如消化道出血、水及电解质紊乱、血糖升高、精神兴奋等。为此，在使用激素治疗本例患者时，给予了质子泵抑制剂抑酸、监测血糖、随访电解质等处理。

此外，在用激素时应随访炎症指标、免疫功能指标、降钙素原，视患者病情随访胸部 CT。炎症指标包括中性粒细胞、C-反应蛋白、血沉、白介素-6、D-二聚体等。如果激素治疗有效，炎症指标会下降。该患者激素治疗 2 天后随访 C-反应蛋白显著下降（由 119.3 mg/L 降至 7.5 mg/L），D-二聚体也逐渐降低。中性粒细胞升高是使用激素的结果,但应注意若中性粒细胞进行性升高则有继发细菌性感染的可能。为此建议随访血指标时联合随访降钙素原,其能更好地提示继发细菌感染的可能。该患者在使用激素时中性粒细胞曾一度升高,降钙素原则在正常范围内。免疫功能指标包括淋巴细胞、淋巴细胞分类(主要是 $CD4^+$ 亚群)。激素的应用会导致免疫功能降低,这也是为何在新型冠状病毒肺炎诊疗方案中不推荐长疗程、大剂量使用激素的原因之一。随访淋巴细胞及其分类有助于了解激素对机体免疫抑制的影响程度,有助于把控激素使用的剂量和疗程。该例患者在使用激素后淋巴细胞及 $CD4^+$ 亚群计数有所下降($CD4^+$ 计数最低小于 200 个/μl),但随着激素减量,患者病情改善,逐渐恢复正常。根据诊疗方案,对于淋巴细胞计数明显降低的重型患者可以使用胸腺肽。该例患者在使用激素同时给予了胸腺法新治疗,以促进淋巴细胞成熟、分化。此外,胸部 CT 的随访也很必要,CT 结果既可以客观地评价激素治疗的效果,也可以及时发现并发症的出现。

综合诊疗经验,我们提出:

(1) 糖皮质激素在新型冠状病毒肺炎中的应用不能单纯以有用/无用进行判断。

(2) 总体要求严格控制糖皮质激素的应用,但在关键节点上可短疗程应用,应用剂量应结合病情特点。

(3) 要有评价效果的标准,以判定激素治疗的疗效。

(4) 积极防控激素的副作用。

教学病例 6

一、病史简介

患者,女,69 岁,因"发热、干咳 9 天,气急 2 天"于 2020 年 2 月 11 日入院。

【流行病学史】 某市常住居民,否认生食牛羊肉、海鲜,否认宠物接触史。

【主诉】 发热、干咳 9 天,气急 2 天。

【现病史】 患者于 2020 年 2 月 3 日起无明显诱因地出现发热,体温最高 38.0 ℃,伴有干咳、乏力,无腹泻,无胸闷胸痛。外院使用帕拉米韦及莫西沙星治疗,无明显好转。外院行胸部 CT 显示"两肺多发斑片影"(未见片),自诉咽拭子新冠病毒核酸检测呈阳性。2 天前(2020 年 2 月 9 日)患者出现活动后气促,并有加重趋势。为进一步诊断及治疗而收入我院。发病以来,二便正常,精神差,饮食、睡眠差。

【既往史】 无手术外伤史,否认高血压、糖尿病史,否认药物过敏史,有高脂血症史。

【查体】 T 37.0 ℃,P 105 次/分,R 25 次/分,BP 156/72 mmHg,体重约 40 kg。

神清,精神差,呼吸频率快,无三凹征,皮肤巩膜无黄染,口唇发绀,浅表淋巴结未及明显肿大,未行心肺听诊(因防护服所限)。腹平软,无压痛及反跳痛,肝脾肋下未及,双肾区无叩痛,双下肢无水肿。不吸氧血氧饱和度 73%。

【实验室检查】

2 月 11 日血气分析(鼻导管吸氧 10 L/min):pH 值 7.44,氧分压 65 mmHg,二氧化碳分压 41 mmHg,碳酸氢盐 27.4 mmol/L;降钙素原 1.13 ng/ml;血钾 3.5 mmol/L;D-二聚体 9.52 mg/L。

血常规:白细胞 11.32×10^{12}/L,中性粒细胞 85%,淋巴细胞计数 0.70×10^{12}/L,血红蛋白 105.00 g/L;超敏 C-反应蛋白 >5.00 mg/L,C-反应蛋白 68.4 mg/L。

2 月 11 日生化常规:丙氨酸氨基转移酶 27.00 U/L,天冬氨酸氨基转移酶 50.00 U/L,乳酸脱氢酶 227 U/L,总蛋白 65.10 g/L,白蛋白 34.50 g/L,葡萄糖 7.01 mmol/L,钙 2.07 mmol/L,高密度脂蛋白胆固醇 1.27 mmol/L,低密度脂蛋白胆固醇 2.34 mmol/L,总胆固醇 4.09 mmol/L;肌酐 39 mmol/L,超敏肌钙蛋白正常。

2 月 12 日咽拭子新冠病毒核酸检测:阳性。

2 月 15 日血气分析(经鼻高流量吸氧,FiO_2 60%,40 L/min):pH 值 7.40,氧分压 160 mmHg,二氧化碳分压 66 mmHg,标准碳酸氢盐 40.90 mmol/L。

2 月 17 日血气分析(经鼻高流量吸氧,FiO_2 45%,45 L/min):pH 值 7.41,氧分压 54 mmHg,二氧化碳分压 56 mmHg,标准碳酸氢盐 35.3 mmol/L。

2 月 24 日血气分析(经鼻高流量吸氧,FiO_2 40%,30 L/min):pH 值 7.3,氧分压

60 mmHg,二氧化碳分压 64 mmHg,标准碳酸氢盐 37 mmol/L。

3月4日血气分析(经鼻高流量吸氧,FiO$_2$ 30%,30 L/min):pH 值 7.35,氧分压 83 mmHg,二氧化碳分压 58 mmHg,标准碳酸氢盐 28 mmol/L。

3月13日血气分析(鼻导管吸氧,5 L/min):pH 值 7.36,氧分压 212 mmHg,二氧化碳分压 63 mmHg,标准碳酸氢盐 35 mmol/L。

3月18日血气分析(鼻导管吸氧,2 L/min):pH 值 7.29,氧分压:65 mmHg,二氧化碳分压 65 mmHg,标准碳酸氢盐 31 mmol/L。

3月19日血气分析(休息时,无氧疗):pH 值 7.40,氧分压:76 mmHg,二氧化碳分压 52 mmHg,标准碳酸氢盐 32.3 mmol/L。

【辅助检查】

床旁胸片(2020 年 2 月 15 日):见两肺多发渗出(图 6 - 1A)。

床旁胸片(2020 年 2 月 18 日):两肺渗出,较前少许吸收(图 6 - 1B)。

胸部 CT(2020 年 2 月 21 日):见两肺多发磨玻璃影及条索影,考虑为病毒性肺炎,较外院 CT 明显加重(图 6 - 2)。

二、诊疗经过

【初步诊断】 新型冠状病毒肺炎(危重症)。

【诊治经过】 入院后经咽拭子新冠病毒核酸检测阳性,结合床旁胸片显示两肺弥漫性渗出,明确诊断为新型冠状病毒肺炎危重症。计算氧合指数为 106.6,已经超过 ARDS 的诊断标准,有气管插管指征。即刻给予经鼻高流量吸氧,氧浓度 60%,流量 60 L/分,患者血氧饱和度可维持在 95%以上。观察患者呼吸频率不快,一般情况尚可,因此暂不需气管插管,密切观察血氧分压,如病情恶化则随时备气管插管。予阿比多尔抗病毒、胸腺肽免疫调节剂等治疗。甲泼尼龙 40 mg bid 静滴,丙种球蛋白 10 g qd 静滴 5 天,低分子肝素 4 100 U q12 h 皮下注射抗凝治疗;考虑患者合并细菌感染,予美罗培南抗细菌感染治疗。患者符合瑞德西韦治疗重症新冠病毒临床试验标准,2 月 13 日开始予瑞德西韦 100 mg qd 治疗。经治疗后患者气急症状有所改善。入院 5 天后(2 月 18 日)复查床旁

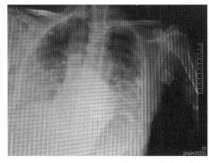 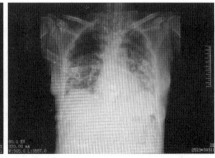

A. 2月15日　　　　　　　　　　　B. 2月18日

图 6 - 1　治疗后第 3 天胸片

注:肺部炎症有吸收趋势,提示治疗有效,未进一步加重。

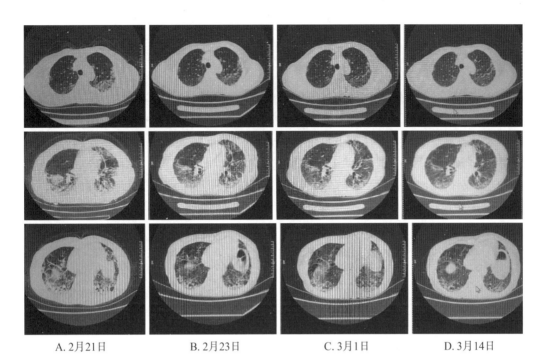

A. 2月21日　　　　B. 2月23日　　　　C. 3月1日　　　　D. 3月14日

图6-2　不同时间点胸部CT改变

注:CT显示肺部炎症逐渐吸收,肺部炎症慢性化,仍遗留肺部纤维化未吸收。

胸片示两肺渗出有少许吸收。患者氧合有所改善,高流量吸氧浓度可降至45%。予降低甲泼尼龙至20 mg bid,3天后改为20 mg qd。患者经治疗后D-二聚体、C-反应蛋白、降钙素原均逐渐改善至正常范围。复查CT示胸部肺炎有缓慢吸收。但病程中复查血气,二氧化碳分压增高,最高为65 mmHg,达到Ⅱ型呼吸衰竭标准。治疗过程中,随着病情的好转,二氧化碳分压逐渐下降。

【出院诊断】　新型冠状病毒肺炎(危重型)。

三、病例分析

【病史特点】

(1) 女,69岁,某市常住居民,因"发热、干咳9天,气急2天"入院。

(2) 既往无特殊病史,否认生食牛羊肉、海鲜,否认宠物接触史,否认高血压、糖尿病史,有高脂血症史。

(3) 氧合指数106.6,经病情评估为危重型。

(4) 实验室检查:白细胞上升、淋巴细胞下降、D-二聚体增高、C-反应蛋白上升,咽拭子新冠病毒核酸检测呈阳性。

(5) 影像学检查:胸部CT示双肺散在斑片状阴影,考虑病毒性肺炎。

【诊断依据】　患者为某市常住居民,发病前14天均住于该市区,查胸部CT示双肺散在斑片状阴影,咽拭子新冠病毒核酸检测呈阳性。氧合指数106.6,有机械通气指征。结合患者病史及实验室、影像学检查,考虑为新型冠状病毒肺炎,危重型诊断明确。

【处理方案】

（1）经鼻高流量吸氧：可提供高浓度的氧疗，纠正患者严重的低氧血症，可使部分一般情况较好的患者避免气管插管。

（2）阿比多尔抗病毒治疗：患者新冠病毒核酸检测呈阳性，胸部 CT 示病毒性肺炎表现。

（3）糖皮质激素治疗：早期小剂量（40 mg bid 3 天后，20 mg bid 3 天后，20 mg bid 3 天）应用，短期应用。

（4）低分子肝素钙抗凝治疗：对于 D-二聚体升高明显的新型冠状病毒肺炎，如无禁忌证，常规推荐抗凝治疗。

（5）给予丙种球蛋白抗增强免疫治疗。

（6）新型冠状病毒肺炎早期进展可能较快，应早期行影像学复查，及时调整治疗方案。

（7）对于重症及危重症的患者，其可能会遗留肺纤维化问题，影响肺功能，可能需要后期的抗纤维化治疗。

四、经验与体会

本例患者为一例典型的危重症新型冠状病毒肺炎患者，淋巴细胞计数下降、D-二聚体升高，均为预后不佳的指标。患者经高流量吸氧可纠正低氧血症，经糖皮质激素（2 mg/kg）、丙种球蛋白、抗凝等治疗后逐渐好转，避免了气管插管，是一个成功治疗的危重型新型冠状病毒肺炎病例。

本例患者在入院前病程为 9 天，是新型冠状病毒肺炎进展为重症及危重型的常见时间。患者入院时低氧血症明显，氧合指数 106.6，达到 ARDS 诊断标准。应积极采用糖皮质激素、丙种球蛋白、抗凝、抗病毒治疗，并在短期内复查血气分析及影像学表现（3～5 天），如有进展则及时调整治疗方案。

患者在治疗中出现的血气分析异常是我们在氧疗中需要注意的问题。患者出现二氧化碳分压（$PaCO_2$）升高，呼吸性酸中毒，达到了 Ⅱ 型呼吸衰竭的标准，并同时出现 HCO_3^- 的代偿性升高。该患者 Ⅱ 型呼吸衰竭的原因系肺泡通气不足和换气障碍同时存在。但患者既往无哮喘或慢性阻塞性肺疾病（chronic obstructive pulmoriary disease, COPD）病史，其通气不足原因为新型冠状病毒肺炎 ARDS 导致较为严重的肺泡损害，引起的肺通气功能受损。随着患者病情的好转，患者高二氧化碳血症得到纠正。在 ARDS 患者中出现高 $PaCO_2$ 是病情较为严重的标志。"允许性高碳酸血症"这个机械通气策略，就是为了避免 ARDS 通气不足的患者产生气压伤而制定的。另外，对于高 $PaCO_2$ 的患者，血氧分压不宜过高，否则将导致通气驱动力下降，加重 CO_2 潴留，这种现象在本例患者中也可以被观察到。

对于新型冠状病毒肺炎的激素治疗，目前仍有争议。但从临床使用情况来看，对早期疾病快速加重的患者使用小剂量的糖皮质激素（2 mg/kg 以下），可缓解很大部分患者的病情，避免了气管插管、ECMO 的使用，而且并无明显的不良反应。宋元林教授在对新型冠状病毒肺炎的回顾性研究中发现,其中出现 ARDS 的患者,使用糖皮质激素可以明显降低死亡率,风险比率(HR)达到了 0.38。

综合诊疗经验,我们提出:

(1) 新型冠状病毒肺炎患者若出现严重肺部损伤引起的 ARDS,会发生通气不足,导致 Ⅱ 型呼吸衰竭,对于这部分患者应积极治疗。

(2) 对于疾病早期有快速进展、有 ARDS 趋势或已经有 ARDS 症状的患者,可使用糖皮质激素治疗,短期、小剂量使用,可减少疾病死亡率,降低气管插管率。

(3) 对新型冠状病毒肺炎患者 D -二聚体明显升高的情况,抗凝是必要的治疗。

(4) 重症及危重症患者仍可能遗留部分的肺纤维化问题,需要长期的抗纤维化治疗。

教学病例 7

一、病史简介

患者,女,78 岁,因"发热 10 余天"于 2020 年 2 月 9 日入院。

【流行病学史】 某市常住居民,家属已确诊为新型冠状病毒肺炎,有明确接触史。

【主诉】 发热 10 余天。

【现病史】 患者入院前 10 余天无明显诱因地出现发热,体温最高 38.5 ℃,无咳嗽、咳痰,无咽痛、鼻塞、流涕、腹泻等症状。至当地医院就诊,查胸部 CT 提示双肺散在斑片状阴影(无影像资料),完善咽拭子新冠病毒核酸检测提示阳性,明确诊断为新型冠状病毒肺炎。予以奥司他韦抗病毒、莫西沙星抗感染及降温等治疗后,体温仍反复升高,并出现呼吸困难,稍活动后气促明显,神志出现改变,血氧饱和度下降。为求进一步诊治,特转至我院。

【既往史】 既往体健,否认高血压、糖尿病等慢性病史,否认家族遗传病史,否认食物、药物过敏史。

【查体】 T 36.4 ℃,P 69 次/分,R 35 次/分,BP 141/67 mmHg,不吸氧下氧饱和度为 60%,神志欠清,查体不配合,呼吸急促,急性重病容,口唇发绀。心肺未听诊(因防护服所限)。腹软。双下肢无水肿。

【实验室检查】

血常规:白细胞 9.60×10⁹/L,中性粒细胞 9.04×10⁹/L,淋巴细胞 0.41×10⁹/L,血红蛋白 137 g/L,血小板 239×10⁹/L。

C-反应蛋白:124.4 mg/L。降钙素原:0.394 ng/ml。

生化常规:天冬氨酸氨基转移酶 61 U/L,白蛋白 33 g/L,尿素 4.09 μmol/L,肌酐 48 μmol/L,钾 3.48 mmol/L,葡萄糖 7.76 mmol/L,乳酸脱氢酶 685 U/L。

心肌损伤标志物:肌酸激酶同工酶 5.21 ng/ml,肌红蛋白 72.69 μg/L,超敏肌钙蛋白 I 0.661 ng/ml。

血气分析(鼻导管吸氧 10 L/min):pH 值 7.52,氧分压 63 mmHg,二氧化碳分压 32 mmHg,标准碳酸氢盐 27.8 mmol/L,碱剩余 3.8 mmol/L。

【辅助检查】

胸部 CT(2020 年 2 月 10 日):两肺见多发斑片、节段性磨玻璃影,内含支气管充气征(图 7-1)。

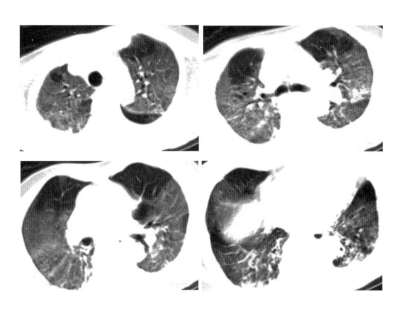

图 7-1　病例 7 2020 年 2 月 10 日的胸部 CT

二、诊疗经过

【初步诊断】　新型冠状病毒肺炎危重型、重症肺炎。

【诊治经过】

(1) 抗病毒及一般治疗:予以阿比多尔抗病毒,联合中药连花清瘟治疗,加用丙种球蛋白,并维持水、电解质平衡。考虑该患者的心肌损伤为继发性,为做特殊处理,经纠正缺氧等治疗后,患者心肌标志物迅速下降,后期的疾病进展过程中亦未再次升高。

(2) 糖皮质激素应用:患者入院后病情危重,并且仍处于急性加重期,如何处理失控的炎性反应和紊乱的免疫反应是主要矛盾之一。最初我们选择糖皮质激素治疗,采取的剂量是 80 mg q8h,3 天后减量,激素治疗效果并没能取得扭转乾坤的效果,但在一定程度上减缓了疾病的进程,避免了因早期快速进展而造成的死亡,为后面的治疗赢得了时间。

(3) 呼吸支持:患者入院时氧合指数约为 100,存在明显的 Ⅰ 型呼吸衰竭,予以高流量吸氧,吸氧浓度 80%,流速 60 L/min,血氧饱和度维持在 95% 以上。但入院第 12 天,患者症状突然加重,在吸氧浓度调至 100% 的情况下氧分压降至 50 mmHg,并且出现神志改变。立即予以气管插管+呼吸机辅助通气,采用小潮气量(理想体重 6~8 ml/kg,真实水平 V - SIMV 模式,潮气量设置为 400 ml)和低水平所起到的平台压力($\leqslant$30 cmH$_2$O)来进行机械通气,PEEP 适当提高至 8 cmH$_2$O,适当镇静镇痛+肌松治疗,并采用俯卧位通气,定期吸痰。患者氧合指数逐渐上升,吸氧浓度逐渐下降至 40%。虽然积极控制压力,但该患者仍出现皮下气肿,进一步调整通气模式为压力控制模式以控制压力并加强气道吸引后,患者皮下气肿未进一步增加,继续随访观察。该患者于气管插管 14 天后行气管切开术,后经过配合全身治疗,患者影像学结果逐渐好转(图 7 - 2),呼吸机压力支持水平逐渐改善,并逐渐脱机,情况好转。

（4）引流：重症肺炎患者的引流非常重要。该患者气管插管后我们采取的策略是密闭式吸痰，护士定期通过气管插管口深部吸痰的同时，还定期用气管镜吸痰，气管镜吸引后患者影像学上可出现明显的改善（图 7 - 3）。

（5）预防静脉血栓：危重型新型冠状病毒肺炎患者由于卧床时间较长，且常合并凝血功能异常，需要关注静脉血栓栓塞症（venous thromboembolism，VTE）的发生风险，故对该患者予以低分子肝素预防性抗凝治疗。

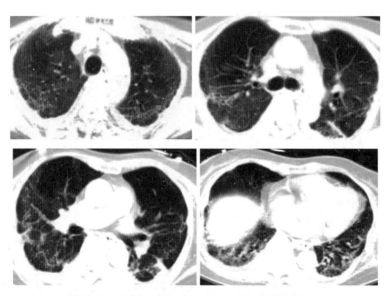

图 7 - 2　病例 7 2020 年 3 月 11 日复查的胸部 CT

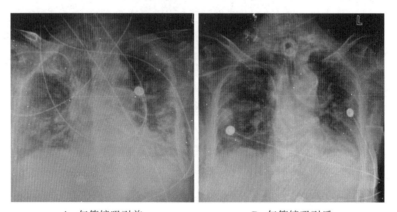

A. 气管镜吸引前　　　　　　　　　B. 气管镜吸引后

图 7 - 3　病例 7 气管镜吸引前后胸片对比

【出院诊断】　新型冠状病毒肺炎（危重型）、重型肺炎。

三、病例分析

【病史特点】

（1）女，78 岁，因"发热 10 余天"入院。体温最高 38.5 ℃，当地医院查胸部 CT 提示双肺散在斑片状阴影,完善咽拭子新冠病毒核酸检测提示阳性。予以奥司他韦抗病毒、莫西沙星抗感染及降温等治疗后病情进展。

(2) 某市常住居民,家属已确诊为新型冠状病毒肺炎,有明确接触史。

(3) 既往体健,否认高血压、糖尿病等慢性病史。

(4) 查体:呼吸急促,呼吸 35 次/分,不吸氧下血氧饱和度为 60%,神志欠清,查体不配合,急性重病容,口唇发绀。

(5) 实验室检查:血气分析提示 I 型呼吸衰竭,白细胞、中性粒细胞轻微升高,淋巴细胞明显降低,C-反应蛋白、降钙素原升高,心肌肌钙蛋白 I 升高。

(6) 辅助检查:胸部 CT 示两肺见多发斑片、节段性磨玻璃影,内含支气管充气征。

【诊断依据】

(1) 新型冠状病毒肺炎的诊断:患者为老年女性,有明确的新型冠状病毒肺炎接触史,10 天前出现发热,血液检查提示白细胞轻微升高、淋巴细胞减少,胸部 CT 提示病毒性肺炎,咽拭子核酸检测提示新冠病毒呈阳性。根据其流行病学史、临床表现及核酸结果,该患者明确诊断为新型冠状病毒肺炎。

(2) 病情危重情况分析:重症肺炎诊断标准包括 2 项主要标准和 9 项次要标准。符合下列 1 项主要标准或≥3 项次要标准者即可诊断。主要标准:①气管插管需要机械通气;②感染性休克积极液体复苏后仍需要血管活性药物。次要标准:①呼吸频率≥30 次/min;②PaO_2/FiO_2≤250 mmHg;③多肺叶浸润;④意识障碍和(或)定向障碍;⑤血尿素氮≥7.1 mmol/L(20 mg/dl);⑥白细胞减少;⑦血小板计数降低;⑧体温降低;⑨低血压需要液体复苏。该患者次要标准①~④条均符合,故重症肺炎诊断明确。同时还可以根据其余评分评估病情及判断预后,如根据肺炎严重指数(pneumonia severity idex, PSI)评分为 128 分,据此死亡率为 9.3%,而根据 CURB-65(confusion, urea, respiratory rate and age65)评分为 3 分,同样提示病情危重。而新型冠状病毒肺炎有其本身的特点,根据之前 *The Lancet* 杂志发表的关于新冠论文中的 MulBSTA 评分系统,评分达到 15 分,同样提示死亡高风险。根据第七版诊疗方案,新型冠状病毒肺炎需要进行临床分型,其中“危重型”的判断需要符合以下情况之一:①出现呼吸衰竭,而且需要机械通气;②出现休克;③合并其他器官功能衰竭需要 ICU 监护治疗。该患者入院时血氧饱和度为 60%,为 I 型呼吸衰竭,呼吸急促,一般情况差,符合危重型的判断标准。该患者病情危重,死亡风险高,预后不良,需要按危重症的严格标准管理及治疗。

(3) 心肌损伤的原因:该患者入院时的心肌肌钙蛋白 I 水平达到 0.661 ng/ml,说明该患者可能存在心肌损伤。心肌损伤是新型冠状病毒肺炎病情危重的标志之一,可使死亡率升高。该患者无糖尿病、高血压、冠心病相关病史,其心肌损伤肯定与新型冠状病毒肺炎相关。但同时需要注意到心肌损伤标志物受感染、缺氧、肾功能等多方面因素的影响。目前的证据表明,新型冠状病毒肺炎患者的心肌损伤主要继发于低氧血症、休克或低血压等情况导致的心肌供氧不足,感染新冠病毒后机体代谢旺盛,心脏负担增加,氧供需失衡引起心肌损伤。其次,对于新冠病毒是否直接入侵心肌细胞引起心肌细胞损伤的问题,还存在较大争议。我们医疗队的经验是新型冠状病毒肺炎的心肌损伤大多数为继发性,而该患者继发性心肌损伤的可能性更高,因此在治疗上我们以治疗原发病——新型冠状病毒肺炎为主,在缺氧纠正的基础上,心肌损伤最终也逐渐好转。

四、经验与体会

新型冠状病毒肺炎疫情是我国公共卫生面临的巨大挑战,其传染率高、重症死亡率高,轻症治疗效果较好。如何有效区分重症及危重症患者并进行有效治疗及如何避免轻症患者转向重症是临床治疗的重点。我国新型冠状病毒肺炎第七版诊疗方案将新型冠状病毒肺炎分为普通型、重型和危重型,但在临床实际中,重型和危重型患者中又可以细分,这种情况下可以结合重症肺炎的判断标准及呼吸危重症评分系统,以进一步指导临床治疗及判断预后。重型和危重型患者亦可出现疾病的再加重,需要通过结合临床指标综合判断,如氧合指数、淋巴细胞计数、降钙素原、尿素氮等。该患者前期治疗的影像学吸收不理想、氧合指数改善不明显、淋巴细胞计数持续降低、降钙素原逐渐升高等多方面都提示疾病在逐渐进展,但激素的有效应用延缓了进展的趋势,为患者纠正几天的免疫反应赢得了时间。因此对于该类危重症患者,当其处于急性加重期时,激素的应用非常必要,并可以适当加量,不能因为患者最后出现病情进一步加重而否定激素的作用。

氧疗是新型冠状病毒肺炎患者最基本和最重要的呼吸支持手段,经鼻高流量氧疗(HFNC)是目前最理想的氧疗方法。HFNC 应用简单、方便,能充分湿化、温化,FiO_2 可在 $21\%\sim100\%$ 之间调整,并且有微弱的通气效果和持续气道正压效应。HFNC 应用的主要指征如下:①经鼻导管或面罩氧疗 $1\sim2$ h 无效,危重症患者时间可进一步缩小;②治疗过程中的低氧血症和(或)呼吸窘迫加重;③氧合指数低于 200 mmHg 的患者,机械通气不可及或者不配合的患者。需要密切评估氧疗效果,具体要求:静息状态下血氧饱和度达到 94% 以上,活动后达到 90% 以上,并且有效改善呼吸窘迫。若治疗过程中低氧血症或呼吸窘迫无法纠正,或者出现神志的改变,需要立即更改呼吸支持手段。

有创机械通气治疗重症新型冠状病毒肺炎的指征:接受 HFNC 或无创机械通气治疗 $1\sim2$ h 达不到要求、呼吸窘迫无改善;或治疗过程中低氧血症和(或)呼吸窘迫加重;或氧合指数<150 mmHg。首先的插管方法为经口插管,插管 1 周后仍不能拔管,宜及早气管切开。通气模式首选以小潮气量为核心的保护性通气策略,推荐控制平台压$\leqslant30$ mmHg,由于隔离病房的特殊原因,推荐定压模式,以防压力过高引起气压伤,比如该例患者在采取容量控制过程中出现皮下气肿,改为定压模式后改善。可适当运用PEEP,原则上以改善低氧血症且不明显升高平台压为原则,一般在 10 cmH_2O,不宜超过 15 cmH_2O。在有创机械通气的过程中,应该有效应用镇静镇痛药物,按需应用肌松药物。如条件允许,建议联合应用俯卧位通气。

重型新型冠状病毒肺炎患者的引流很重要,除了盲插吸痰,气管镜下吸痰亦是有效方法。但新型冠状病毒肺炎患者的支气管镜检查需要严格掌握临床指征,原则上不推荐常规进行支气管镜操作,支气管镜的临床适应证见于下列情况:①诊断需要必须采集下呼吸道标本,如肺泡灌洗液;②治疗必须通过支气管镜吸痰和支气管肺泡灌洗解除叶、段支气管的阻塞,如有明显肺不张及气道阻塞的症状、体征或影像学表现,且通过常规解痉、吸痰疗效不佳时,可通过支气管镜引流脓性分泌物,加强人工气道的气管清理管理,提高治疗效果。

通过该例重症患者的诊治,我们总结如下:

(1)重症或危重症新型冠状病毒肺炎患者的疾病仍可出现持续性加重,需要判断区分。

(2)危重症急性加重期是糖皮质激素应用的重要节点,可适当增加激素剂量,激素的治疗效果需要综合判断。

(3)新型冠状病毒肺炎患者心肌损伤的原因以继发性为主,需要重点考虑缺氧的因素,治疗上以纠正缺氧及抗病毒治疗为主。

(4)HFNC是最有效的氧疗方法,但需要密切评估疗效。

(5)有创机械通气治疗策略宜采用小潮气量的肺保护性策略,并控制平台压,适当地应用镇痛镇静,严防气压伤。

(6)重症肺炎患者需要积极预防静脉血栓的发生,进行预防性抗凝治疗。

教学病例 8

一、病史简介

患者,男,67 岁,因"发热 2 周,胸闷、气促 1 周"于 2020 年 2 月 11 日入院。

【流行病学史】 某市常住居民,家属已确诊为新型冠状病毒肺炎,有明确接触史。

【主诉】 发热 2 周,胸闷、气促 1 周。

【现病史】 患者于 2020 年 1 月 27 日无明显诱因地出现发热,体温最高 38 ℃,伴鼻塞、咳嗽及咳少许白痰。至外院就诊,查流感病毒咽拭子为阴性,胸部 CT 提示"两肺少许陈旧性病灶"(无影像学资料),予以补液抗感染(具体不详)等对症支持治疗,患者症状无缓解,近一周渐进性出现胸闷、气促,伴咳嗽咳、黄脓痰,无咯血,无腹泻,夜间可平卧。入院前患者呼吸困难明显,为进一步诊治,于 2020 年 2 月 11 日由平板车推入我院。

【既往史】 有高血压病史 10 余年,服用硝苯地平缓释片降压治疗,血压控制可;有糖尿病史 10 余年,口服阿卡波糖＋格列美脲治疗,血糖控制不佳。2019 年 9 月行脾脏良性肿瘤切除术。否认家族遗传病史。否认食物、药物过敏史。

【查体】 T 36.7 ℃,P 127 次/分,R 36 次/分,BP 170/104 mmHg,不吸氧的情况下,氧饱和度为 80%。去枕平卧位,呼吸急促,神情烦躁,神志尚清,嘴唇发绀,未行心肺听诊(因防护服所限)。腹平软,无压痛及反跳痛,肝脾肋下未及,双肾区无叩痛,双下肢轻度水肿。

【实验室检查】

血气分析(不吸氧):pH 值 7.49,氧分压 41 mmHg,二氧化碳分压 35 mmHg,氧饱和度 81%。

心肌损伤标志物:B 型钠尿肽前体 975 pg/ml。

生化常规:丙氨酸氨基转移酶 65 U/L,天冬氨酸氨基转移酶 70 U/L,白蛋白 33.4 g/L,葡萄糖 10.15 mmol/L,钾 4.24 mmol/L,钠 131 mmol/L,肌酐 69 μmol/L,尿素氮 7.5 mmol/L,乳酸脱氢酶 655 U/L。

血常规:白细胞 16.97×10^9/L,中性粒细胞百分比 89.30%,淋巴细胞 1.11×10^9/L,单核细胞 0.67×10^9/L,血红蛋白 154 g/L,血小板 367×10^9/L。

CD4/CD8 0.51。CRP 56.9 mg/L。降钙素原 0.557 ng/ml。

咽拭子核酸检测结果示阳性。

【辅助检查】

床旁胸片(2020 年 2 月 12 日):两肺多发感染,两侧胸腔积液,心包少量积液(图 8-1)。

二、诊疗经过

【初步诊断】 新型冠状病毒肺炎危重型合并细菌感染、重症肺炎、急性呼吸窘迫综合征、高血压病、糖尿病、心功能不全。

【诊治经过】 患者入院后呼吸困难明显,存在Ⅰ型呼吸衰竭,病情危重,予以无创机械通气,但患者无法耐受面罩,对抗明显,血氧饱和度无法上升至正常范围。告知患者及家属病情,患者虽烦躁但神志尚清,患者及家属暂希望积极保守治疗,经充分同意后暂缓气管插管+机械通气,予以高流量氧疗,吸氧浓度 100%,流速 60 L/min,血氧饱和度上升至 92%。

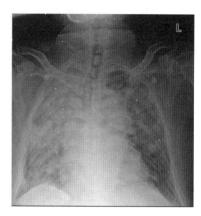

图 8-1　病例 8 2020 年 2 月 12 日床旁胸片

完善咽拭子核酸检测,结果示阳性,明确诊断为新型冠状病毒肺炎。予以阿比多尔(0.2 g po tid×5 天)、连花清瘟颗粒(1.4 g po tid×5 天)抗病毒,胸腺法新(1.6 mg ih biw)+人血丙种球蛋白增强免疫力等对症支持治疗。另因患者进展迅速,予以甲泼尼龙(40 mg ivgtt qd)抗炎治疗。同时予以克赛(40 mg ih qd)预防性抗凝血、奥美拉唑(10 mg ivgtt qd)护胃、多索茶碱(0.2 g ivgtt qd)平喘等对症支持治疗。考虑患者合并细菌感染,予以莫西沙星(0.4 g ivgtt qd)联合头孢他啶(2 g ivgtt bid)抗感染治疗。

考虑患者合并心功能不全,予以呋塞米(20 mg po qd)+螺内酯(20 mg po qd)利尿治疗。另考虑患者血糖控制不佳,予以三餐前短效胰岛素+睡前长效胰岛素强力控制血糖,积极应用药物降压治疗。考虑患者处于高分解代谢、负氮平衡状态,若存在低蛋白血症则可加重肺部渗出,不利于控制感染,故在密切监测患者营养状态的情况下,予以人血白蛋白纠正低蛋白血症。

经过以上积极治疗,患者胸闷气促症状较前好转,吸氧浓度降至 60%情况下,指端血氧饱和度达到 97%,复查血气提示氧分压 92 mmHg,考虑患者对激素治疗较为敏感,于 2020 年 2 月 16 日升高甲泼尼龙剂量为 40 mg ivgtt q12h,继续高流量吸氧治疗。患者症状逐渐好转,3 天后甲泼尼龙剂量调整为 20 mg ivgtt q12h。于 2020 年 2 月 19 日面罩吸氧的情况下外出行胸部 CT 检查,提示双肺多发感染,两侧胸腔积液,心包少量积液。继续上述治疗,于 2020 年 2 月 23 日停用激素。患者炎症指标逐渐下降,吸氧浓度逐渐下降,一般情况明显好转,于 2020 年 2 月 26 日更改为鼻导管 5 L/min,血氧饱和度为 99%,活动能力上升,可正常床旁活动。复查胸部 CT 提示肺部炎性病变明显吸收(图 8-2)。分别于 2020 年 3 月 6 日及 2020 年 3 月 8 日查咽拭子核酸检测,结果均为阴性,患者无发热、咳嗽咳痰,无胸闷、气促、呼吸困难等不适,不吸氧下血氧饱和度为 98%,符合出院标准,于 2020 年 3 月 9 日出院。出院后于社区隔离点隔离,隔离期间完善两次咽拭子核酸检测为阴性,于 2020 年 3 月 23 日回家。

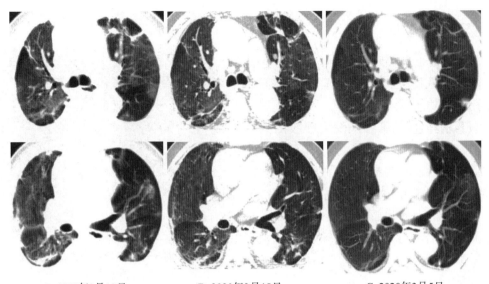

A. 2020年2月19日　　　　B. 2020年2月18日　　　　C. 2020年3月5日

图8-2　病例8患者胸部CT演变过程

【出院诊断】　新型冠状病毒肺炎危重型合并细菌感染、重症肺炎、急性呼吸窘迫综合征、高血压病、糖尿病、心功能不全。

三、病例分析

【病史特点】

(1) 男,67岁,因"发热两周,胸闷、气促一周"入院。

(2) 某市常住居民,家属已确诊为新型冠状病毒肺炎,有明确接触史。

(3) 既往有高血压病史10余年,有糖尿病史10余年,否认食物、药物过敏史。

(4) 查体:呼吸急促,神情烦躁,口唇发绀,P 127次/分,R 36次/分,不吸氧下血氧饱和度80%。

(5) 实验室检查:血气分析提示Ⅰ型呼吸衰竭,白细胞、C-反应蛋白、降钙素原均明显升高,血糖异常。

(6) 辅助检查:床旁胸片示两肺多发感染,两侧胸腔积液,心包少量积液。

【诊断依据】

(1) 新型冠状病毒肺炎危重型合并细菌感染:患者为老年男性,有明确的新冠病毒接触史,半月前出现发热伴咳嗽,胸部CT未见病毒性肺炎证据,经抗感染治疗后患者症状未见好转,并于发病一周后症状加重,出现胸闷、气促、呼吸困难。入院查体:呼吸急促,呼吸36次/分,不吸氧下血氧饱和度80%。入院血气分析提示Ⅰ型呼吸衰竭,需要机械通气支持治疗,胸片提示两肺弥漫性病变,右肺呈白肺样改变。综合以上表现,该病例符合新型冠状病毒肺炎由轻症转为危重症的病程,结合症状、流行病学史及胸片表现,考虑诊断为新型冠状病毒肺炎危重型,入院后完善咽拭子核酸检测明确诊断。另外患者病史较长,咳嗽并咳黄脓痰,入院白细胞、C-反应蛋白、降钙素原均明显升高,考虑合并细菌感染。

（2）重症肺炎，急性呼吸窘迫综合征（ARDS）：患者呼吸频率大于 30 次/分，氧合指数为 195 mmHg，小于 250 mmHg，胸片提示病变呈多肺叶浸润，符合重症肺炎的第 3 条次要标准，故考虑诊断为重症肺炎。同时符合 ARDS 的柏林标准诊断，故 ARDS 诊断明确。

（3）糖尿病、高血压：根据既往病史及入院血糖、血压监测可诊断。

（4）心功能不全：患者有高血压病史，入院前曾于外院补液治疗，入院查 B 型钠尿肽提示升高，胸片提示双侧胸腔积液及心包积液，查体双下肢轻度水肿，故考虑诊断为心功能不全。

四、经验与体会

新冠病毒来势汹汹，已经波及全球大多数国家。根据目前的情况来看，新型冠状病毒肺炎好发于冬春季，而冬春季为呼吸道感染的好发季节。在症状上需要与普通上呼吸道感染、流行性感冒等进行鉴别，而涉及的肺炎除了与流感病毒性肺炎鉴别外，还需要与细菌性肺炎、支原体肺炎、肺癌、机化性肺炎等多种疾病进行鉴别诊断，非典型病例或合并病例的诊断较为困难。该病例进展迅速，但所有采集到的医学资料时间均在发病 2 周后，原有病例的特点已经出现改变，如新型冠状病毒肺炎的特点是白细胞正常或伴淋巴细胞计数的降低，而该患者采集到的检测结果提示淋巴细胞正常，白细胞计数升高，而且该患者合并有双侧胸腔积液，均与新冠的典型表现不符。在此种情况下，需要认真分析患者病情，结合患者流行病学史、症状、实验室检查及影像学结果，考虑该患者新型冠状病毒肺炎合并细菌感染及心功能不全的诊断。另外需要注意的是，新型冠状病毒肺炎后期常出现白细胞的升高，而重型及危重型患者常有炎症因子的升高。

新型冠状病毒肺炎一般以发热、干咳及乏力为主要表现，轻症患者预后良好。但合并基础疾病及年老体弱者需要密切监测患者的病情变化，严防转为重症，而重症患者一般会在发病 1 周后出现呼吸困难和(或)低氧血症。除此以外，重症的预警指标还包括外周血淋巴细胞计数进行性下降、外周血炎症因子如白介素-6、C-反应蛋白进行性上升、乳酸进行性升高、肺内病变在短期内迅速进展。对重症及危重症患者的判断，除新型冠状病毒肺炎诊疗方案中推荐的指标外，还可以应用我们常用的重症肺炎诊断标准或评分，评分如 CURB-65、PSI、SOFA 等均可以作为预后的评估标准，以便对重症及危重症患者及早进行识别，加强护理及临床诊治。新型冠状病毒肺炎危重型诊断标准除了要符合新型冠状病毒肺炎的诊断，还要符合以下情况之一：①出现呼吸衰竭，且需要机械通气；②出现休克；③合并其他器官功能衰竭，需 ICU 监护治疗。

新型冠状病毒肺炎目前无明确特效药，经过近 2 个月的临床实践，发现阿比多尔是一种治疗效果比较好的药物，另外配合连花清瘟、胸腺法新、丙种球蛋白，能使大部分重症患者得到控制。同时，新型冠状病毒肺炎需要关注基础疾病的治疗，特别需要积极控制血糖。对重症和危重症患者需要同时预防血栓、积极补充白蛋白及多器官功能的支持治疗。对于危重症患者来说，目前的治疗方法比较局限，死亡率居高不下。呼吸支持是新型冠状病毒肺炎危重症患者的基础治疗,对于危重症患者,建议早期机械通气甚至行有创机械通气治疗。该患者入院时病情危重,在无创机械通气治疗效果不佳的情况下,我们曾考虑气管插管＋机械通气治疗,但最终尊重患者及家属意见,暂缓了相关治疗。

在高流量吸氧能初步保证氧和的情况下,治疗重点是如何控制肺部急剧进展的炎性反应,以为后期的抗病毒治疗起效赢得时间。糖皮质激素目前仍是应用最广也是效果最好的抗炎药物,但其在新型冠状病毒肺炎中的应用一直存在较大争议。我们认为,对于该类危重症患者,处于急性加重期时,糖皮质激素的应用非常必要,其可成为抑制失控的炎症反应和紊乱的免疫反应的主要手段。另外,对于该类患者,可适当增加剂量,达到40～80 mg q8h。最终我们对该患者采取的剂量是 40 mg q12h,连用 3 天,在有效而且淋巴细胞下降不明显的基础上减半应用 3 天后停药。最终取得了较好的效果,合理有效地应用糖皮质激素可显著改善新型冠状病毒肺炎的预后。

综合诊疗经验,我们提出:

(1) 新型冠状病毒肺炎患者需要严防疾病进展为重症,发病一周左右是个重要的时间节点。

(2) 在新型冠状病毒肺炎诊断过程中需要考虑合并细菌感染及心功能不全,需要综合治疗。

(3) 对于危重症患者,我们推荐积极的机械通气治疗。

(4) 阿比多尔＋连花清瘟＋胸腺法新＋丙种球蛋白是一种针对重症和危重症患者的可选择的治疗方案。

(5) 新型冠状病毒肺炎需要关注基础疾病的诊治,特别是血糖的控制。

(6) 糖皮质激素治疗需要个体化,正确应用激素治疗能起到化腐朽为神奇的效果,而危重症的急性加重期是一个激素应用的重要节点,可适当增加激素剂量。

教学病例 9

一、病史简介

患者,男,72 岁,因"间断咳嗽伴气急 19 天"于 2020 年 2 月 6 日入院。

【流行病学史】 某市常住居民。否认生食牛羊肉、海鲜,否认宠物接触史。

【主诉】 间断咳嗽伴气急 19 天。

【现病史】 患者于 19 天前出现咳嗽,外院予以"左氧氟沙星、甲泼尼龙、丙种球蛋白"治疗无明显好转,数天前曾发热,后热退,并出现胸闷气急。2020 年 1 月 31 日外院新冠病毒核酸检测呈阳性(未见报告);2 月 5 日外院胸部 CT 提示"双肺病毒性肺炎可能,少量胸腔积液";服用阿比多尔及莫西沙星 1 天,为进一步诊治收入我院。自发病以来,患者夜眠、胃纳稍差,二便如常。

【既往史】 高血压及痛风病史数年,目前服用玄宁、非布司他。否认药物过敏史。已戒烟、戒酒多年。

【查体】 T 36 ℃, P 113 次/分, R 20 次/分, BP 152/95 mmHg。

神清,精神可,对答切题,皮肤巩膜无黄染,口唇未见紫绀,浅表淋巴结未及明显肿大,心律齐,未行心肺听诊(因防护服所限)。腹平软,无压痛及反跳痛,肝脾肋下未及,双肾区无叩痛,双下肢无水肿。

【实验室检查】

血气分析:pH 值 7.29,氧分压 63 mmHg,二氧化碳分压 43 mmHg。

血常规:红细胞 4.12×10^{12}/L,血红蛋白 121.00 g/L,白细胞 11.12×10^9/L,中性粒细胞百分比 88.10%,中性粒细胞 9.80×10^9/L,淋巴细胞 0.93×10^9/L,血小板 387×10^9/L。

超敏 C-反应蛋白＞5.00 mg/L;降钙素原:90 ng/ml。

尿常规(一);粪常规＋OB(一)。

生化常规:丙氨酸氨基转移酶 59.00 U/L,天冬氨酸氨基转移酶 44.00 U/L,碱性磷酸酶 123.00 U/L,谷氨酰转移酶 142.00 U/L,白蛋白 34.6 g/L,总胆红素 7.5 μmol/L,直接胆红素 3 μmol/L;肌酐 78 μmol/L;血钾 5.28 mmol/L,血钠 136 mmol/L,血氯 104 mmol/L。

葡萄糖 6.26 mmol/L;高密度脂蛋白胆固醇 0.89 mmol/L。

出凝血功能:凝血酶原时间 11.7 s,活化部分凝血活酶时间 28.5 s,血浆纤维蛋白质 7.45 g/L, D-二聚体:7.12 mg/L。

心肌肌钙蛋白 I、肌酸激酶、肌酸激酶同工酶 MB:正常范围。氨基末端脑钠肽前体

862.8 pg/ml。

    细胞免疫功能:CD4 240 个/ml,CD8 299 个/ml。

    IgG 16.3 g/L,IgM 1.29 g/L,IgA 3.06 g/L,IgE 152 g/L。

    呼吸道病原体九联检:均阴性;EBV-IgG(+),EBV-IgM(-)。

    【辅助检查】　入院后复查胸部 CT(2020 年 2 月 12 日):两肺弥漫分布磨玻璃影,考虑为病毒性肺炎。

二、诊疗经过

    【初步诊断】　新型冠状病毒肺炎(危重型)、低氧血症、肝功能损害、高血压病、痛风。

    【诊治经过】　入院初根据患者症状、血气分析结果、既往外院新冠病毒核酸检测的实验室检查及胸部 CT,明确、诊断为新型冠状病毒肺炎,予收入感染病科。住院期间予飞沫及接触隔离,面罩吸氧,2 月 16 日因气急加重,改为经鼻湿化高流量吸氧(humidified high flow nasal cannula oxygen therapy,HHFNC),继续予以阿比多尔、连花清瘟治疗,加用谷胱甘肽、天晴甘平及易善复治疗肝功能损害,利伐沙班抗凝,补充白蛋白,加用胸腺肽及丙种球蛋白增强免疫,舒普深抗炎,先用甲泼尼龙后渐减量并序贯以强的松抗炎,辅助以乙酰半胱氨酸泡腾片化痰。同时积极监测血压并给予降压治疗。入院后积极随访呼吸道标本新冠病毒核酸检测及胸部 CT。住院期间患者无发热,呼吸道症状渐好转,多次复查胸部 CT(图 9-2),肺部磨玻璃阴影逐渐减轻、范围缩小,HHFNC 氧疗氧浓度逐渐降低,后改为面罩吸氧,继之改为鼻导管吸氧,并增加呼吸功能康复训练。

    新冠病毒核酸检测结果:

    2020 年 2 月 23 日:痰(阴性)。

    2020 年 2 月 25 日:痰(阴性)。

    2020 年 3 月 4 日:痰(阴性)。

    2020 年 3 月 7 日:肛拭子(阴性)。

    2020 年 3 月 8 日:粪便(阴性)。

    2020 年 3 月 12 日:痰(阴性)。

    2020 年 3 月 17 日:痰(阴性)。

    新冠病毒抗体(2020 年 2 月 24 日):IgG 167.445 AU/ml;IgM 60.31 AU/ml。

    新冠病毒抗体(2020 年 3 月 21 日):IgG 664.55 AU/ml;IgM 55.21 AU/ml。

    胸部 CT(2020 年 2 月 12 日):两肺感染性病变,考虑病毒性肺炎。两肺见弥漫分布磨玻璃影,纵隔窗显示两肺门无增大,气管支气管通畅,纵隔未见肿大淋巴结,心脏、大血管未见异常。

    胸部 CT(2020 年 2 月 18 日):两肺病灶较前相仿。

    胸部 CT(2020 年 2 月 23 日):两肺病灶较前相仿。

    胸部 CT(2020 年 3 月 1 日):较前稍吸收。

    胸部 CT(2020 年 3 月 5 日):两肺病灶较前部分吸收好转。

    胸部 CT(2020 年 3 月 13 日):较前进一步吸收好转。

检验项目名称：1.新型冠状病毒核酸 RNA 检测-痰；新型冠状病毒核酸 RNA 检测-痰				
	项目	结果	单位	参考范围
1	2019nCoV 核壳蛋白基因	阴性		阴性
2	2019nCoV 开放阅读编码狂 lab	阴性		阴性
3	新冠解读说明	:		2019nCoV 阳性病例确认需满足以下条件之一：1.三个靶标基因（ORFlab、N、E）中两个或以上同时阳性；2.同一患者 2 份不同样本中 ORFlab 结果阳性。如结果显示"可疑"则需重采样本复查。

送检医生：41706　送检日期：2020-03-16　检验医师：41706　检验时间：2020-03-17 14:14:00

审核医生：0043　审核时间：2020-03-17 19:18:03

本报告仅供临床医生参考不用做打印！如需打印请点击打印报告按钮打印！

图 9-1　病例 9 患者新冠病毒检测结果

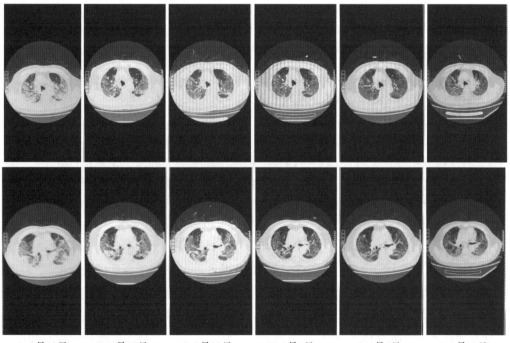

A. 2月12日　　B. 2月18日　　C. 2月23日　　D. 3月1日　　E. 3月5日　　F. 3月13日

图 9-2　病例 9 胸部 CT 的变化

【出院诊断】 新型冠状病毒肺炎(危重型);高血压病、痛风、肝功能损害。

三、病例分析

【病史特点】

(1) 男,72岁,因"反复咳嗽伴气急19天"入院。

(2) 某市常住居民,发病前14天均住于该市区。

(3) 有高血压、痛风病史。

(4) 实验室检查:新冠病毒核酸检测阳性(口头报告);新冠病毒抗体IgG及IgM皆升高,且IgG在治疗期间进行性升高。

(5) 影像学检查:胸部CT示双肺弥漫性分布磨玻璃阴影,符合病毒性肺炎表现。

【诊断依据】 患者为某市常住居民,发病前14天均住该市市区,查胸部CT示双肺散在斑片阴影,痰液新冠病毒核酸检测呈阳性。结合患者病史及实验室、影像学检查,考虑新型冠状病毒肺炎诊断明确。根据第七版诊疗方案的临床分型,低氧血症,普通面罩及鼻导管吸氧难以纠正,需加用HHFNC及肝功能损害,属于危重型。基础疾病根据病史,诊断明确。

【处理方案】

(1) 收住感染病科,收住单间病房,或与其他确诊患者收住同一病房,避免交叉感染。

(2) 对于重型及危重型患者,给予卧床休息,加强支持治疗,监测生命体征;根据病情变化及时调节治疗方案。

(3) 给予阿比多尔及连花清瘟抗病毒治疗,给予免疫球蛋白及胸腺肽增加患者免疫力。

(4) 入院初给予患者常规氧疗,但病情无缓解,2月16日改用HHFNC,随访血气分析,必要时行气管插管加机械通气治疗。

(5) 因患者肺部磨玻璃病变严重,故加用糖皮质激素抗炎,并以药物治疗肝功能损害,预防性抗凝治疗减少肺部微血栓;因C-反应蛋白较高而加用抗生素治疗。

(6) 根据病情需要,随访血常规、生化常规、出凝血功能、血气分析、胸部影像学,以及监测呼吸道病毒核酸、新冠病毒核酸及抗体。

四、经验与体会

根据卫健委第七版诊疗方案,新型冠状病毒肺炎的临床分型一共分为四型,即轻型、普通型、重型和危重型。重型的判断标准包括气促、血氧饱和度低于93%、氧合指数低于300 mmHg,以及胸部影像学在24～48 h内病灶进展超过50%者。危重型为符合以下任意一条者:①出现呼吸衰竭,需要机械通气;②出现休克;③合并其他器官功能衰竭,需ICU监护治疗。重型和危重型的一个预警指标包括:肺内病灶短期进展,或外周血淋巴细胞进行下降,白介素-6和C-反应蛋白等炎症标记物以及血乳酸的进行性升高。本例患者最初考虑为重型,但经初步治疗后病情呈现加重趋势,具体表现:①胸部

CT 病变广泛且好转不明显；②普通面罩吸氧仍无法纠正低氧血症,患者感胸闷气急；③出现肺部以外的器官损害证据,肝功能异常,血栓指标升高明显；④CRP 明显升高,结合患者高龄,修正诊断为危重型。调整治疗方案主要侧重于：①加强呼吸支持,给予 HHFNC 氧疗,随访血气分析,做好病情如果加重就改为气管插管＋机械通气的治疗准备；②加强抗炎治疗,压制炎症风暴,主要采用糖皮质激素(初为甲泼尼龙 40 mg q8h,病情有所缓解后,逐渐减量为泼尼松口服)。调整后的治疗方案对患者起效,病情逐渐改善,表现为低氧血症改善、肺部影像学吸收。

在该病例的治疗过程中,我们注意新型冠状病毒肺炎的几个特点：①病程较长,该病例从出现症状到收入院经历了 19 天,2 月 23 日病情出现轻微缓解,3 月底逐步脱离氧疗,需在医院进行治疗的病程长达 2 月。②危重型的患者病毒核酸检测未必呈阳性,该患者入院后先后接受了 7 次不同标本病毒核酸检测,包括痰、鼻咽拭子、肛拭子、粪便,皆为阴性,但新冠病毒在血液中的抗体出现动态升高,其中 IgG 升高值大于 4 倍,既符合诊断,也符合我们对感染性病变的认识。③氧疗对重型及危重型的新型冠状病毒肺炎患者至关重要。④关口前移,抢在炎症风暴出现之前进行抗炎治疗,尤其是糖皮质激素的应用,可以看到惊喜的效果。⑤危重型患者往往有多脏器损害的表现,该患者出现了肝功能损害,要对可能受损的脏器及时地保护。⑥凝血功能紊乱在危重型患者中较常见,我们通常给予抗凝预防,这与近期预发表的部分病理学文献相符。

综合诊疗经验,我们提出：

(1) 危重型新型冠状病毒肺炎患者疾病进展快,需要密切监测生命体征、指氧,短期内复查胸部 CT,评估病情变化。

(2) 危重型新型冠状病毒肺炎患者往往会出现多脏器损害,需要重视并进行及时筛查和救治。

(3) 危重型新型冠状病毒肺炎患者出现肝功能损害时,要积极分析原因并重视纠正,在后续的治疗中也务必注意对肝功能的保护。

教学病例 10

一、病史简介

患者,男,53 岁,因"发热伴咳嗽 16 天"于 2020 年 2 月 9 日入院。

【流行病学史】 某市常住居民,否认生食牛羊肉、海鲜,否认宠物接触史。

【主诉】 发热伴咳嗽 16 天。

【现病史】 患者于 2020 年 1 月 24 日出现发热,体温最高 38.5 ℃,伴咳嗽、咳痰,痰为白色泡沫样,伴乏力。无明显鼻塞、流涕、咽痛、胸闷、气急、纳差、肌肉酸痛等症状。就近诊所就诊,予头孢菌素(具体不详)抗感染治疗,后体温有所下降,但仍有咳嗽、咳痰。1月 28 日至社区卫生服务中心查胸片示支气管疾患伴感染。自诉行咽拭子新冠病毒核酸检测呈阳性(具体时间不详,报告未见)。为进一步诊治收入病房。发病以来,患者精神、夜眠、胃纳可,二便正常,体重无明显改变。

【既往史】 否认高血压、糖尿病史,否认药物过敏史,否认手术外伤史。

【查体】 T 36.6 ℃,P 104 次/分,R 20 次/分,BP 127/83 mmHg。

神清,精神可,皮肤巩膜无黄染,口唇和指端无紫绀,浅表淋巴结未及明显肿大,心律齐,心肺听诊未执行(因防护服所限),腹平软,无压痛及反跳痛,肝脾肋下未及,双肾区无叩痛,双下肢无水肿。

【实验室检查】

血气分析(不吸氧):pH 值 7.46,氧分压 87 mmHg,二氧化碳分压 44 mmHg,血氧饱和度 97%,碱剩余 6.60 mmol/L。

血常规:白细胞 $3.95×10^9$/L,中性粒细胞百分比 57.6%,淋巴细胞百分比 26.6%,中性粒细胞 $2.28×10^9$/L,淋巴细胞 $1.05×10^9$/L,红细胞 $4.28×10^{12}$/L,血红蛋白131 g/L,血小板 $263×10^9$/L。C-反应蛋白 36.8 mg/L,降钙素原 0.053 ng/ml。

生化常规:丙氨酸氨基转移酶 36 U/L,天冬氨酸氨基转移酶 23 U/L,白蛋白 33.4 g/L,总胆红素 8.10 μmol/L,直接胆红素 2.90 μmol/L,尿素 2.60 mmol/L,肌酐72 μmol/L,尿酸 266 μmol/L。葡萄糖 4.63 mmol/L,钾 4.03 mmol/L,钠 140 mmol/L,氯 103.8 mmol/L。氨基末端脑钠肽前体 81.22 pg/ml。

凝血功能:凝血酶原时间 13.2 s,INR 1.14,活化部分凝血活酶时间 26.9 s,凝血酶时间 17.8 s,纤维蛋白原 6.2 g/L,D-二聚体 1.20 mg/L。

细胞免疫功能:IgG 12.2 g/L,IgM 1.31 g/L,IgA 3.69 g/L,IgE<18.300 IU/ml,补体 C3 1.17 g/L,补体 C4 0.274 g/L。CD3 61.82%,CD4 37.95%,CD8 18.99%,CD4/CD8 2.0,CD19 9.14%,CD16+56 26.66%。新冠状病毒 IgG 抗体 104.71 AU/

ml,新冠状病毒 IgM 抗体 655.24 AU/ml。

【辅助检查】 入院后复查胸部 CT(2020 年 2 月 10 日):双肺见多发斑片、节段性磨玻璃影及实变影,部分伴条索影。考虑为病毒性肺炎。

二、诊疗经过

【初步诊断】 新型冠状病毒肺炎。

【诊治经过】 入院后经新冠病毒核酸、血液学及胸部 CT 等检查,明确新型冠状病毒肺炎诊断。予阿比多尔口服抗病毒治疗 5 天及复方甲氧那明口服止咳等对症治疗。治疗期间随访肝功能出现转氨酶升高,结合患者既往无肝炎、脂肪肝等相关病史,考虑抗病毒药物引起的可能性大,予保肝治疗后好转。治疗后患者未再有发热,咳嗽症状好转,炎症指标下降。后复查胸部 CT 显示两肺病灶明显吸收。但咽拭子、痰等标本新冠病毒核酸检测仍反复阳性(2 月 10 日咽拭子阳性,2 月 17 日咽拭子阴性,2 月 19 日咽拭子阳性,2 月 23 日咽拭子、痰均阳性,2 月 26 日咽拭子阴性、痰阳性,2 月 29 日咽拭子阴性、痰阳性,3 月 3 日咽拭子阴性、痰阳性,3 月 6 日咽拭子、痰均阳性,3 月 9 日咽拭子、痰均阴性,3 月 11 日咽拭子阴性、痰阳性,3 月 13 日咽拭子、痰均阴性,3 月 15 日咽拭子阳性、痰阴性),3 月 18 日、3 月 20 日连续两次咽拭子新冠病毒核酸检测阴性。符合新型冠状病毒肺炎诊疗方案中的出院标准,于 3 月 22 日出院。

【出院诊断】 新型冠状病毒肺炎。

三、病例分析

【病史特点】

(1) 患者男性,53 岁,某市常住居民,因"发热伴咳嗽 16 天"入院。

(2) 既往无特殊病史,否认生食牛羊肉、海鲜,否认宠物接触史,否认高血压、糖尿病史。

(3) 实验室检查:C-反应蛋白增高、白蛋白降低、纤维蛋白原增高、D-二聚体增高,咽拭子新冠病毒核酸检测阳性,血清新冠病毒抗体阳性。

(4) 影像学检查:胸部 CT 示双肺多发斑片、磨玻璃、实变影及部分条索影,考虑为病毒性肺炎(图 10-1)。

【诊断依据】 患者为某市常住居民,发病前 14 天均住于该市区,以咳嗽、发热起病,查胸部 CT 示双肺多发斑片、磨玻璃、实变影,咽拭子新冠病毒核酸检测呈阳性,血清新冠病毒特异性抗体 IgM 和 IgG 呈阳性。结合患者病史及实验室、影像学检查,根据新型冠状病毒肺炎诊疗方案中的确诊病例诊断标准,考虑新型冠状病毒肺炎诊断明确。

【处理方案】

(1) 加强营养支持,保证充分热量。

(2) 密切监测生命体征,如呼吸频率、血氧饱和度等。

(3) 抗病毒治疗:阿比多尔 200 mg tid 口服 5 天。

(4) 止咳等对症治疗:复方甲氧那明 2 片 tid 口服。

(5) 随访相关的实验室检查,如血常规、C-反应蛋白、肝肾功能、D-二聚体等,监测

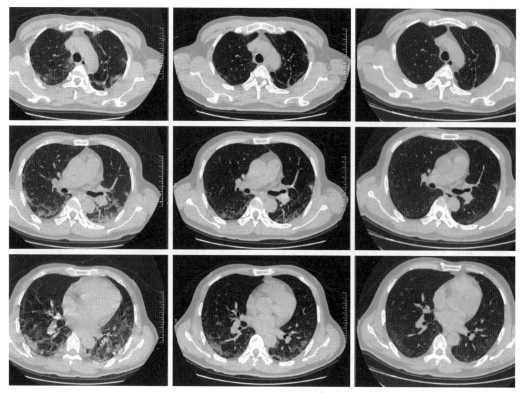

图 10-1　不同时间点患者胸部 CT 的改变

抗病毒治疗的不良反应,警惕继发细菌感染、肺栓塞等疾病。

（6）随访咽拭子新冠病毒核酸检测及胸部影像学检查。

四、经验与体会

本例患者为 1 例典型的症状及影像学改善,但核酸检测持续呈阳性的新型冠状病毒肺炎病例。在病程中患者症状主要表现为发热,呼吸道的咳嗽、咳痰症状不是很重,且入院后患者未再有发热。即使患者 CT 影像提示双肺多叶段出现病变,但始终无胸闷、气急等症状,且血气及血氧饱和度监测亦从未显示出缺氧。因此,在治疗上主要以抗病毒以及止咳等对症治疗为主,并未加用激素治疗。患者的胸部 CT 影像在 10 天左右显示病灶已有吸收,在 1 个月左右已吸收得非常良好了。可见从症状及影像学来看,患者的治疗疗效还是较理想的。

根据《新型冠状病毒肺炎诊疗方案(试行第七版)》的出院标准,该患者符合“体温恢复正常 3 天以上”“呼吸道症状明显好转”“肺部影像学显示急性渗出性病变明显改善”这3 条标准;但是第 4 条“连续两次痰、鼻咽拭子等呼吸道标本核酸检测阴性(采样时间至少间隔 24 h)”的标准始终无法满足。不同的呼吸道标本核酸检测的阳性率是不同的。一项纳入了 213 例患者的研究显示,在发病后的一周内痰液标本的阳性率最高,重症和轻症病例痰液阳性率分别为 88.9％和 82.2％,鼻咽拭子阳性率分别为 73.3％和

72.1%。在发病的第二周痰液阳性率仍然很高,重症和轻症病例痰液阳性率分别为83.3%和74.4%,鼻咽拭子阳性率分别为72.3%和53.6%。而在发病2周后,重症和轻症病例痰液阳性率分别为61.1%和42.9%,鼻咽拭子阳性率分别为50.0%和54.5%。因此该患者在住院2周以后同时接受了痰液及鼻咽拭子核酸检测,以期提高核酸检测阳性率。从结果来看,如果单纯进行鼻咽拭子核酸检测,该患者在2月29日已达到出院标准,但实际上其体内的病毒仍未完全清除,痰液核酸检测仍为阳性,具有一定的传染性,并不适合出院。考虑到新冠病毒的高传染性,每个患者出院前必须接受仔细评估,严格把握出院指征。而对多种标本进行核酸检测可以提高阳性的检出率,能更好地帮助判断患者的病情。

该患者入院后进行病毒核酸检测显示病毒脱落持续时间为38天。因为患者在外院曾被检测到阳性,只是具体时间不详,因此该患者病毒脱落持续时间肯定长于38天。从出现症状开始到核酸检测为阴性的时间更是长达53天。虽然患者的症状和影像学结果较快获得了明显改善,但是病毒清除的时间非常长。有数据显示,137例存活的患者中病毒脱落的中位持续时间为20天,其中重症患者19天,危重症患者24天,最长者达37天。另一篇文献报告了16例轻症患者病毒脱落的平均持续时间为5.5天,最长为8天。新加坡某文献报告的18例患者中,从开始出现症状到核酸检测为阴性的时间最长为24天。目前尚不清楚是否在一些特殊人群中(如老年人或有免疫缺陷的患者,或正在接受免疫抑制疗法的患者)病毒清除会有延迟,核酸检测呈阳性的时间是否会延长。

因为该患者入院后血常规始终未提示存在淋巴细胞降低,因此我们未给予胸腺肽等药物提高免疫力的治疗。目前尚不清楚对于这部分病毒清除缓慢但又不存在免疫力低下的患者加用提高免疫力的药物是否能加快病毒的清除。另外,中药的治疗是否能加快病毒的清除也有待更多的研究报道。该患者在口服抗病毒治疗的过程中出现肝功能损害的情况,因此我们亦未给予其中药治疗。希望在不久的将来,有更多的文章能回答这些目前尚不清楚的问题。

综合诊疗经验,我们提出:

(1)新型冠状病毒肺炎患者即使在临床表现、影像学上表现好转,病毒核酸检测仍能持续呈现阳性。

(2)对多种标本进行新冠病毒核酸检测可以更好地帮助判断患者病毒清除的情况。

(3)新冠病毒清除的时间因人而异,即使是年轻患者、轻症患者或无免疫缺陷患者,病毒清除时间也可以很长。

教学病例 11

一、病史简介

患者,女,83岁,因"胸闷、气促进行性加重4天"于2020年2月6日入院。

【流行病学史】 常住于某市,有确诊为新型冠状病毒肺炎患者的接触史,有家庭聚集性发病情况。否认禽类、野生动物接触史。

【主诉】 胸闷、气促进行性加重4天。

【现病史】 患者于2020年2月2日左右开始出现胸闷、气促并进行性加重,无咳嗽、咳痰、发热、腹泻、腹痛、呕吐等症状,就诊于外院,胸部CT检查提示"肺部感染"(无影像学资料),咽拭子新冠病毒核酸检测呈阳性。收入我院进一步治疗。病程中,患者胃纳差,精神、睡眠、体力均下降,体重无明显变化,无二便异常,无昏迷及肢体抽搐。

【既往史】 有高血压病史,具体服药不详;有长期心慌、胸闷现象;否认糖尿病、冠心病、脑血管病史及慢性呼吸系统疾病史;否认药物过敏史;有鼻息肉手术史。否认结核病史。否认吸烟史、饮酒史。已婚已育子女6人,否认家族遗传病史。

【查体】 T 37.5 ℃, P 85次/分, R 32次/分, BP 150/100 mmHg,血氧饱和度80%(不吸氧)。神志尚清,无法对答,烦躁不安,双侧瞳孔等大等圆,光反射灵敏,口角无歪斜,伸舌居中,未行心肺听诊(因防护服所限),腹部软,无压痛及反跳痛,肝脾未触及。神经系统查体未见异常。下肢未见水肿。

【实验室检查】

新冠病毒核酸检测(鼻咽拭子):2019nCoV核壳蛋白基因呈阳性,2019nCoV开放阅读编码框 $1ab$ 呈阳性。

血气分析(吸空气状态):pH值7.51,氧分压43.00 mmHg,二氧化碳分压30.00 mmHg,血氧饱和度84.00%。

血常规:血红蛋白141 g/L,血小板 $251×10^9/L$,白细胞 $5.23×10^9/L$,中性粒细胞 $4.36×10^9/L$,淋巴细胞 $0.68×10^9/L$,单核细胞 $0.17×10^9/L$。

细胞免疫功能:CD3计数212个/μL, CD4计数184个/μL, CD8计数27个/μL。

生化常规:丙氨酸氨基转移酶36 U/L,天冬氨酸氨基转移酶39 U/L,白蛋白37.2 g/L,球蛋白23.5 g/L,总胆红素25.8 $\mu mol/L$,直接胆红素9.6 $\mu mol/L$,尿素8.4 mmol/L,肌酐63 $\mu mol/L$,尿酸343 $\mu mol/L$,葡萄糖8.02 mmol/L,钾3.51 mmol/L,钠142 mmol/L,氯104 mmol/L,乳酸脱氢酶682.00 U/L,C-反应蛋白196.5 mg/L,降钙素原0.789 ng/ml。

凝血功能:纤维蛋白原2.81 g/L, D-二聚体1.23 mg/L,凝血酶原时间、活化部分凝血活酶时间正常;超敏肌钙蛋白Ⅰ 0.028 ng/ml,肌红蛋白 108.01 μg/L,氨基末端脑钠肽前体 445.20 pg/ml。

【辅助检查】 床旁胸片(2020 年 2 月 7 日):双肺渗出伴胸腔积液可能(图 11-1)。

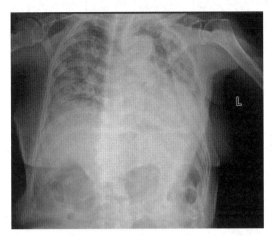

图 11-1 病例 11 患者 2020 年 2 月 7 日入院时床旁胸片

二、诊疗经过

【初步诊断】 新型冠状病毒肺炎(重型)、Ⅰ型呼吸衰竭、高血压

【诊治经过】 根据患者入院后检查结果,确诊为新型冠状病毒肺炎(重型),入院后予 HFNC(FiO$_2$ 70%,流量 60 L/min),可维持血氧饱和度在 95%左右;并予阿比多尔 0.2 g tid po,甲泼尼龙 40 mg qd ivgtt,美罗培南 1g q8h,莫西沙星 0.4 g qd,丙种球蛋白 10 g qd ivgtt,胸腺法新 1.6 mg biw,低分子肝素预防性抗凝及营养支持等治疗。患者精神状态逐渐好转,可简单对答,无发热,有少许咳嗽,随访血 C-反应蛋白(CRP)、降钙素原(PCT)均明显降低,于 2 月 10 日(入院后第 4 天)抗生素降级为头孢他啶 2 g bid,并逐渐降低糖皮质激素用量为 20 mg qd,并于 2 月 19 日停用。患者于 2 月 20 日(入院后第 14 天)出现气促加重,心率增快至 120～130 次/分,血氧饱和度降低至 88%～92%,行床旁超声见右上肺条码征,并可见肺点,床旁胸片(图 11-2a)见右上肺少量气胸(20%左右)。复查血气分析:FiO$_2$ 80%,氧流量 50 L/min,pH 值 7.42,氧分压 58.00 mmHg,二氧化碳分压 33.00 mmHg,碱剩余 0.10 mmol/L。复查血液指标见中性粒细胞、CRP、PCT 均再次升高:白细胞 7.84×10^9/L,中性粒细胞 6.8×10^9/L,淋巴细胞 0.66×10^9/L,C-反应蛋白 106.6 mg/L,降钙素原 0.601 ng/ml。考虑患者气胸,肺压缩量较少,予增加吸氧浓度等对症支持治疗;同时考虑患者感染指标反复,予完善痰、尿、血等病原学检测的同时再次给予经验性碳青霉烯类抗生素抗感染治疗,并加强营养支持。后患者气促情况逐渐好转,血氧饱和度可维持在 95%以上,病原学检查未见有意义结果。2 月 28 日(入院后第 22 天)再次复查血气分析:FiO$_2$ 70%,氧流量 40～50 L/min,pH 值 7.43,氧分压 139.00 mmHg,二氧化碳分压 51.00 mmHg,碱剩余 8 mmol/L;随访血 CRP、PCT 均显著好转,床旁胸片(图 11-2b)见气胸较前吸收好转,继续予肠内营养支持,增

强免疫等治疗,后连续多次随访咽拭子、痰核酸检测均为阴性,无发热、呼吸道症状,精神状态、食欲均明显好转。为进一步明确气胸原因,3月8日(入院后第31天)为评估病情允许予完善胸部CT,见双肺弥漫性炎症改变,同时见双肺外周近胸膜下多发肺大疱(图11-3,箭头所示)。由于患者两肺炎症吸收不理想,予继续住院治疗随访。3月18日复查血气分析:鼻导管吸氧,氧流量2 L/min,pH值7.41,氧分压93 mmHg,二氧化碳分压49.00 mmHg,碱剩余5.5 mmol/L。拟近期复查胸部CT评估出院事宜。患者住院期间重要实验室检查指标包括氧合指数,白细胞、淋巴细胞计数,CD4$^+$T细胞计数,CRP、PCT动态变化见图11-4。

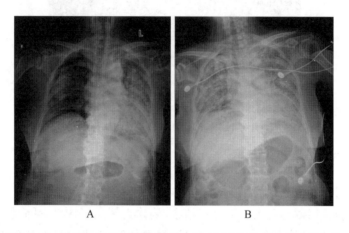

图11-2　患者2月20日(A)和2月28日(B)胸片见右侧少量气胸

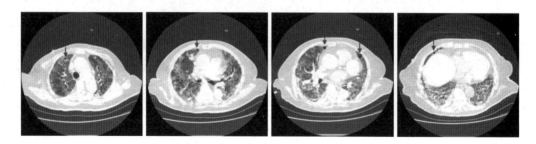

图11-3　患者3月8日胸部CT

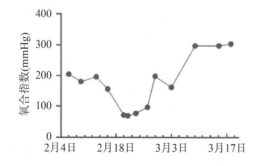
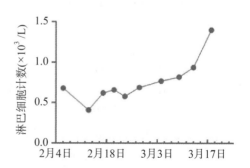

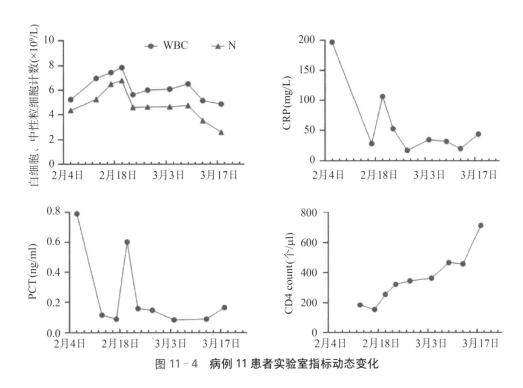

图 11 - 4　病例 11 患者实验室指标动态变化

【出院诊断】　新型冠状病毒肺炎(重型)、Ⅰ型呼吸衰竭、高血压病、细菌性感染、右侧气胸、肺大疱。

三、病例分析

【病史特点】

(1) 患者,女性,83 岁,因"胸闷、气促进行性加重 4 天"入院。

(2) 既往有高血压病史,否认慢性呼吸系统疾病史,否认结核病史,否认吸烟史。

(3) 某市常住居民,有家庭聚集性发病情况。

(4) 实验室及辅助检查提示呼吸衰竭、淋巴细胞降低、CRP、PCT 等炎症指标升高,咽拭子新冠病毒核酸检测阳性,床旁胸片提示双肺渗出。

(5) 治疗过程中出现胸闷气促加重,床旁胸片见右侧少量气胸,随访胸部 CT 见双肺胸膜下肺大疱。

【诊断依据】　该患者存在明确的新型冠状病毒肺炎疫源地生活史,有聚集性发病情况,临床表现为胸闷气促,胸部影像学提示双肺炎症表现,鼻咽拭子核酸检测呈阳性,血气分析提示Ⅰ型呼衰,氧合指数 204.76,考虑新型冠状病毒肺炎(重型)、Ⅰ型呼吸衰竭诊断明确。患者既往有高血压病史,该项诊断明确。住院过程中,患者出现中性粒细胞、CRP、PCT 升高,碳青霉烯类抗生素治疗有效,考虑合并细菌性感染可能。期间同时出现胸闷、气促症状加重,影像学提示右侧气胸,后复查 CT 见两肺胸膜下肺大疱,考虑气胸、肺大疱诊断明确。

【处理方案】

(1) 呼吸支持:患者入院时血气分析提示Ⅰ型呼吸衰竭,氧合指数为 204.76,无明显二氧化碳潴留,高龄患者配合度较差,因此选择 HFNC 作为初始呼吸支持措施。HFNC 可提供 31～37 ℃、不同流量(最大至 60 L/min)、不同氧浓度(FiO_2 最高至 100%)的呼吸支持,同时具有气道湿化和气道正压治疗的作用,且较无创通气更易于操作、患者舒适度更高。该患者通过 HFNC 治疗可维持较为理想的氧合和通气。治疗过程中,患者出现右侧少量气胸,予提高吸氧浓度、适当降低流量以减少呼吸末正压,促进气胸的吸收好转。

(2) 抗病毒治疗:根据药物的可及性,选择阿比多尔口服治疗。

(3) 抗细菌治疗:患者入院时及住院过程中均存在 CRP 和 PCT 明显升高,考虑合并有细菌感染的可能,根据患者病情、年龄状态、合并症以及后续院内获得性的可能,选取碳青霉烯类作为初始抗细菌治疗药物。

(4) 糖皮质激素:该患者为重型新型冠状病毒肺炎患者,炎症指标明显升高,双肺渗出明显,予中低剂量甲泼尼龙治疗并逐渐减量、停药。

(5) 抗凝:该患者为老年女性,长期卧床,本次出现急性肺部感染,并接受激素治疗,D-二聚体升高,无相关禁忌证,考虑存在深静脉血栓风险(Padua 评分为 7 分),予低分子肝素预防深静脉血栓形成。

(6) 营养支持:以肠内营养支持为主。

(7) 免疫调节:予静脉丙种球蛋白、胸腺肽等治疗。

四、经验与体会

该患者为一例确诊新型冠状病毒肺炎的高龄患者。高龄和基础合并症是重症新型冠状病毒肺炎的重要危险因素。我国流行病学调查显示,危重型新型冠状病毒肺炎患者死亡率为 49%,显著高于轻症患者。且老年患者通常起病隐匿,不具有典型肺炎的症状表现,如发热、咳嗽、咳痰等,通常在出现严重的呼吸衰竭,临床多表现为乏力、气促、纳差时才得以就诊。因而对于疫源地区或有流行病学接触史的老年患者需保持高度警惕,对于已确诊的合并基础疾病的老年新型冠状病毒肺炎患者,应密切监测症状、尤其是血氧饱和度的变化情况,以尽早发现重症倾向并及时采取措施。

重型、危重型新型冠状病毒肺炎患者的呼吸支持包括氧疗(鼻导管、面罩、HFNC)、无创通气支持、有创通气支持、体外膜肺等多种方式。自 2014 年起,HFNC 在我国得到快速普及应用,临床疗效已得到多项大样本前瞻性研究证实。HFNC 可作为轻中度低氧血症(100 mmHg≤氧合指数＜300 mmHg)、轻度呼吸窘迫(呼吸频率＞24 次/分)、无紧急气管插管指征、生命体征稳定的Ⅰ型呼吸衰竭患者的呼吸支持措施,对于轻度(氧合指数为 200～300 mmHg)急性呼吸窘迫综合征(ARDS)患者可作为一线治疗手段。应用 HFNC 需注意密切评估患者的氧合情况,如症状、氧合无改善,则需转换为无创或有创通气支持。同时需注意,由于其对通气功能改善的限制性,对于严重的二氧化碳潴留的Ⅱ型呼吸衰竭患者,不建议将 HFNC 作为常规一线治疗手段。

新型冠状病毒肺炎相关报道提示,并发气胸、纵隔气肿的情况较为少见。一项危重型病例回顾研究显示,气胸的发生概率为 2%,这可能与新冠病毒导致的弥漫性肺泡损伤有关,当患者出现剧烈咳嗽等增加肺泡内压力的动作时,容易诱发气胸或纵隔气肿。另外,曾有个案报道幼儿和青少年曾在 HFNC 治疗过程中出现气胸、纵隔气肿,但亦相对罕见。该患者在治疗过程中出现右侧气胸,根据后续 CT 随访提示双侧胸膜下肺大疱,考虑可能与基础肺大疱、新型冠状病毒肺炎相关的肺泡损伤有关,属于单侧闭合性气胸,且右肺压缩体积较小,故在治疗新型冠状病毒肺炎的基础上,采取保守治疗策略。考虑到 HFNC 的正压效应,予适当降低流量支持,并加强营养支持,促进气胸愈合。因此,在治疗过程中出现病情恶化时,需考虑相关潜在并发症的可能性,对于气胸来说,除影像学随访外,有经验的医师可通过床旁超声获得无创、快速的诊断依据。

目前,尚无确切有效的新型冠状病毒肺炎治疗药物,抗病毒药物洛匹那韦和利托那韦临床试验结果显示并不能使重型患者临床获益,瑞德西韦相关研究结果有待后续公布。糖皮质激素的使用尚存争议,中低剂量的糖皮质激素的个体化应用或许可通过抑制重型、危重型患者过度的炎症反应以减轻肺损伤,但仍有赖进一步研究确证。此外,恢复期血浆疗法、托珠单抗等或可作为治疗选择并深入探索。

综合诊疗经验,我们提出:

(1)高龄、具有基础合并症是新型冠状病毒肺炎患者不良预后的重要风险因素,对此类患者需保持高度警惕,密切随访病情,尤其是血氧饱和度的变化。

(2)对于重症患者应根据实际情况选择合适的呼吸支持策略,HFNC 可作为生命体征稳定的轻中度低氧血症、呼吸窘迫综合征、无明显二氧化碳潴留和紧急插管指征患者的初始氧疗措施。

(3)新型冠状病毒肺炎的治疗目前以支持治疗为主,过程中需警惕并积极处理相关并发症,必要时进行积极的影像学随访。

(4)新型冠状病毒肺炎并发气胸较为罕见,除遵循气胸的治疗原则外,需考虑寻找其他可能的原因并进行个体化干预。

教学病例 12

一、病史简介

患者,男,62岁,因"发热、咳嗽、腹泻20天"入院。

【流行病学史】 某市常住居民,否认生食牛羊肉、海鲜。

【主诉】 发热、咳嗽、腹泻20天。

【现病史】 患者2020年1月23日出现全身肌肉酸痛、发热、乏力,伴咳嗽、胸闷、气急、纳差、腹泻,最高体温39℃,至当地社区医院就诊,胸部CT示"双肺病变,符合病毒性肺炎",咽拭子新冠病毒核酸检测为阳性,诊断为新型冠状病毒肺炎,外院予利巴韦林、连花清瘟颗粒、阿奇霉素等药物治疗,并嘱患者居家隔离,居家期间发热、咳嗽、气急、乏力、纳差等症状逐渐减轻,但仍有腹泻,2月10日收入院。自起病以来,患者神志清,精神欠佳,纳差,夜眠可,体重减轻约2.5 kg。

【既往史】 20年前曾患肺结核,规范治疗后治愈;患高血压病10年拉西地平控制;患慢性糜烂性胃炎8年;吸烟半包/天,约30年;喝酒3～4两/天,约20年。

【查体】 T 36.8℃,P 96次/分,R 19次/分,BP 149/76 mmHg。

神清,精神可,皮肤巩膜无黄染,浅表淋巴结未及明显肿大,未行心肺听诊(因防护服所限)。腹平软,无压痛及反跳痛,肝脾肋下未及,双肾区无叩痛,双下肢无水肿。

【实验室检查】

血常规:白细胞4.24×10^9个/L、中性粒细胞百分比51.60%、淋巴细胞百分比32.80%、单核细胞百分比13.40%、嗜酸性粒细胞百分比1.70%、嗜碱性粒细胞百分比0.50%、中性粒细胞2.19×10^9/L、淋巴细胞1.39×10^9/L、单核细胞0.57×10^9/L、嗜酸性粒细胞0.07×10^9/L、嗜碱性粒细胞0.02×10^9/L、红细胞4.11×10^{12}/L、血红蛋白143 g/L、血小板309×10^9/L。

C-反应蛋白6.2 mg/L。

降钙素原0.133 ng/ml。

肝功能:丙氨酸氨基转移酶49 U/L、天冬氨酸氨基转移酶49 U/L、谷氨酰转肽酶85 U/L、总蛋白60.30 g/L、白蛋白36.90 g/L、球蛋白23.40 g/L、白/球比1.58、总胆红素17.90 μmol/L、直接胆红素9.10 μmol/L。

肾功能:尿素4.30 mmol/L、肌酐66.00 μmol/L、尿酸298.00 μmol/L。

电解质:钾3.82 mmol/L、钠140.00 mmol/L、氯107.60 mmol/L、钙2.17 mmol/L、镁0.90 mmol/L、磷1.19 mmol/L。

葡萄糖4.31 mmol/L。

凝血功能:凝血酶原时间 11.8 s、INR 1.01、活化部分凝血活酶时间 23.9 s、纤维蛋白原 4.09 g/L、D-二聚体 0.54 mg/L、纤维蛋白(原)降解产物 2.28 mg/L、抗凝血酶Ⅲ活性 82.5%。

肌酶:肌酸激酶 59.00 U/L、乳酸脱氢酶 269.00 U/L。

心肌酶:肌酸激酶同工酶 MB 1.23 ng/ml、肌红蛋白 53.15 μg/L、超敏肌钙蛋白 I < 0.006 ng/ml。

B 型钠尿肽前体(PRO-BNP) 55.02 pg/ml。

体液免疫功能:IgG 11 g/L、IgM 1.36 g/L、IgA 2.77 g/L、IgE 40.8 IU/ml、补体 C3 1.140 g/L、补体 C4 0.123 g/L。

细胞免疫功能:CD3 65.71%、CD3 计数 925 个/μl、CD4 55.01%、CD4 计数 776 个/μl、CD8 8.84%、CD8 计数 125 个/μl、CD4/CD8 6.22、CD19 13.64%、CD19 计数 192 个/μl、CD16+56 17.91%、CD16+56 计数 252 个/μl。

粪便常规:色黄、质软、白细胞未见、红细胞未见、脂肪球未见、真菌未见。

新冠病毒核酸检测(鼻咽拭子):2019nCoV 核壳蛋白基因呈阳性、2019nCoV 开放阅读编码框 *1ab* 呈阳性。

【辅助检查】

胸部 CT(2 月 13 日):两肺见多发斑片、节段性磨玻璃影,可见条索影,考虑为病毒性肺炎;两肺纹理紊乱,可见多发囊状透亮区,考虑为支气管疾患、肺气肿、多发肺大疱(图 12-1A)。

胸部 CT(2 月 23 日):病毒性肺炎,较前减少;考虑支气管疾患、肺气肿、多发肺气肿、多发肺大疱(图 12-1B)。

二、诊疗过程

【初步诊断】 新型冠状病毒肺炎、高血压病、肺气肿。

【诊治过程】 患者入院后,经咽拭子新冠病毒核酸检测为阳性,CT 提示双肺多发

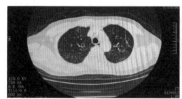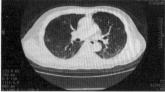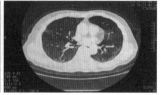

A. 2 月 13 日胸部 CT

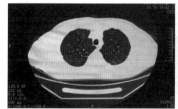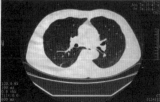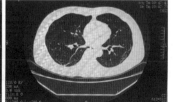

B. 2 月 23 日胸部 CT

图 12-1 病例 12 不同时间患者胸部 CT

斑片状、磨玻璃样影,确诊为新型冠状病毒肺炎,予阿比多尔抗病毒、拜复乐抗菌及连花清瘟胶囊中药治疗后,症状明显好转,3月1日复查胸部CT示病灶较前减少。不过患者之后多次复查新冠病毒核酸,始终未见转阴,继续住院隔离治疗。

【出院诊断】 新型冠状病毒肺炎、高血压、肺气肿。

三、病例分析

【病史特点】

(1)患者,男,62岁,某市居民,因"发热、咳嗽、腹泻20天"入院。

(2)患者出现发热、咳嗽、腹泻,先后在外院行胸部CT示"双肺病变,符合病毒性肺炎",咽拭子新冠病毒核酸检测示阳性。

(3)既往史:20年前曾患肺结核,规范治疗后治愈;患高血压病10年拉西地平控制;患慢性糜烂性胃炎8年;吸烟半包/天,约30年;喝酒3~4两/天,约20年。

(4)查体:T 36.8 ℃, P 96次/分, R 19次/分, BP 149/76 mmHg。

(5)实验室检查:降钙素原升高,乳酸脱氢酶升高,$CD8^+$ T细胞计数降低,咽拭子新冠病毒核酸检测示阳性。

(6)辅助检查:胸部CT示两肺见多发斑片、节段性磨玻璃影,可见条索影,考虑病毒性肺炎;两肺纹理紊乱,可见多发囊状透亮区,考虑支气管疾患,肺气肿,多发肺大疱病变,符合病毒性肺炎。

【诊断依据】 患者为某市常住居民,发病前14天均住于该市区,查胸部CT示双肺散在斑片状、磨玻璃样阴影,咽拭子新冠病毒核酸检测阳性。结合患者病史及实验室、影像学检查,考虑新型冠状病毒肺炎诊断明确。

【处理方案】

(1)抗病毒治疗:患者新冠病毒核酸阳性,胸部CT示病毒性肺炎表现。

(2)中药连花清瘟治疗。

(3)苯磺酸氨氯地平片降压:患者长期高血压。

(4)复方甲氧那明止咳:新冠病毒对呼吸道损伤引起的症状需对症处理。

四、经验与体会

这是一例典型的新型冠状病毒肺炎病例,患者在病程中出现肌肉酸痛、发热、咳嗽、胸闷、气急、乏力、纳差、腹泻等呼吸道和消化道症状。发病初期因当时该市新型冠状病毒肺炎病人数量多、床位紧张,故而只能居家隔离治疗。反复追问病史,患者居家治疗期间气急、乏力、纳差、腹泻等症状较为明显,但由于没有专业人士和医疗设备,该阶段的生命体征、检查资料都没有监测,故而我们无法通过客观详尽的实验室检查来分析患者初期的病情,而患者收住病房时症状已经明显缓解,生命体征平稳,经过进一步积极的抗病毒以及对症支持治疗,呼吸系统、消化系统症状迅速改善。

鉴于该患者存在长期吸烟、曾经感染肺结核的既往史,虽然之前没有明确的反复咳嗽、咳痰、气急病史,但是入院后胸部CT检查除了发现典型的病毒性肺炎的影像表现外,还发现存在明显的肺气肿、肺大疱,因此该患者患有早期慢性阻塞性肺疾病(COPD)的可能性非常大,可惜的是之前没有机会进行肺功能的筛查,而这次入院后,由于新冠病毒存在着较强的传染性,因此也没有条件完善肺功能检查。

该患者入院诊治过程中最显著的特点是虽然症状、实验室检查、影像明显改善,但病毒核酸检测持续阳性。入院后第一次实验室检查发现降钙素原升高、乳酸脱氢酶升高,$CD8^+$ T 细胞减少;经过规范治疗后,降钙素原和乳酸脱氢酶 5 天后复查均降到正常范围,仅有 $CD8^+$ T 细胞在历时 40 天的住院时间内多次复查始终低于正常值,而患者的鼻咽拭子病毒检测、痰病毒检测和粪病毒检测持续阳性,这使我们不得不考虑这两者之间的关系。

鉴于此患者诊治中的特别之处,我们尝试探讨以下因素与新冠病毒之间的关系:慢性气道疾病对新冠病毒的影响;$CD8^+$ T 细胞在新冠病毒清除中的作用。

新型冠状病毒肺炎是一种可导致呼吸衰竭和死亡的急性呼吸系统疾病,与以前流行的冠状病毒疾病,如严重急性呼吸系统综合征(SARS)和中东呼吸综合征(Middle East respiratory syndrome,MERS),有相似的临床特征和预后。有人可能会认为慢性呼吸系统疾病,特别是 COPD 和哮喘患者,感染新型冠状病毒肺炎的风险增加且临床症状会更严重。然而,与全球疾病负担估计的一般人群中这些疾病的流行率相比,这两种疾病在新型冠状病毒肺炎患者报告的合并症中的发病率偏低;在 SARS 中也是类似的模式。相比之下,新型冠状病毒肺炎或 SARS 患者的糖尿病患病率达到或高于预期的全国患病率。

在诊断为新型冠状病毒肺炎的患者中,哮喘和 COPD 患病率较低可能是由多个因素造成的。首先,与糖尿病的诊断相比,新型冠状病毒肺炎患者对慢性呼吸系统疾病的诊断不足或认识不足,特别是在中国。其次,慢性呼吸系统疾病可能通过慢性疾病本身引起的不同免疫反应起到了预防新型冠状病毒肺炎的效果。最后,慢性呼吸系统疾病患者使用的药物可以降低感染的风险或减轻感染的症状,从而减少就诊机会。在体外模型中,单独吸入皮质类固醇或与支气管扩张剂联合吸入已被证明可抑制冠状病毒复制和细胞因子产生。

病毒的清除和感染的恢复需要一个复杂的、多方面的反应,由常驻呼吸道细胞和先天免疫细胞发起,并最终由适应性免疫细胞解决。适应性免疫应答通过阻止病毒复制来阻止新病毒颗粒的产生和消除感染性病毒颗粒来完成病毒清除。

一项研究将 SARS - CoV 激活的 T 细胞过继转移到 SCID 小鼠体内,结果发现小鼠存活率提高、肺部病毒滴度降低。对缺乏 T 细胞亚群的小牛进行的研究表明,尽管 $CD4^+$ 或 γ/δ^+ T 细胞的缺乏对呼吸道合胞病毒(respiratory syncytial virus,RSV)感染几乎没有影响,但 $CD8^+$ T 细胞的缺乏可导致鼻咽和肺的清除延迟。

因此,通过细胞介导的免疫消除被病毒感染的细胞对控制病毒感染至关重要,$CD8^+$ T 细胞在呼吸道病毒感染过程中的主要功能是通过多种机制消除被病毒感染的细胞。

当 $CD8^+$ T 细胞识别其抗原并被激活时,它有 3 种主要的机制来杀死被感染的细胞:首先是细胞因子的分泌,主要是具有抗病毒作用的肿瘤坏死因子- α 和干扰素- γ。其次是细胞毒颗粒的产生和释放。这些颗粒包含两个蛋白质家族——穿孔素和颗粒酶。穿孔素在靶细胞膜上形成一个孔,类似于补体的膜攻击复合物。这个孔允许颗粒酶进入受感染细胞。颗粒酶是一种丝氨酸蛋白酶,能分解细胞内的蛋白质,阻止病毒蛋白的产生,最终导致靶细胞的凋亡。最后是 Fas/FasL 途径。活化的 CD8$^+$ T 细胞在细胞表面表达 FasL, FasL 与靶细胞表面的 Fas 受体结合。这种结合导致靶细胞表面的 Fas 分子三聚化,从而聚集信号分子。这些信号分子导致 Caspase 级联的激活,也导致靶细胞的凋亡。

综合诊疗经验,我们提出:

(1) 合并肺部基础疾病是新型冠状病毒肺炎预后不良的重要风险因素。本患者既往曾感染肺结核,有长期吸烟史,入院时胸部 CT 同时发现肺气肿、肺大疱,应保持高度警惕,密切观察患者病情变化。

(2) 新型冠状病毒肺炎患者的治疗目前以支持治疗为主,过程中需警惕并积极处理相关并发症,并进行个性化处理。

教学病例 13

一、病史简介

患者,女,56 岁,因"发热伴咳嗽 2 周"于 2020 年 2 月 6 日入院。

【流行病学史】 某市常住居民,否认禽类、野生动物接触史。

【主诉】 发热伴咳嗽 2 周。

【现病史】 患者于 2020 年 1 月 24 日无明显诱因地出现发热、咳嗽,未予重视,1 月 28 日发热及咳嗽症状加重,体温最高 38.5 ℃,伴乏力、肌肉酸痛、纳差,无咳痰、咯血、胸痛、腹痛、腹泻、恶心、呕吐、尿频、尿急、尿痛等症状,于医院就诊,行血常规检查未见明显异常,胸部 CT 提示"双肺磨玻璃样渗出",予静脉抗感染治疗(具体不详)8 天,效果不佳。患者 2 月 1 日于外院行咽拭子新冠病毒核酸检测,2 天后结果回报为阳性,为行进一步诊治收入院。

【既往史】 否认高血压、糖尿病等慢性病史,否认乙肝、结核等传染病史,否认外伤史,否认输血史,否认过敏史。

【查体】 T 36.5 ℃,P 72 次/分,B 16 次/分,BP 132/82 mmHg,血氧饱和度 95%(吸氧 2 L/min)。神清,精神萎,全身皮肤巩膜无黄染,浅表淋巴结未及肿大,未行心肺听诊(因防护服限制),腹软,无压痛、反跳痛,肝脾肋下未及,移动性浊音阴性,双肾区无叩痛,双下肢无水肿。

【实验室检查】

血常规:白细胞 7.14×10^9/L,中性粒细胞百分比 84.3%,淋巴细胞百分比 11.2%;C-反应蛋白 176.9 mg/L。

生化常规:丙氨酸氨基转移酶 142 IU/L,天冬氨酸氨基转移酶 87 IU/L,白蛋白 31.8 g/L,钾 3.01 mmol/L,钠 134 mmol/L,氯 95.2 mmol/L,乳酸脱氢酶 384 IU/L。

凝血功能:凝血酶原时间 12 s,活化部分凝血活酶时间 30.2 s,D-二聚体 2.09 mg/L,纤维蛋白原 6.03 g/L,纤维蛋白降解产物 10.1 mg/L。

血气分析(吸氧 2 L/min):pH 值 7.44,氧分压 70 mmHg,二氧化碳分压 42 mmHg,碱剩余 3.9 mmol/L,氧血饱和度 94%,氧合指数 210 mmHg。

二、诊疗经过

【初步诊断】 新型冠状病毒肺炎。

【诊治经过】 患者入院后完善相关检查,根据患者症状及实验室检查结果、胸部 CT 检查结果,明确诊断为新型冠状病毒肺炎(重型)。患者肝功能异常、低蛋白血症、电解质乱诊断明确,积极给予氧疗、阿比多尔抗病毒、糖皮质激素抗炎、多烯磷脂酰胆碱保肝、补充白蛋白、补钾纠正电解质紊乱等治疗。入院后积极随访呼吸道标本新冠病毒核酸检测及胸部CT(图13-1),CT显示磨玻璃样渗出吸收好转,患者体温恢复,食欲好转,随访肝功能指标下降至正常范围,白蛋白及电解质恢复至正常水平。

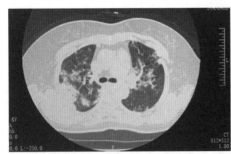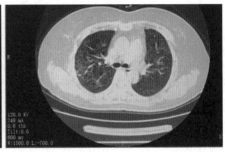

A. 治疗前   B. 治疗后

图13-1 病例13患者治疗前后胸部CT对比

【出院诊断】 新型冠状病毒肺炎(重型)、肝功能异常、低蛋白血症、电解质紊乱(低钾血症)。

三、病例分析

【病史特点】

(1) 患者,女,56岁,某市本地居民,因"发热伴咳嗽2周"入院。

(2) 患者2周前出现发热伴咳嗽,渐加重,伴肌肉酸痛、纳差,胸部CT示"双肺磨玻璃样渗出",咽拭子新冠病毒核酸检测示阳性。

(3) 既往史:否认高血压、糖尿病等慢性病史,否认乙肝、结核等传染病史。

(4) 查体:T 36.5 ℃,P 72次/分,R 16次/分,BP 132/82 mmHg,血氧饱和度95%(吸氧2 L/min)。

(5) 实验室检查:白细胞7.14×10^9/L,中性粒细胞百分比84.3%,淋巴细胞百分比11.2%;C-反应蛋白176.9 mg/L,丙氨酸氨基转移酶142 IU/L,天冬氨酸氨基转移酶87 IU/L,白蛋白31.8 g/L,钾3.01 mmol/L,钠134 mmol/L,氯95.2 mmol/L,乳酸脱氢酶384 IU/L,血氧饱和度94%,氧合指数210 mmHg。

(6) 辅助检查:胸部CT示双肺磨玻璃样渗出,咽拭子新冠病毒核酸检测呈阳性。

【诊断依据】

(1) 新型冠状病毒肺炎(重型):患者系老年女性,某市居民,存在疫区接触史,此次因发热伴咳嗽2周入院。门诊血常规未见白细胞增高,胸部CT示双肺磨玻璃样渗出,考虑病毒性肺炎可能;咽拭子查新冠病毒核酸阳性,因此新型冠状病毒肺炎诊断明确。患者病程中出现咳嗽伴气促,活动后明显,入院测氧合指数210 mmHg,同时伴有丙氨酸氨基转移酶、天冬氨酸氨基转移酶升高,白蛋白降低等脏器功能受损表现,因此考虑分型为重型。

(2) 肝功能异常、低蛋白血症、电解质紊乱(低钾血症):患者新型冠状病毒肺炎诊断明确,入院后查丙氨酸氨基转移酶、冬氨酸氨基转移酶分别为 142 U/L、87 U/L,白蛋白 31.8 g/L,钾 3.01 mmol/L,因此诊断明确。

【处理方案】

(1) 抗病毒治疗:患者新型冠状病毒肺炎诊断明确。

(2) 多烯磷酸保肝治疗。

(3) 白蛋白、补钾等对症治疗。

(4) 糖皮质激素治疗:抑制炎症反应。

四、经验与体会

本例患者为一例典型的重型新型冠状病毒肺炎,在病程中患者合并有脏器功能受损(肝功能异常)的表现,具体表现为肝酶的升高、白蛋白降低等。

本例患者在入院时即有肝功能异常表现,可能有两方面的原因。其一是患者为重型新型冠状病毒肺炎患者,氧和指数低于正常,存在持续缺氧表现。机体缺氧引起肝细胞氧供不足,而导致缺氧性肝功能损伤,表现为转氨酶升高以及肝脏的合成功能受损,进而导致低蛋白血症。因此,在补充白蛋白的同时,积极纠正低氧,加之保肝治疗后,患者肝功能恢复正常,白蛋白水平也恢复正常。其二,既往研究发现,SARS 及 MERS 病毒通过与人体细胞表面血管紧张素 2(ACE2)受体结合,入侵并结合至肺泡上皮细胞后造成肺损伤。而新冠病毒与 SARS、MERS 病毒具有同源性,并且目前研究也已证实新冠病毒可能通过与细胞表面 ACE2 受体结合而引起发病。ACE2 受体广泛分布于人体各个组织脏器,在肝脏中亦有分布。因此本例患者在病程中出现的肝功能损伤,也可能是由于新冠病毒直接与肝细胞表面 ACE2 受体结合从而直接造成的肝细胞损伤。这种直接与间接损伤同时存在,并且相互影响,最终引起肝脏功能受损。

此外,患者在新冠病毒感染的急性期,由于轻度缺氧伴发热,导致精神差,因此纳差明显,入院时即表现为明显的低蛋白血症及低钾血症。同时由于新冠病毒的传染性,患者需要单独隔离,导致重症患者患病前期得不到充分的照顾。在新型冠状病毒肺炎发病初期,基础护理不足加上营养补给失衡,导致患者尤其是有基础疾病的患者预后更差的原因。这一点提示我们在新型冠状病毒肺炎患者的治疗过程中,除了医疗方面以外,也需要关心患者的基础生活。

对于本例患者,我们在治疗过程中积极纠正低氧,随访转氨酶及电解质情况,并完善肝功能异常的风险因素,如肝炎、自身抗体、血脂以及肝脏超声检查,给予保肝、纠正低蛋白血症及电解质紊乱等治疗,因而避免了肝功能损伤的进行性加重。同时,我们也积极宣教患者,注意正常饮食,适当补充营养,并避免服用肝毒性食物及药物。

综合该患者的诊疗经验,我们提出:

(1) 新冠病毒感染的患者在肺炎的同时会出现其他器官功能受损,常见如肝功能损伤。

(2) 在对患者进行医疗方面治疗的同时,也需要关心患者的基础生活。

教学病例 14

一、病史简介

患者,男,67 岁,因"发热 4 周"于 2020 年 3 月 2 日入院。

【流行病学史】 患者为某市居民,因两个月余前出现右侧偏瘫被诊断为"大面积脑梗",在当地某医院治疗,有疫区内院内感染新型冠状病毒肺炎的高危风险。

【主诉】 发热 4 周。

【现病史】 患者于 2020 年 2 月 10 日突发高热,体温最高 39 ℃,不伴咳嗽,无咳痰、腹泻、肌痛,胸部 CT 提示"病毒性肺炎可能",于 2 月 20 日转入某市人民医院的 ICU。2 月 24 日咽拭子新冠病毒核酸检测呈阳性,为进一步治疗转入我院。患者自发病以来,精神萎靡,不能自主进食(胃管鼻饲中),留置导尿,二便正常。

【既往史】 患者于 2020 年 1 月 3 日无明显诱因地突发右侧偏瘫伴失语,深圳市某医院 CT 提示"大面积脑梗",予活血化瘀治疗后仍有意识模糊、进食困难、失语和右侧肢体活动不利的情况。患者有高血压病史数十年,未随访及治疗;否认糖尿病史,有痛风史,有陈旧性肺结核史;否认药物过敏史。

【查体】 T 36.7 ℃, P 88 次/分, R 28 次/分, BP 151/83 mmHg。

意识模糊,无言语应答,压眶反射存在,双瞳等大等圆,对光反射迟钝,不能伸舌,皮肤巩膜无黄染,浅表淋巴结未及明显肿大。颈软,未行心肺听诊(因防护服所限)。腹平软,压之无痛苦表情,肝脾肋下未及,双下肢无水肿,右侧肢体未见自主活动,对疼痛刺激无反应,右侧巴氏征阳性,左侧肢体见自主活动,肌力检查不合作,左侧巴氏征阴性。

【实验室检查】

2020 年 3 月 2 日:

降钙素原:0.395 ng/ml。

D-二聚体:4.22 mg/L。

血常规:白细胞 7.57×10^9/L、中性粒细胞百分比 78.90%、淋巴细胞百分比 11.80%、单核细胞百分比 7.40%、嗜酸性粒细胞百分比 1.50%、嗜碱性粒细胞百分比 0.40%、红细胞 2.72×10^{12}/L、血红蛋白 84.00 g/L、血小板 232×10^9/L。

C-反应蛋白:132.6 mg/L。

B 型钠尿肽前体:227.70 pg/ml。

肌酸激酶同工酶 MB 2.23 ng/ml、肌红蛋白 216.28 μg/L、超敏肌钙蛋白 I 0.020 ng/ml。

生化常规:丙氨酸氨基转移酶 43.00 U/L、天冬氨酸氨基转移酶 38.00 U/L、碱性磷酸酶 245.00 U/L、γ-谷氨酰转移酶 120.00 U/L、前白蛋白 119.20 mg/L、总蛋白 60.00 g/L、白蛋白 33.80 g/L、球蛋白 26.20 g/L、白/球蛋白比 1.29、总胆红素 34.20 μmol/L、直接胆红素 18.80 μmol/L、胆碱酯酶 4 036.00 U/L、尿素 12.18 mmol/L、肌酐 85.00 μmol/L、二氧化碳总量 30.90 mmol/L、尿酸 583 μmol/L、葡萄糖 7.82 mmol/L、钾 3.58 mmol/L、钠 149 mmol/L、氯 107 mmol/L、钙 2.28 mmol/L。

2020 年 3 月 3 日：

体液免疫功能：IgG 10.5 g/L、IgM 0.808 g/L、IgA 5.09 g/L、IgE 37.4 IU/ml、补体 C3 1.330 g/L、补体 C4 0.373 g/L。

新冠病毒核酸检测（鼻咽拭子）：2019nCoV 核壳蛋白基因呈阴性、2019nCoV 开放阅读编码框 1ab 呈阴性。

白介素-2 3.85 pg/ml、白介素-4 3.81 pg/ml、白介素-6 45.72 pg/ml、白介素-10 16.70 pg/ml、肿瘤坏死因子 2.66 pg/ml、γ-干扰素 3.17 pg/ml。

细胞免疫功能：CD3 计数 731 个/μl、CD4 计数 544 个/μl、CD8 计数 156 个/μl、CD4/CD8 3.47、CD19 计数 69 个/μl、CD16+56 计数 121 个/μl。

2020 年 3 月 4 日：血沉 92.00 mm/h；GM 试验 0.26。

2020 年 3 月 5 日：

结核感染 T 细胞检测（T-SPOT）：结核特异性细胞免疫反应阳性、无抗原刺激值 0.07 IU/ml、阳性抗原刺激值 2.17 IU/ml、结核特异性抗原刺激值 0.98 IU/ml。

血气分析：pH 值 7.47、氧分压 79.00 mmHg、二氧化碳分压 41.00 mmHg、碱剩余 5.60 mmol/L。

【辅助检查】

胸部 CT（2020 年 3 月 3 日）：右肺上叶结核可能，双肺结节，右肺下叶病变，考虑病毒性炎症可能。

头颅 CT（2020 年 3 月 3 日）：左侧额颞顶枕大面积脑梗死，软化灶形成；脑干、双侧基底节及丘脑多发腔隙性脑梗死；脑白质病变，脑萎缩。

二、诊疗经过

【初步诊断】　新型冠状病毒肺炎、脑梗死、陈旧性肺结核、高血压病。

【诊治经过】　入院后经新冠病毒核酸、血液学及 CT 等检查（图 14-1～14-3），明确诊断新型冠状病毒肺炎、脑梗死。入院后给予胸腺肽免疫调节、头孢他啶控制感染、营养支持、抗凝、抗血小板等治疗后患者营养状态改善，神志略有好转。3 月 5 日患者解黑便数次，不成形。急查大便 OB（++++），血红蛋白下降至 65 g/L，立即给予禁食，停用抗血小板及抗凝药物，予 PPI 保护胃黏膜治疗及输血治疗。至 3 月 19 日，患者未再解黑便，血红蛋白回升至 95 g/L，予逐步恢复胃肠内鼻饲流质。复查 CT 示：左侧额颞顶枕叶大面积脑梗死伴软化灶形成，颅脑情况大致同前；右肺下叶炎症病灶较前吸收，余肺部情况大致同前。且患者呼吸道症状明显好转，3 次咽拭子新冠病毒核酸检测均呈阴性，于 3 月 24 日转康复医院进一步治疗。

【出院诊断】　新型冠状病毒肺炎，脑梗死，上消化道出血，肺结核，高血压病。

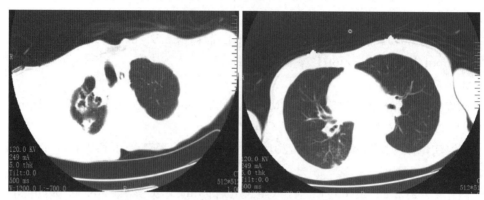

图 14-1　3 月 2 日患者胸部 CT 示右上肺的改变

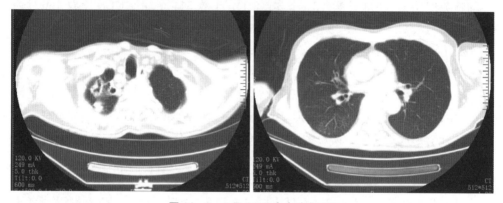

图 14-2　3 月 19 日患者胸部 CT

注:右肺上叶尖段团片状高密度影及钙化、空洞无变化;右肺下叶炎症明显吸收。

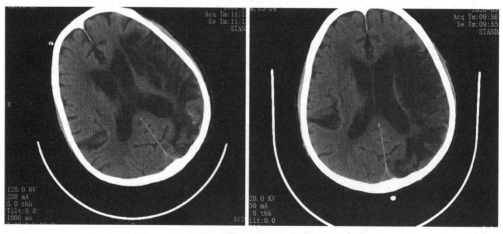

图 14-3　病例 14 患者头颅 CT

注:左侧大面积脑梗塞伴软化灶(左 3 月 2 日;右 3 月 19 日)。

三、病例分析

【病史特点】

(1) 男,67岁,某市居民,"发热4周"入院。

(2) 有高血压病史数十年,未随访及治疗。否认糖尿病史,否认药物过敏史。

(3) 因两个月余前出现右侧偏瘫诊断"大面积脑梗"入院治疗,有疫区内院内感染新型冠状病毒肺炎的高危风险。

(4) 实验室检查:提示淋巴细胞减少,CD3、CD4计数下降,降钙素原升高,血沉加快,C-反应蛋白升高。并且伴有贫血,D-二聚体增高、白蛋白下降。

(5) 病原学检查:咽拭子新冠病毒核酸检测呈阳性。

(6) 影像学检查:CT示右肺上叶结核可能,双肺结节,右肺下叶病变,考虑为病毒性炎症。左侧额颞顶枕大面积脑梗死,软化灶形成。脑干、双侧基底节及丘脑多发腔隙性脑梗死。脑白质病变,脑萎缩。

【诊断依据】 患者两个多月前因"大面积脑梗"在当地医院治疗,有疫区内院内感染新型冠状病毒肺炎的高危风险。4周前出现发热,查胸部CT示右肺散在斑片状阴影,咽拭子新冠病毒核酸检测呈阳性。结合患者病史及实验室、影像学检查,考虑新型冠状病毒肺炎诊断明确。

患者于2020年1月3日在无明显诱因下突发进食困难、右侧偏瘫伴失语,CT提示大面积脑梗,故脑梗死诊断成立。

患者3月5日解黑便数次,大便OB(++++),血红蛋白下降至65 g/L,立即给予禁食,停用抗血小板及抗凝药物,予抑酸保护胃黏膜治疗后症状好转。疫情期间无法行胃镜检查明确上消化道出血病因,待出院后进一步检查明确上消化出血病因。

患者CT提示右肺上叶结核可能,随访无动态变化。结核感染T细胞检测(T-SPOT):结核特异性细胞免疫反应呈阳性,无抗原刺激值0.07 IU/ml,阳性抗原刺激值2.17 IU/ml,结核特异性抗原刺激值0.98 IU/ml。故应考虑肺结核诊断。

【处理方案】

(1) 抗病毒治疗:患者新冠病毒核酸检测呈阳性,胸部CT示病毒性肺炎表现。

(2) 免疫调节治疗:淋巴细胞降低,CD3、CD4计数下降。

(3) 抗血小板及抗凝治疗:患者新发脑梗死,D-二聚体升高,应考虑抗血小板及抗凝治疗。患者治疗期间出现上消化道出血,血红蛋白进行性下降,权衡利弊后停用抗血小板及抗凝治疗。

(4) 营养支持治疗:患者脑梗后,进食困难,合并感染,故营养支持非常重要。在消化道出血的情况下,需实施静脉营养。

四、经验与体会

本例患者为一例诊断明确的新型冠状病毒肺炎患者。这个病例被感染并非"超级传播事件"的结果,而是医院内传播。2月7日 *JAMA* 在线发表了一项研究结果。在这项单中心、138 例新冠患者的研究中,57 人(41.3%)是在医院内感染的。在新型冠状病毒肺炎暴发初期,几乎一半的感染病例都是在医院内发生的。由于新冠病毒的症状多样,只有表现出症状的患者才会就医、接受检查。因此,人们在医院内被感染的可能性非常大。

为了减少院内感染的发生,必须保护医护工作者,保护在院内的非新冠病毒感染患者及照护患者的家属、护理人员等。这需要我们做好源头控制、环境工程控制、行政管理控制和个人防护。

本病例合并高血压、大面积脑梗死,在院内感染新冠病毒后出现呼吸道症状,氧合和营养状态恶化,一度转入 ICU 治疗。该市的新型冠状病毒肺炎患者中约有 1/4 存在慢性合并症,并容易导致临床结果较差。合并症最常见的是高血压病,其次是糖尿病、心脑血管疾病。32.8%的新型冠状病毒肺炎重症患者至少存在一种合并症。两种或两种以上合并症在重症患者中较非重症患者更为常见(40.0% vs 29.4%)。而具有两种以上合并症的患者进入 ICU、进行有创通气或死亡的风险显著升高。事实上,新冠疫情在暴发初期,一定程度的医疗挤兑造成对重型患者照顾不足,导致患者基础护理、营养的失衡,这也是老年伴有合并症的患者预后不佳的重要原因。本病例提示我们,在新型冠状病毒肺炎治疗过程中,一方面要加大对有基础疾病患者的医疗投入,同时需要提供足够的人力资源来帮助提供患者的生活照护。

综合诊疗经验,我们提出:

(1) 为了减少新型冠状病毒肺炎院内感染的发生,必须保护医护工作者,保护在院内的非新冠患者及照护患者的家属、护理人员等。

(2) 新型冠状病毒肺炎治疗过程中,一方面要加大对有基础疾病患者的医疗投入,同时需要提供足够的人力资源来帮助提供患者的生活照护。

教学病例 15

一、病史简介

患者,男,69 岁,因"畏寒、乏力、纳差半月余,发热 1 周"于 2020 年 2 月 9 日入院。

【流行病学史】 某市常住居民,有既往糖尿病史。

【主诉】 畏寒、乏力、纳差半个月余,发热 1 周。

【现病史】 患者半个月余前无明显诱因地出现畏寒、乏力、纳差,无发热、咳嗽、咳痰、肌肉酸痛、恶心、呕吐、腹泻等症状,未重视。1 周前患者出现发热,体温最高 38.5 ℃,伴咳嗽、咳痰、黄痰,无明显胸闷、气急等症状。至外院就诊,查血常规,白细胞 $4.97×10^9$/L,淋巴细胞 $0.84×10^9$/L;胸部 CT 示"双肺炎症",外院给予左氧氟沙星抗感染、连花清瘟对症治疗等。咽拭子新冠病毒核酸检测示阳性。为进一步诊治,收住入院。

【既往史】 糖尿病史 20 余年,行门冬胰岛素 8 U 皮下注射(平素三餐前)、甘精胰岛素 8 U 皮下注射降糖治疗(睡前),血糖控制不佳。

【体格检查】 T 36.7 ℃,P 102 次/分,R 20 次/分,BP 135/71 mmHg,血氧饱和度 95%(未吸氧)。神清,皮肤巩膜无黄染,浅表淋巴结未及明显肿大,未行心肺听诊(因防护服所限),腹软,无压痛及反跳痛,肝脾肋下未及。神清,应答切题,吐词清晰,双侧瞳孔等大等圆,直径 2.5 mm,对光反射灵敏,眼球各向活动可,无眼震,伸舌居中,双侧鼻唇沟等深,四肢肌力 V 级,肌张力可,指鼻试验稳准,跟膝胫试验可,闭目难立征(-),颈软无抵抗,脑膜刺激征(-)。

【实验室检查】

血常规:白细胞 $4.97×10^9$/L,淋巴细胞 $0.84×10^9$/L。

C-反应蛋白:85.9 mg/L。

生化常规:丙氨酸氨基转移酶 32 U/L,天冬氨酸氨基转移酶 20 U/L,尿素氮 6.3 mmol/L,肌酐 66 μmol/L,血糖 17.41 mmol/L,钾 45 mmol/L,钠 134 mmol/L,氯 99 mmol/L。

血气分析(FiO_2 0.33):pH 值 7.44,氧分压 156 mmHg,二氧化碳分压 44 mmHg,碱剩余 5 mmol/L。

【辅助检查】

胸部 CT:双肺炎症。

二、诊疗经过

【初步诊断】 新型冠状病毒肺炎(普通型)、2 型糖尿病。

【诊治经过】 患者入院后完善相关检查,给予鼻导管吸氧,给予阿比多尔、连花清瘟胶囊抗病毒、退热等对症治疗,随访体温平,血常规提示白细胞 $7.56 \times 10^9/L$,淋巴细胞 $1.03 \times 10^9/L$;随访感染标记物 C-反应蛋白 13.9 mg/L,逐渐下降至正常,胸部 CT 提示肺部渗出较前显著吸收(图 15-1)。患者有糖尿病史,入院后随访血糖显著增高,最高至 25 mmol/L,故调整皮下胰岛素剂量,积极控制血糖,维持空腹血糖 8~10 mmol/L。患者在入院后 1 周左右出现阵发性头晕,发作时伴黑矇及视物模糊,患者无视物旋转,无耳鸣,无意识丧失,无肢体活动障碍等,症状持续数分钟,休息后即可好转,查体未见神经系统定位体征,行头颅 CT 未见明显异常(图 15-2),行颈动脉超声提示双侧颈动脉斑块(图 15-3),伴狭窄约 50%。故给予阿司匹林肠溶片抗血小板,阿托伐他汀调脂稳定斑块,同时予甲磺酸倍他司汀止头晕等治疗,并积极控制血糖。患者头晕症状较前有所好转,随访空腹血糖 6~7 mmol/L,随访咽拭子新冠病毒核酸检测两次均为阴性,遂出院。

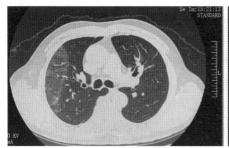 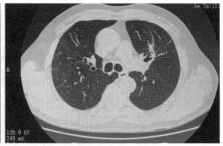

(a) 治疗前胸部 CT 影像表现　　　　(b) 治疗后胸部 CT 影像表现

图 15-1　病例 15 患者治疗前后胸部 CT 提示肺部渗出明显吸收

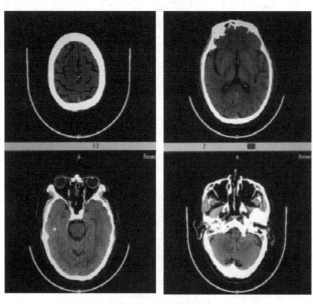

图 15-2　病例 15 患者头颅 CT 未见明显异常

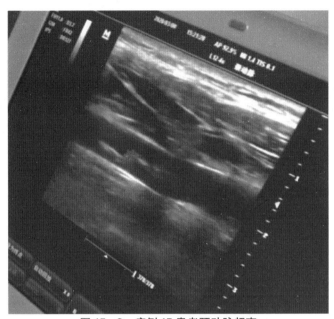

图 15 - 3 病例 15 患者颈动脉超声

注:提示右侧颈动脉斑块,伴50%狭窄(蓝色 * 提示颈动脉斑块)。

【出院诊断】 新型冠状病毒肺炎(普通型)、双侧颈动脉斑块伴狭窄、2型糖尿病。

三、病例分析

【病史特点】 患者老年男性,某市常住居民,既往糖尿病史,平素血糖控制不佳,此次因"畏寒、乏力、纳差半月余,发热1周"入院,查血常规示白细胞计数不高,淋巴细胞计数降低,咽拭子提示新型冠状病毒肺炎核酸阳性,胸部CT示两肺渗出性改变。

【诊断依据】

(1)新型冠状病毒肺炎(普通型):患者入院后完善相关检查,随访血常规示白细胞 $7.56×10^9$/L,淋巴细胞 $1.03×10^9$/L;胸部CT提示两肺渗出(图15-1),符合病毒性肺炎表现,患者咽拭子新型冠状病毒肺炎核酸检测示阳性,血气分析提示氧合指数>300 mmHg,故新型冠状病毒肺炎(普通型)诊断明确。

(2)双侧颈动脉斑块伴狭窄:患者入院后出现阵发性头晕,发作时伴黑矇及视物模糊,患者无视物旋转,无耳鸣,无意识丧失,无肢体活动障碍等,症状持续数分钟,休息后即可好转,查体双侧眼震(一),双侧额纹对称,双侧鼻唇沟对称,伸舌居中,四肢肌力 V级,肌张力正常,指鼻试验稳准,跟膝胫试验可,闭目难立征(一);行头颅CT未见明显异常,行颈动脉超声提示双侧颈动脉斑块,伴狭窄约50%。故双侧颈动脉斑块伴狭窄诊断明确。

(3)2型糖尿病:患者既往有糖尿病史多年,平素用皮下胰岛素治疗,此次入院后监测血糖显著增高,因此诊断明确。

【处理方案】

(1)抗病毒治疗:患者新冠病毒核酸检测呈阳性,胸部CT提示病毒性肺炎表现,因此给予阿比多尔联合连花清瘟中药治疗。

（2）皮下胰岛素治疗：患者既往有糖尿病史，长期使用皮下胰岛素控制血糖，故予调整皮下胰岛素剂量加饮食控制以维持血糖稳定，同时积极监测三餐前后及睡前血糖，预防低血糖事件发生。

（3）阿托伐他汀稳定斑块：患者为老年男性，既往有糖尿病史，此次入院后有头晕症状，血管超声检查发现双侧颈动脉斑块，故予阿托伐他汀稳定斑块，预防斑块脱落导致急性脑栓塞的发生。

（4）阿司匹林肠溶片抗血小板治疗：患者为老年男性，既往有糖尿病史，此次入院后有头晕症状，血管超声检查发现双侧颈动脉斑块，故予阿司匹林肠溶片抗血小板，预防糖尿病心脑血管急性并发症的发生。

四、经验与体会

目前的一些回顾性研究指出，22％的新型冠状病毒肺炎患者有基础疾病，其中糖尿病患者约占 10％。有任何基础疾病的患者发生重症肺炎的概率显著高于无基础疾病的患者，需要 ICU 治疗的患者中有糖尿病基础的高达 22.5％，而无须进入 ICU 治疗的患者中糖尿病患者仅有 5.9％。虽然经过统计分析发现重症与非重症患者之间糖尿病基础对预后的影响并无统计学意义的差异，但糖尿病仍然是多种疾病预后不良的重要危险因素。对于流感病毒肺炎的研究表明，高龄（≥65 岁）、糖尿病和急性肾损伤是流感肺炎严重程度的独立危险因素。中国香港超过 75 岁的肺炎患者合并糖尿病者，病死率远远超过了合并心血管疾病及肿瘤的患者。MERS 流行期间，学者对 Mers 病毒（Mers-Cov）进行研究，发现 Mers-Cov 与人类二肽基肽酶 4（dipeptidyl peptidase IV，DPP－IV）的受体结合区域结合。他们使用肺泡上皮细胞表达 DDP－IV 受体的小鼠对糖尿病与疾病严重程度进行研究，发现合并糖尿病的小鼠体重减轻更为明显，同时伴有更严重的肺部巨噬细胞浸润。目前研究发现，新冠病毒（SARS－CoV－2）含类似 Mers-Cov 的基因序列，故推测可能亦有 DDP－IV 受体结合位点，因此合并糖尿病的新型冠状病毒肺炎患者发生重症肺炎的可能性更高。但这仍是推测，需要进一步研究加以证实。

目前有研究指出，新型冠状病毒肺炎患者亦伴有神经系统症状，可表现为中枢性、外周性以及骨骼肌症状。其中约有 16.8％的患者有头晕症状，重症患者中约有 19.3％有头晕症状，而非重症患者中有 15.1％出现头晕。虽然两组间并无统计学意义的差异，对于新型冠状病毒肺炎患者，仍然建议除了呼吸系统症状外，还应密切注意所有神经系统表现。

本例患者为老年男性，既往有糖尿病史，此次新型冠状病毒肺炎诊断明确。患者在病程中出现头晕，头颅 CT 未见明显异常，双侧颈动脉超声提示双侧颈动脉斑块伴狭窄。患者在病毒感染的急性期，由于发热伴纳差，体液丢失过多导致相对性的入量不足，即有发生急性缺血性脑血管病的风险，而经过对症治疗后，患者体温恢复正常，纳差症状明显好转，出现血糖显著增高，再次加大了急性缺血性脑血管病发生的可能性。

对于本例患者，我们在治疗过程中积极监测其血糖，严格控制患者饮食，将患者空腹血糖维持在 6～7 mmol/L，并及时完善急性脑血管病风险因素评估，如完善头颅 CT 及双侧颈动脉超声检查，发现双侧颈动脉斑块伴狭窄，立即给予抗血小板、调脂稳定斑块等治疗，因而避免了急性脑血管病，如急性脑梗死的发生。同时，积极宣教患者，注意饮食控制及体育锻炼，积极监测血糖，并鼓励患者去神经内科门诊定期随访。

综合这一例病例的诊疗经验，我们认为：

（1）新冠病毒感染的患者应该重视糖尿病等基础疾病，积极监测及控制血糖。

（2）新冠病毒感染的患者在管理其肺部炎症的同时不应忽视对神经系统损伤的筛查。

教学病例 16

一、病史简介

患者,男,78岁,因"发热伴咳嗽15天"于2020年2月9日入院。

【流行病学史】 某市常住居民,所接触家人有明确新型冠状病毒肺炎诊断;既往无特殊病史,否认生食牛羊肉、海鲜,否认宠物接触史。

【主诉】 发热伴咳嗽15天。

【现病史】 患者于2020年1月26日起无明显诱因地出现发热,体温最高38℃,伴咳嗽、咳痰,不伴纳差、腹泻、肌肉酸痛等不适,先后至两家外院就诊,2月4日胸部CT示"双肺散在磨玻璃样改变",咽拭子新冠病毒核酸检测阳性(结果未见),给予对症治疗,患者病情无明显好转,遂诊断为"新型冠状病毒肺炎"收治我院。发病以来,患者神清、精神尚可、饮食睡眠可、二便如常,体重无明显增减。

【既往史】 有高血压、糖尿病史,服用阿卡波糖片等降糖药。2012年因下肢浮肿住院,诊断为冠心病而植入支架,服阿托伐他汀片、阿司匹林。2017年因排尿不畅反复导尿,2019年6月行膀胱造瘘术。否认药物过敏史。

【查体】 T 38.1℃,P 111次/分,R 21次/分,BP 174/91 mmHg。

神清,精神可,皮肤巩膜无黄染,浅表淋巴结未及明显肿大,未行心肺听诊(因防护服所限)。腹平软,见膀胱造瘘,无压痛及反跳痛,肝脾肋下未及,双肾区无叩痛,双下肢无水肿。

【实验室检查】

体液免疫功能:新冠病毒IgG抗体109.34 AU/ml,新冠病毒IgM抗体81.20 AU/ml;D-二聚体23.8 mg/L,纤维蛋白原降解产物98.77 mg/L。

血常规+C-反应蛋白:淋巴细胞计数$0.73×10^9$/L,红细胞$3.94×10^{12}$/L,血红蛋白129.00 g/L,红细胞比容0.3640 L/L,红细胞平均体积92.40 fL,红细胞平均血红蛋白含量32.70 pg,超敏C-反应蛋白>5.00 mg/L,C-反应蛋白:153.5 mg/L。

生化常规:丙氨酸氨基转移酶102.00 U/L,天冬氨酸氨基转移酶95.00 U/L,碱性磷酸酶152.00 U/L,$γ$-谷氨酰转移酶450.00 U/L,总胆红素21.4 μmol/L,总蛋白49.80 g/L,白蛋白29.40 g/L,白/球比1.44,二氧化碳总量27.30 mmol/L,葡萄糖15.37 mmol/L,钾3.23 mmol/L,钙1.99 mmol/L,乳酸脱氢酶534.00 mmol/L,肌酸激酶24.00 U/L,预估肾小球滤过率97.09 ml/min,降钙素原0.164 ng/ml。

细胞免疫功能:CD3计数288个/μL,CD4计数236个/μL,CD8计数60个/μL,CD4/CD8 3.94,不吸氧指脉血氧饱和度89%,心率111次/分。

【辅助检查】 入院后查胸部 CT(2020 年 2 月 9 日),示双肺多发斑片、节段性磨玻璃影,两侧有少量胸腔积液。符合病毒性肺炎特征。

二、诊疗经过

【初步诊断】 新型冠状病毒肺炎、肝功能损害、高血压病、2 型糖尿病、冠状动脉性心脏病、膀胱造瘘术后。

【诊治经过】 入院后查新冠病毒核酸呈阴性,但根据流行病学史、临床症状、血液学及胸部 CT 等检查(图 16 - 1),结合血新冠病毒抗体,诊断新型冠状病毒肺炎明确。予高流量吸氧、阿比多尔抗病毒、糖皮质激素及胸腺肽调节免疫、保肝、营养支持等治疗。入院一周后,氧合有所改善,改行鼻导管吸氧,糖皮质激素使用逐渐减量。2 月 20 日行胸部 CT 复查示双肺多发斑片、节段性磨玻璃影,较前明显吸收,两侧仍有少量胸腔积液。患者病程中 D -二聚体持续升高、空腹血糖升高,予抗凝、降脂、使用胰岛素稳定血糖治疗,并加用低分子肝素钙抗凝治疗。2 月 25 日患者出现泌尿系统感染症状,予抗菌、利尿对症处理,更换膀胱造瘘管。经治疗患者呼吸道症状明显好转,血压平、血糖控制稳定;患者病程中多次行咽拭子、痰新冠病毒核酸检测,均为阴性,3 月 10 日复查胸部 CT 示肺炎病变显著好转。遂安排出院。

【出院诊断】 新型冠状病毒肺炎、高血压病、糖尿病、冠心病支架植入状态、膀胱造瘘术后。

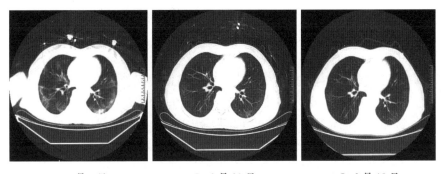

A. 2 月 9 日   B. 2 月 20 日   C. 3 月 10 日

图 16 - 1 病例 16 不同时间点患者胸部 CT 的改变

三、病例分析

【病史特点】

(1)男,78 岁,某市常住居民,"发热伴咳嗽 15 天"入院。

(2)既往无特殊病史,否认生食牛羊肉、海鲜,否认宠物接触史。

(3)有高血压、糖尿病史,冠状动脉支架植入术史。病程中出现高血糖和凝血功能异常。

(4)实验室检查:新冠病毒抗体阳性,肝功能异常,低钾、低蛋白血症,血糖增高,D -

二聚体升高。

（5）实验室和影像学检查：胸部 CT 示双肺散在斑片状阴影，考虑为病毒性肺炎，咽拭子新冠病毒核酸检测呈阴性。

【诊断依据】 患者为某市常住居民，发病前 14 天均住于该市区，有新型冠状病毒肺炎确诊病人接触史。查胸部 CT 示双肺散在斑片状阴影，新冠病毒抗体呈阳性。结合患者病史及实验室、影像学检查，考虑新型冠状病毒肺炎诊断明确。

【处理方案】

（1）抗病毒治疗：患者新冠病毒抗体阳性，胸部 CT 示病毒性肺炎表现。

（2）免疫调节。

（3）连花清瘟中药治疗。

（4）护肝治疗。

（5）低分子肝素钙抗凝治疗：患者有冠心病手术史，血凝检查 D -二聚体持续升高。

（6）阿托伐他汀钙治疗：患者有冠心病手术史，血糖较高。

（7）加强营养支持，减少碳水化合物摄入，监测血糖。

四、经验与体会

本例患者为一例老年重型新型冠状病毒肺炎患者，基础疾病多，在病程中出现高血糖、D -二聚体升高等表现。与非严重的新冠病毒疫情患者相比，严重的患者通常具有多器官功能损害，表现为急性心、脑血管疾病，急性肝损害。为控制免疫反应，重型新冠病毒脑炎的患者使用激素的时间长，量也相对大。原有基础性疾病的患者更易出现细菌感染、血糖难以控制等情况。因此，对于新冠病毒疫情患者，建议除了呼吸系统症状外，医生还应密切注意任何其他系统的表现。

本例患者在入院时即有肝损伤既往史。有研究发现胆管上皮可表达新冠病毒的受体血管紧张素转换酶 2（ACE2），因此认为胆管细胞来源的肝实质细胞代偿性增生，导致 ACE2 在肝组织中的总体表达上调，这可能是新冠病毒感染造成肝组织损伤的机制之一。该患者反映胆管损伤的碱性磷酸酶和 γ -谷氨酰转移酶的明显升高证实了这种机制。新冠病毒疫情患者存在不同程度的低氧血症，可致肝脏的缺血和低氧，临床表现为转氨酶的快速急剧升高，常伴有乳酸脱氢酶升高。肝脏生化异常可随循环和呼吸功能改善而改善。本患者早期已有转氨酶，特别是乳酸脱氢酶的升高，随着高流量氧疗和肺部炎症的改善，患者的转氨酶迅速下降。有研究显示，需要进入 ICU、采用机械通气或病死患者的总胆红素升高发生率高于其他患者（20.8%$vs.$ 9.8%），本患者未出现总胆红素的升高。重型或危重型患者可出现血清白蛋白水平的降低以及凝血酶原活动度的延长，本患者的治疗中强调蛋白的管理，适时输注白蛋白并鼓励患者加强营养支持。对本患者，除了抗病毒和使用激素外，我们尽量地精简药物使用种类，随着全身免疫的调节和缺氧的改善，患者的肝功能迅速得到了改善。

部分新冠病毒疫情患者发病早期临床表现较轻，但一周左右突然加重，甚至很快进入多器官功能衰竭状态。这可能是由于免疫细胞释放大量炎症细胞因子，导致全身炎症反应综合征(systemic inflammatory response syndrome，SIRS)和急性呼吸窘迫综合征,诱发机体缺氧,进一步导致更多的细胞损伤,引起肝脏、心肌、肾脏等多器官损伤。这尤其易发生在合并心血管基础疾病的老年患者身上。该患者早期出现 D -二聚体升高,在给予低分子肝素钙皮下注射治疗后,患者的内皮损伤很快好转。曹斌教授团队揭示了 D -二聚体含量明显升高是新型冠状病毒肺炎患者有更高的住院死亡率的 3 个高危因素之一。结合丁彦青教授团队对 SARS 患者的尸检结果,发现患者往往具有全身性小血管炎,多器官和组织内小静脉内皮细胞增生、肿胀、凋亡,血管壁炎细胞浸润,部分小血管壁纤维素样坏死及血栓形成。因此我们考虑该患者除了冠状动脉支架需抗凝治疗外,传统的动脉粥样硬化、血栓栓塞性血管炎的可能不能除外,因此在治疗上,应该使用抗凝治疗效果更好的药物。而患者病情好转, D -二聚体指标下降后,序贯使用阿司匹林口服。

同时还应注意,患者在新冠病毒感染的急性期,因为氧合较差,精神差,因此纳差明显,入院时表现为明显的低蛋白血症和贫血。而在病程中,糖皮质激素的使用、摄入各种营养液过多,导致血糖难以控制,营养明显失衡。新冠病毒的传染性导致对重型患者的照顾不足,因此往往会导致其基础护理、营养的失衡,这也是新冠疫情暴发初期,在医疗资源挤兑下,合并高血压、糖尿病的患者预后更差的原因。这也提示我们,在新型冠状病毒肺炎患者的治疗过程中,在传染性疾病的治疗过程中,要在医疗护理之外,加强人力资源来帮助患者基础的生活照护。

综合诊疗经验,我们提出:

(1) 新型冠状病毒肺炎患者同时必须重视肝损伤的筛查。

(2) 新型冠状病毒肺炎患者必须重视高血压、糖尿病等基础病的筛查。

(3) 要注意新型冠状病毒肺炎患者凝血功能异常的可能,尤其是 D -二聚体的变化。

(4) 在医疗护理的同时,对重型传染病应提供生活照护。

教学病例 17

一、病史简介

患者,女,68岁,因"咳嗽、胸闷、气短10天"于2020年2月6日入院。

【流行病学史】 某市常住居民,否认生食牛羊肉、海鲜,否认宠物接触史。

【主诉】 咳嗽、胸闷、气短10天。

【现病史】 患者于10天前无明显诱因地出现咳嗽,干咳为主,偶有少量白痰,伴有胸闷、气短、乏力,活动后气促加重。无发热、腹泻,无心慌,于2020年2月1日在某市人民医院检查胸部CT提示"双肺感染",2月4日新冠病毒核酸检查呈阳性,在门诊给予"头孢菌素类和左氧氟沙星"治疗4天,症状无明显改善,以"病毒性肺炎"收住入院。自起病以来,患者精神差,饮食、睡眠一般,二便正常,体重无明显变化。

【既往史】 患者既往有下肢静脉曲张、下肢深静脉血栓(deep venous thrombosis, DVT)病史,否认高血压、糖尿病史,否认药物过敏史。

【查体】 T 36.7 ℃, P 91 次/分, R 18 次/分, BP 140/74 mmHg。不吸氧指脉血氧饱和度98%,心率88次/分。

神清,精神可,皮肤巩膜无黄染,口唇未见紫绀,全身浅表淋巴结未及明显肿大,心肺听诊未进行(因防护服所限)。腹平软,无压痛及反跳痛,肝脾肋下未及,双肾区无叩痛,双下肢无水肿。

【实验室检查】

降钙素原0.301 ng/ml,血钾4.48 mmol/L, D-二聚体2.98 mg/L。

血常规+hsCRP:红细胞$2.91×10^{12}$/L,血红蛋白112.00 g/L,红细胞比容0.292 0 L/L,红细胞平均体积108.50 fL,红细胞平均血红蛋白含量40.20 pg,超敏C-反应蛋白>5.20 mg/L,C-反应蛋白22.2 mg/L。

生化常规:天冬氨酸氨基转移酶15.00 U/L,总蛋白63.40 g/L,白蛋白35.00 g/L,白/球比1.19,二氧化碳总量19.50 mmol/L,葡萄糖7.42 mmol/L,钙2.07 mmol/L,高密度脂蛋白胆固醇0.77 mmol/L,肌酸激酶21.20 U/L,预估肾小球滤过率83.62 ml/min,降钙素原0.164 ng/ml。

细胞免疫功能:CD4/CD8 2.40。

咽拭子新冠病毒核酸检查示阳性。

【辅助检查】 入院后复查胸部CT示双肺散在斑片状阴影,符合病毒感染肺炎改变(图17-1A)

二、诊疗经过

【初步诊断】 新冠病毒感染肺炎。

【诊治经过】 患者入院后给予阿比多尔、连花清瘟颗粒、胸腺肽免疫调节剂等治疗。入院第 5 天,患者胸闷症状明显改善,但患者出现左侧下肢疼痛,查体发现左小腿静脉曲张显著,且伴有小腿肿胀。考虑到患者有下肢静脉曲张及 DVT 病史,此次可能为下肢 DVT 复发,后给予低分子量肝素抗凝治疗,治疗后第 5 天左侧小腿疼痛显著缓解,肿胀消退显著。患者于 2 月 21 日胸部 CT 检查示肺部病变较 2 月 13 日显著改善(图 17 - 1),患者体温正常持续超过 3 天,无呼吸道相关症状,2 次咽拭子新冠病毒核酸检测均呈阴性,患者于 2 月 24 日出院。

【出院诊断】 新型冠状病毒肺炎、下肢静脉曲张、下肢 DVT。

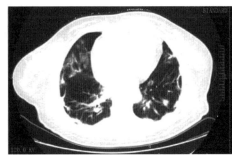

A. 2 月 13 日   B. 2 月 21 日

图 17 - 1 病例 17 患者胸部 CT

三、病例分析

【病史特点】

(1) 女,68 岁,某市常住居民,因"咳嗽、胸闷、气短 10 天"入院。

(2) 既往有下肢静脉曲张、下肢 DVT 病史,否认生食牛羊肉、海鲜,否认宠物接触史,否认高血压、糖尿病史。

(3) 病程中出现左侧小腿疼痛伴有肿胀。

(4) 实验室检查: D-二聚体增高,咽拭子新冠病毒核酸检测阳性。

(5) 影像学检查:胸部 CT 示双肺散在斑片状阴影,考虑为病毒性肺炎。

【诊断依据】 患者为某市常住居民,发病前 14 天均住在该市区,查胸部 CT 示双肺散在斑片状阴影,咽拭子新冠病毒核酸检测呈阳性。结合患者病史及实验室、影像学检查,考虑新型冠状病毒肺炎诊断明确。患者自述有下肢静脉曲张病史(查体发现)及下肢 DVT 病史。

【处理方案】

(1) 抗病毒治疗:患者新冠病毒核酸呈阳性,有相关呼吸道症状,胸部 CT 示病毒性肺炎表现。

（2）连花清瘟颗粒中药治疗。

（3）低分子肝素钙抗凝治疗：因患者有下肢 DVT 病史，且在此次病程当中出现了左小腿疼痛和肿胀，实验室检查示 D -二聚体升高，虽然因为特殊原因不能经行下肢彩超检查，但高度怀疑有下肢 DVT。

（4）加强营养支持。

四、经验与体会

DVT 的主要原因是静脉壁损伤、血流缓慢和血液高凝状态。危险因素包括原发性因素和继发性因素。DVT 多见于长期卧床、肢体制动、大手术或创伤后、晚期肿瘤或有明确家族史的患者。对于此例患者，既往有 DVT 病史，在新型冠状病毒肺炎治疗期间长时间的卧床治疗可能是诱发 DVT 的主要原因。

DVT 主要表现为患肢的突然肿胀、疼痛、软组织张力增高、活动后加重，抬高患肢可减轻，静脉血栓部位常有压痛，此例患者在症状方面也高度符合 DVT。发病 1～2 周后，患肢可出现浅静脉显露或扩张。静脉血栓一旦脱落，可随血流进入循环系统并堵塞肺动脉，引起肺栓塞的临床表现。

DVT 不能仅凭临床表现做诊断，还需要辅助检查加以证实。D -二聚体是反映凝血激活及继发性纤溶的特异性分子标志物，诊断急性 DVT 的灵敏度较高（＞99％），可用于特殊情况下 DVT 的诊断、疗效评估。此例患者在发病前出现了 D -二聚体的升高。多普勒超声检查的灵敏度、准确性均较高，是 DVT 诊断的首选方法，适用于对患者的筛查和监测，但对于此例新冠患者由于特殊原因没能实施超声检查。

此外，螺旋 CT 静脉成像准确性较高，可同时检查腹部、盆腔和下肢深静脉情况。MRI 静脉成像能准确显示髂、股、腘静脉血栓，但不能满意地显示小腿静脉血栓。MRI 静脉成像无须使用造影剂。静脉造影检查准确性高，不仅可以有效判断有无血栓、血栓部位、范围、形成时间和侧支循环情况，而且常被用来鉴定其他方法的诊断价值。然而对于新型冠状病毒肺炎患者，这类合并症缺乏这些有效的辅助检查。

抗凝是 DVT 的基本治疗，可抑制血栓蔓延，有利于血栓自溶和管腔再通，从而减轻症状、降低肺栓塞的发生率和病死率。药物包括普通肝素、低分子肝素、维生素 K 拮抗剂、直接Ⅱa 因子抑制剂、Ⅹa 因子抑制剂等。普通肝素可引起血小板减少症，诊断一旦成立，应停用普通肝素。低分子肝素出血性不良反应少，血小板减少症的发生率低于普通肝素，使用时大多数患者无须监测凝血功能，肾功能不全者慎用。直接Ⅱa 因子抑制剂（如阿加曲班）相对分子量低，能进入血栓内部，对血栓中凝血酶的抑制能力强于普通肝素，更适合有血小板减少症发生风险的患者使用。维生素 K 拮抗剂（如华法林）是长期抗凝治疗的主要口服药物，效果评估需监测凝血功能的 INR。治疗剂量范围窄，个体差异大，药效易受多种食物和药物的影响。直接Ⅹa 因子抑制剂（如利伐沙班）治疗剂量个体差异小，无须监测凝血功能。单药治疗急性 DVT 与其标准治疗（低分子肝素与华法林合用）疗效相当。

深静脉血栓的治疗指南推荐,对于急性期的 DVT 建议使用维生素 K 拮抗剂联合低分子肝素或普通肝素;在 INR 达标且稳定 24 h 后,停低分子肝素或普通肝素。也可以选用直接(或间接)Ⅹa 因子抑制剂。对于高度怀疑 DVT 者,如无抗凝治疗禁忌证,在等待检查结果期间可行抗凝治疗,根据确诊结果决定是否继续抗凝。

此外,对于反复发病的 DVT 患者(此例患者既往发生过,因此应属于此类型),长期抗凝治疗对预防复发和控制血栓蔓延也是有益的。推荐对于继发于一过性危险因素的初发 DVT 患者,使用维生素 K 拮抗剂 3 个月;对于危险因素不明的初发 DVT 患者,使用维生素 K 拮抗剂 6～12 个月或更长;对于伴有癌症并首次发生的 DVT 患者,应用低分子肝素 3～6 个月后,长期使用维生素 K 拮抗剂;对于反复发病的 DVT 患者和易栓症患者,建议长期抗凝,但需定期进行风险效益评估。因此对于这例患者,我们建议出院隔离结束后,应就诊于相关科室,明确深静脉发生的原因,指定必要的长期抗凝治疗方案。

综合诊疗经验,我们提出:

(1) 新型冠状病毒肺炎患者在肺炎的同时必须重视其合并症的治疗。

(2) 对于非呼吸重症相关的疾病,如此例新型冠状病毒肺炎患者所伴发的下肢深静脉血栓,应有相关学科参与诊治。

(3) 新型冠状病毒肺炎治愈出院时,应对患者的重要合并症和相应的后续治疗建议进行告知。

教学病例 18

一、病史简介

患者,女,44 岁,因"发热伴咳嗽 5 天"于 2020 年 02 月 15 日入院。

【流行病学史】 某市常住居民,患者丈夫于 2020 月 2 月 7 日因"发热"就诊,后被确诊为新型冠状病毒肺炎。既往无特殊病史,否认生食牛羊肉、海鲜,否认宠物接触史。

【主诉】 发热伴咳嗽 5 天。

【现病史】 患者于 2020 月 2 月 10 日出现发热,自测口温最高 38.1 ℃,伴咳嗽,但无咯痰,否认胸闷、气急、鼻塞流涕、腹泻、肌痛等症状,2 天后于外院门诊行胸部 CT 示"双肺感染,考虑病毒性肺炎可能大,双侧胸膜增厚粘连"。咽拭子新冠病毒核酸检测示阴性,给予对症治疗后发热好转,为进一步诊治收入我院。发病以来,二便正常,饮食睡眠可。

【既往史】 骨髓纤维化 1 年,长期使用干扰素及芦可替尼 5 mg bid。否认高血压、糖尿病史,否认药物过敏史。

【查体】 T 36.4 ℃, P 58 次/分, R 20 次/分, BP 120/70 mmHg,不吸氧指脉氧饱和度 98%。

神清,精神可,皮肤巩膜无黄染,浅表淋巴结未及明显肿大,心律齐,未行心肺听诊(因防护服所限),腹平软,无压痛及反跳痛,肝脾肋下未及,双肾区无叩痛,双下肢无水肿。

【实验室检查】

血常规+hsCRP:红细胞 2.70×10^{12}/L,血红蛋白 91.00 g/L,红细胞比容 0.269 0 L/L,红细胞平均体积 99.60 fL,红细胞平均血红蛋白含量 33.70 pg,白细胞 7.93×10^{12}/L,中性粒细胞百分比 79.00%,淋巴细胞百分比 12.60%,超敏 C-反应蛋白＞5.00 mg/L, C-反应蛋白 8.3 mg/L。

生化常规:丙氨酸氨基转移酶 21.00 U/L,天冬氨酸氨基转移酶 17.00 U/L,总蛋白 63.70 g/L,白蛋白 45.20 g/L,白/球比 2.44,二氧化碳总量 24.3 mmol/L,葡萄糖 5.35 mmol/L,钾 4.59 mmol/L,钙 2.26 mmol/L,高密度脂蛋白胆固醇 0.68 mmol/L,肌酸激酶 36.00 U/L,乳酸脱氢酶 608.00 U/L,预计肾小球滤过率 110.88 ml/min。

降钙素原定量(细菌感染)降钙素原:＜0.020 ng/ml。

细胞免疫功能:CD3 69.37%, CD3 计数 550 个/μL,CD4 43.76%, CD4 计数 348 个/μL,CD8 24.35%, CD8 计数 194 个/μL,CD4/CD8 1.80, CD19 21.42%, CD19 计数 169 个/μL, CD16＋CD56 7.25%, CD16＋CD56 计数 57 个/μL。

体液免疫功能:IgG 8.07 g/L,IgM 1.58 g/L,IgA 1.06 g/L,IgE<18.3 IU/ml,补体 C3 0.815 g/L,补体 C4 0.183 g/L。

活化部分凝血活酶时间 26.7 s,D-二聚体 1.68 mg/L,粪常规正常,尿常规正常。

【辅助检查】

入院后胸部 CT(2020 年 2 月 16 日)影像表现:两肺散在条索、条片影,下叶明显,两肺透亮度未见异常。气管及叶段支气管通畅,双肺门无增大。纵隔及双肺门未见增大淋巴结。心脏未见增大,心包未见积液。双侧胸膜无增厚,未见胸腔积液。

二、诊治经过

【初步诊断】 新型冠状病毒肺炎、原发性骨髓纤维化。

【诊治经过】 入院后经新冠病毒核酸、血液学及胸部 CT 等检查,结合发病 10 天后血新冠病毒 IgG[112.43 AU/ml(正常范围<10 AU/ml)]和 IgM[61.88 AU/ml(正常范围<10 AU/ml)]均明显增高,明确诊断为新型冠状病毒肺炎。给予阿比多尔、连花清瘟抗病毒,莫西沙星抗感染等治疗;对于治疗骨髓纤维化的药物干扰素和芦可替尼,血液科会诊认为此为血液慢性疾病,停止干扰素全身用药,余治疗与新型冠状病毒肺炎治疗无冲突。经治疗后患者体温平,呼吸道症状好转,2 次痰新冠病毒核酸检测均呈阴性,2月 29 日复查胸部 CT 检查肺炎病变显著好转(图 18-1),安排出院。

【出院诊断】 新型冠状病毒肺炎、原发性骨髓纤维化。

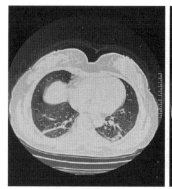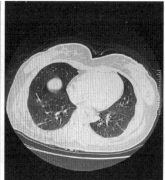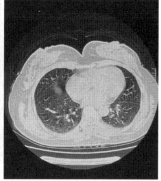

A. 2 月 16 日   B. 2 月 21 日   C. 2 月 29 日

图 18-1 病例 18 不同时间点患者胸部 CT 的改变

三、病例分析

【病史特点】

(1) 患者,女,44 岁,因"发热伴咳嗽 5 天"于 2020 年 2 月 15 日入院。

(2) 现病史:患者于 2020 月 2 月 10 日出现发热,体温最高 38.1 ℃,伴咳嗽,但无咯痰,否认胸闷、气急、鼻塞流涕、腹泻、肌痛等症状,2 天后于外院门诊行胸部 CT 示"双肺感染考虑病毒性肺炎可能大,双侧胸膜增厚粘连",新冠病毒核酸检测示阴性,给予对症治疗后发热好转,为进一步诊治收入我院。发病以来,二便正常,饮食、睡眠可。

(3) 既往史:骨髓纤维化,长期使用干扰素及芦可替尼 5 mg bid。否认高血压、糖尿病史,否认药物过敏史。

(4) 实验室检查:贫血,白细胞正常,淋巴细胞计数降低,D-二聚体增高,新冠病毒抗体阳性。

(5) 影像学检查:胸部 CT 示双肺散在条索、条片影,考虑为病毒性肺炎。

(6) 流行病学史:患者为某市常住居民,患者丈夫于 2020 月 2 月 7 日因"发热"就诊,后确诊为新型冠状病毒肺炎。

【诊断依据】 患者为某市常住居民,发病前 14 天均住该市区,丈夫确诊新型冠状病毒肺炎,患者查胸部 CT 示双肺散在条索、条片影。结合患者病史及实验室、影像学检查,考虑新型冠状病毒肺炎诊断明确。

【处理方案】

(1) 抗病毒治疗:患者新冠病毒抗体阳性,胸部 CT 示病毒性肺炎表现。

(2) 连花清瘟中药治疗。

(3) 加强营养支持,保肝对症支持治疗。

(4) 骨髓纤维化合并疾病使用芦可替尼治疗,小剂量糖皮质激素治疗。

四、经验与体会

我们收治的这一例新冠病毒患者已经被诊断骨髓纤维化 1 年,长期使用干扰素 qw ＋芦可替尼 5 mg bid。入院经治疗后,患者病情很快得到改善。目前尚无文献报道新冠病毒合并骨髓纤维化患者的治疗建议和预后评估。但此前,湖北省卫健委曾在 2020 年 1 月 24 日的病情通报中报告一例"原发性骨髓纤维化,肺部感染"的患者,发病 10 天后确诊"新冠病毒感染肺炎",并于当天死亡,提示骨髓纤维化患者如无正确治疗,一旦感染新冠病毒,病情进展也可能很快。骨髓纤维化是一种由于骨髓造血组织中胶原增生,其纤维组织严重地影响造血功能的骨髓增生性肿瘤。目前骨髓纤维化的标准治疗包括干扰素、芦克替尼以及糖皮质激素等治疗,多数患者病情可以缓解。

该例患者以发热伴咳嗽起病,发病后行胸部 CT 表现为明确两肺散在条索、条片影等病毒性肺炎的表现,发病 10 天后血新冠病毒 IgG 和 IgM 均明显升高,提示新型冠状病毒肺炎诊断明确,但是患者病程中行咽拭子及痰新冠病毒核酸检测呈阴性,而且恢复很快,发病 19 天症状即明显缓解后出院。目前该患者呼吸道新冠病毒核酸一直呈阴性及快速恢复的原因尚不清楚。入院后我们给予患者阿比多尔和连花清瘟胶囊治疗的同时,继续给予患者使用芦可替尼治疗。芦可替尼是一种口服 JAK1 和 JAK2 酪氨酸激酶抑制剂,于 2012 年 12 月获欧盟批准,用于治疗中危或高危的骨髓纤维化,包括原发性骨髓纤维化、真性红细胞增多症后骨髓纤维化和原发性血小板增多症后骨髓纤维化。曾有研究报道芦可替尼的类似药物巴瑞替尼可用于治疗新型冠状病毒肺炎,并进而推断芦可替尼也可以通过减轻机体的炎症反应使得新型冠状病毒肺炎患者的症状得以快速缓解。本例患者病程中肺部炎症及 C-反应蛋白和细胞因子升高均不严重,可能和患者长期使用芦可替尼相关。华中科技大学同济医学院附属同济医院血液科主任周剑锋目前也正在进行一项"芦可替尼联合输注间充质干细胞治疗重症新型冠状病毒肺炎患者的前瞻性、单盲、随机对照临床研究"。此则病例虽然并不能明确芦可替尼对新型冠状病毒肺炎的治疗作用,但是让我们看到新型冠状病毒肺炎患者使用芦克替尼是安全的,因此其治疗效果值得进一步探讨。

除了长期口服芦克替尼外,患者在发病前长期使用 α-干扰素静脉注射治疗。尽管 α-干扰素具有一定的免疫调节作用,可以增强适应性免疫细胞的病毒清除能力,但在急性感染中,免疫增强也可能启动炎性反应和组织损伤,加重病情进展。因此我们对患者停用了 α-干扰素治疗,并密切观察患者的临床和化验结果的变化。短期停用 α-干扰素并使患者原有骨髓纤维化相关症状加重。

另外值得注意的是,贫血是骨髓纤维化最常见的临床表现,本例患者入院之时即有贫血(2 月 16 日血常规:红细胞 2.70×10^{12}/L,血红蛋白 91.00 g/L)。入院后,因为饮食不佳,疲乏无力,因此贫血表现加重(2 月 23 日血常规:红细胞 2.30×10^{12}/L,血红蛋白 76.00 g/L)。因此在患者加强营养的同时,追问病史,发现患者既往曾间断口服激素治疗,因此我们继续给予患者口服小剂量醋酸泼尼松,贫血表现有所改善。

通过该则新型冠状病毒肺炎合并骨髓纤维化的病例,可得到初步提示:对骨髓纤维化的患者,感染新冠病毒后,可以继续使用芦克替尼,并根据临床表现考虑是否使用激素;但是在急性期,可以考虑暂时停用 α-干扰素。并且,芦克替尼可以作为一种潜在的治疗药物来减轻新型冠状病毒肺炎的炎症反应。

综合诊疗经验,我们提出:

(1) 对于新型冠状病毒肺炎患者的救治,没有经验可以借鉴,疾病过程中要密切关注患者的病情变化,尤其是对于存在其他系统合并疾病的患者,要综合考虑两种并存疾病的治疗方案。

(2) 对于新型冠状病毒肺炎合并原发性骨髓纤维化的患者,芦可替尼、糖皮质激素、干扰素等治疗方案的选择仍需更多的临床循证证据来支撑。

教学病例 19

一、病史简介

患者,男,52岁,因"反复发热伴咳嗽9天"于2020年2月6日入院。

【流行病学史】 某市常住居民,否认生食牛羊肉、海鲜。

【主诉】 反复发热伴咳嗽9天

【现病史】 患者于1月28日无明显诱因地出现发热,体温最高达39℃,伴咳嗽、咽痛,无胸闷、气促等不适,在外院行胸部CT提示"双肺感染",口服奥司他韦、连花清瘟胶囊后症状无明显改善,仍有发热。于2月3日复查胸部CT提示"双肺感染较前加重",2月4日接受鼻咽拭子新冠病毒核酸检测结果为阳性,遂收入院治疗。起病以来,患者精神、食欲及睡眠一般,两便如常,自觉体力下降,体重无明显变化。

【既往史】 高血压病史数年,服用厄贝沙坦片、硝苯地平控释片;否认冠心病、糖尿病及慢性肾脏病史。否认慢性肝病史。否认食物、药物过敏史。

【查体】 T 36.8℃, P 72次/分, R 22次/分, BP 147/80 mmHg。

神清,精神可,皮肤巩膜无黄染,口唇未见紫绀,浅表淋巴结未及明显肿大。未行心肺听诊(因防护服所限)。腹平软,无压痛及反跳痛,肝脾肋下未及,双肾区无叩痛,双下肢无水肿。指脉氧饱和度97%(不吸氧)。

【实验室检查】

血常规:白细胞 5.50×10^9/L,中性粒细胞百分比80.40%,淋巴细胞百分比10.90%,淋巴细胞 0.60×10^9/L,超敏C-反应蛋白>5.00 mg/L。

降钙素原0.028 ng/ml。

凝血功能正常。

生化常规:丙氨酸氨基转移酶117 U/L,天冬氨酸氨基转移酶49.00 U/L,γ-谷氨酰转移酶92 U/L,总蛋白63.50 g/L,白蛋白39.40 g/L,尿素9.33 mmol/L,肌酐83 μmol/L,预计肾小球滤过率92.97 ml/min,葡萄糖8.07 mmol/L,乳酸脱氢酶264 U/L。

尿常规:尿糖(+),尿比重1.030,尿蛋白(一),尿红细胞0.44/HP。

细胞免疫功能:CD4/CD8 2.42, CD19计数57个/μl。

【辅助检查】 入院后胸部CT(2020年2月12日)示双肺见多发斑片状磨玻璃影,以肺野外带为主,提示病毒性肺炎(图19-1)。

二、诊疗经过

【初步诊断】 新型冠状病毒肺炎、肾功能异常、肝功能异常。

【诊治经过】 入院后完善各项实验室检查,复查新冠病毒核酸及胸部 CT 等,明确诊断为新型冠状病毒肺炎。继续给予阿比多尔、中药连花清瘟胶囊抗病毒,乙酰半胱氨酸化痰,甘草酸二铵保肝等治疗。患者入院后检查发现尿素、肌酐升高(表 19-1),但尿量无明显减少,予以对症治疗后肾功能指标逐渐恢复正常。而后患者呼吸道症状明显好转,且 2 次鼻咽拭子新冠病毒核酸检测均呈阴性,于 3 月 8 日复查胸部 CT 检查提示双肺病变吸收好转,遂安排出院。

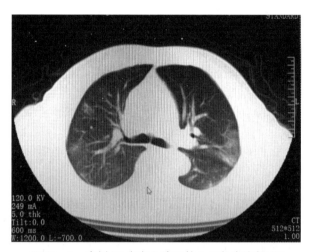

图 19-1　病例 19 患者入院后第 1 周复查胸部 CT

表 19-1　住院期间患者肾功能及电解质指标变化情况

项目	2月6日	2月12日	2月17日	2月22日	2月28日	3月5日
尿素(mmol/L)	9.33	9.16	6.00	6.20	4.64	5.07
肌酐(μmol/L)	83.00	98.00	91.00	94.00	94.00	87.00
尿素/肌酐	0.11	0.09	0.07	0.07	0.05	0.06
预计肾小球滤过率(ml/min)	92.97	76.05	83.18	79.98	79.98	87.83
血清钾(mmol/L)	4.45	3.64	3.44	3.74	3.93	3.55
血清钠(mmol/L)	144	147	149	141	148	148

【出院诊断】 新型冠状病毒肺炎。

三、病例分析

【病史特点】

(1) 男,52 岁,某市常住居民,因"反复发热伴咳嗽 9 天"入院。

(2) 既往有高血压病史,服用厄贝沙坦片、硝苯地平控释片;否认糖尿病、慢性肾病史;否认慢性肝病史。

(3) 病程中尿量无明显异常改变。

(4) 实验室检查:肾功能指标异常,肝酶指标增高,尿蛋白(一);咽拭子新冠病毒核酸检测阳性。

（5）影像学检查：胸部CT示双肺多发感染病灶，以肺野外带为主，考虑为病毒性肺炎。

【诊断依据】　患者于发病前14天居住生活于某市，查胸部CT示病毒性肺炎，咽拭子新冠病毒核酸检测结果为阳性，结合患者病史、实验室及影像学检查，考虑新型冠状病毒肺炎诊断明确。患者入院后查肝酶、尿素、肌酐等指标异常升高，但否认慢性肾脏病、慢性肝病史，故考虑为新发的肾功能异常及肝功能异常。

【处理方案】

（1）休息、氧疗。

（2）抗病毒治疗：该患者新冠病毒感染的诊断已明确。

（3）中药连花清瘟胶囊辅助治疗。

（4）甘草酸二铵保肝治疗。

（5）加强营养支持。

四、经验与体会

本例为一例诊断明确的新型冠状病毒肺炎病例，其临床特点在于治疗期间合并肾功能异常。目前已知肺脏是新冠病毒最主要的靶器官，但肾脏也是除肺以外常被累及的器官之一，尤其是重症患者更易出现肾脏损伤，并且为患者预后不良的独立危险因素。冠状病毒感染导致肾损伤的机制目前仍不十分清楚。根据现有的研究，可能是由病毒直接介导（通过在肾脏及肾血管高表达的ACE2受体），也可能由异常免疫反应释放的细胞因子（包括白介素-2、白介素-6、白介素-10、粒细胞集落刺激因子、肿瘤坏死因子-α等炎症因子）和其他因素间接引起。临床高危因素方面，高龄、糖尿病、高血压病等基础性疾以及新型冠状病毒肺炎患者存在的低氧血症是引发急性肾脏损害重要的危险因素；脓毒性休克及病毒导致的应激性心肌病可能通过影响循环功能、降低肾灌注而导致肾功能受损。此外，抗病毒药物如利巴韦林、阿比多尔、磷酸氯喹都可能对肾脏造成一定的损害。

我国《新型冠状病毒肺炎诊疗方案（试行第七版）》公布了来自有限的尸检和穿刺组织病理的观察结果，其中将肾脏病理改变描述为"肾小球球囊腔内见蛋白性渗出物，肾小管上皮变性、脱落，可见透明管型。间质充血，可见微血栓和灶性纤维化"。上述病理改变提示新冠病毒引起的肾脏损害以肾小管损伤为主，故临床上以尿检异常较为显著，但也可出现肾小球滤过功能受损，表现为血肌酐、尿素氮水平升高。一项包含了59例新型冠状病毒肺炎患者（其中重症28例）的研究数据显示，肾损伤的临床表现及程度不一，以蛋白尿较为常见（轻度蛋白尿为主）；27%的患者尿素氮水平升高，19%的患者血肌酐水平升高；在接受CT检查的27例患者中，均发现了肾脏的影像学异常，主要表现为肾实质CT值较正常低，提示肾脏炎症和水肿的产生。

在确诊新型冠状病毒肺炎的基础上，若患者出现蛋白尿、血尿、少尿、血尿素氮、肌酐升高及肾脏影像学改变，需尽快评估是否已发展至急性肾损伤（acute kidney injury, AKI）。*The Lancet*杂志上发表的一篇对确诊的41例新冠病毒感染患者的分析提示，超过 10％的患者出现肌酐升高,在 ICU 治疗的患者中有 23％合并 AKI。目前 AKI 的诊断依据主要参考改善全球肾脏病预后组织(Kidney Disease：Improving Global Outcomes,KDIGO)临床实践指南标准,即根据血肌酐升高水平和(或)尿量进行判断和分期,符合以下情况之一即可诊断：①48 h 内肌酐升高或超过 26.5 μmol/L；②血肌酐升高超过基线值的 1.5 倍,确认或推测发生在之前 7 日内；③尿量<0.5 ml/(kg·h)且至少持续 6 h。

对于本例合并肾功能异常的新型冠状病毒肺炎患者,尽管未达到公认的 AKI 诊断标准,但我们依然遵循了针对 AKI 的治疗原则,积极治疗导致肾功能异常的原发疾病,同时采取了休息、吸氧、对症治疗和营养支持治疗,维持患者内环境稳定及生命体征平稳,定期随访实验室检查。目前虽然针对新型冠状病毒肺炎尚无确认有效的抗病毒治疗药物,但可能有效的推荐用药包括洛匹那韦/利托那韦、α-干扰素雾化吸入等。其中,洛匹那韦/利托那韦的肾脏清除率低,肾功能不全的患者无须调整剂量,血液透析或腹膜透析不会显著影响其清除。对于伴发 AKI 的危重症病例,目前推荐尽早选用血浆置换、免疫吸附、血液灌流、血液/血浆滤过透析等体外血液净化技术清除炎症因子和毒素,维持机体内环境稳定,达到缓解全身症状和改善患者预后的目的。

综合诊疗经验,我们提出：

(1) 新冠病毒感染患者存在肾脏损害的可能性。入院后应该严密监控肾脏功能情况,做到早期诊断、早期治疗,达到保护肾脏功能和降低死亡风险的目的。

(2) 虽然新型冠状病毒肺炎发生 AKI 的确切机制仍不明确,但可以针对其高危因素开展预防,比如通过呼吸支持积极纠正低氧血症、避免使用肾毒性药物以及应用具有炎症因子清除作用的血液净化技术等来改善患者预后。

教学病例 20

一、病史简介

患者,男,59 岁,因"胸闷、乏力 2 周,阵发性头痛 3 天",于 2020 年 2 月 14 日入院。

【流行病学史】 某市常住居民,否认生食牛羊肉海鲜。

【主诉】 胸闷、乏力 2 周,阵发性头痛 3 天。

【现病史】 患者于 2020 年 2 月 1 日起无明显诱因下出现胸闷、乏力,活动后气促加重,并有发热,体温最高 38.2 ℃,无咳嗽咳痰、鼻塞流涕、腹泻、肌痛等不适,于次日至社区医院就诊,胸部 CT 示"双肺散在磨玻璃样改变",给予对症治疗,2 月 7 日行咽拭子新冠病毒核酸检测阳性,在当地给予阿比多尔抗病毒、连花清瘟中药治疗,患者病情无明显好转,且反复头痛,遂来我院。发病以来,二便正常,饮食睡眠可。

【既往史】 8 年前胆囊切除术史,10 年前阑尾切除手术史,否认高血压、糖尿病史,否认药物过敏史。

【查体】 T 38.1 ℃,P 138 次/分,R 31 次/分,BP 125/85 mmHg。不吸氧指脉氧饱和度 98%。

神清,精神可,皮肤巩膜无黄染,浅表淋巴结未及明显肿大,因穿戴防护服,心肺听诊未做。腹平软,无压痛及反跳痛,肝脾肋下未及,双肾区无叩痛,双下肢无水肿。

【实验室检查】

降钙素原:0.331 ng/ml。

血钾:5.44 mmol/L。

D-二聚体:2.96↑ mg/L。

血常规+hsCRP:红细胞 2.81×10^{12}/L,血红蛋白 102.00 g/L,红细胞比容 0.294 0 L/L,红细胞平均体积 104.60 fL,红细胞平均血红蛋白含量 36.30 pg,超敏 C-反应蛋白>5.00 mg/L,C-反应蛋白 21.2 mg/L。

生化常规:天冬氨酸氨基转移酶 14.00 U/L,总蛋白 62.50 g/L,白蛋白 34.00 g/L,白/球比 1.19,二氧化碳总量 19.50 mmol/L,葡萄糖 19.42 mmol/L,钙 2.07 mmol/L,高密度脂蛋白胆固醇 0.81 mmol/L,肌酸激酶 20.00 U/L,预计肾小球滤过率 83.62 ml/min,降钙素原定量(细菌感染)0.164 ng/ml。

细胞免疫功能:CD4/CD8 2.32。

【辅助检查】 入院后复查胸部 CT(2020 年 2 月 13 日)显示较 2 月 1 日加重,右肺上叶部分病变新发,左肺原有病变范围扩大,心包积液较前吸收。

二、诊疗经过

【初步诊断】 新型冠状病毒肺炎。

【诊治经过】 入院后经新冠病毒核酸、血液学及胸部 CT 等检查(图 20-1),明确诊断新型冠状病毒肺炎。继续予以阿比多尔抗病毒、胸腺肽免疫调节剂等治疗。入院第 3 天,氧合有所改善,头痛减轻,遂下地行走,但发现走路不稳,行走时向右偏斜。行神经系统查体。神志清,言语略含糊,额纹对称,伸舌示齿居中,右侧肢体肌力Ⅴ-级,左侧肢体肌力Ⅴ级,病理征未引出。2 月 18 日行头颅 CT 示左侧基底节区腔隙性脑梗塞(图 20-2)。查患者 D-二聚体持续升高、空腹血糖增高,予抗凝、降脂、稳定血糖治疗,经加用低分子肝素钙抗凝治疗后患者症状好转,3 天后,患者四肢肌力Ⅴ级,行走平稳。且患者呼吸道症状明显好转,2 次咽拭子新冠病毒核酸检测均为阴性,3 月 3 日复查胸部 CT 显示肺炎病变显著好转。安排出院。

【出院诊断】 新型冠状病毒肺炎、腔隙性脑梗死、糖尿病、贫血。

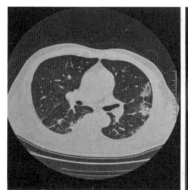
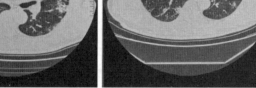
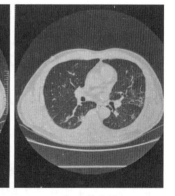

A. 2 月 13 日   B. 2 月 23 日   C. 3 月 3 日

图 20-1 病例 20 不同时间点患者胸部 CT 的改变

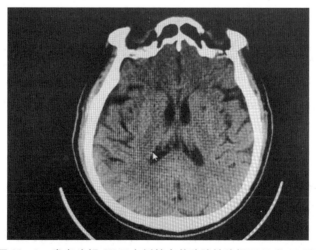

图 20-2 患者头颅 CT 示左侧基底节腔隙性脑梗死(2 月 18 日)

三、病例分析

【病史特点】

(1) 男,59 岁,某市常住居民,因"胸闷、乏力 2 周,阵发性头痛 3 天"入院。

(2) 既往无特殊病史,否认生食牛羊肉、海鲜,否认宠物接触史,否认高血压、糖尿病史。

(3) 病程中出现头痛、一过性行走偏斜、轻偏瘫表现。

(4) 实验室检查:贫血、白细胞计数降低、血糖升高、D -二聚体升高。

(5) 实验室和影像学检查:胸部 CT 示双肺散在斑片状阴影,考虑为病毒性肺炎,咽拭子新冠病毒核酸检测呈阳性。头颅 CT 示左侧基底节腔隙性脑梗死。

【诊断依据】 患者为某市常住居民,发病前 14 天均住于该市区,查胸部 CT 示双肺散在斑片状阴影,咽拭子新冠病毒核酸检测呈阳性。结合患者病史及实验室、影像学检查,考虑新型冠状病毒肺炎诊断明确。

【处理方案】

(1) 抗病毒治疗:患者的新冠病毒核酸检测呈阳性,胸部 CT 示病毒性肺炎表现。

(2) 中药连花清瘟治疗。

(3) 低分子肝素钙抗凝治疗:患者新发脑梗死,血凝检查 D -二聚体持续升高。

(4) 阿托伐他汀钙治疗:新发脑梗死,血糖较高。

(5) 加强营养支持,减少碳水化合物摄入,监测血糖。

四、经验与体会

本例患者为一例典型的重型新型冠状病毒肺炎,在病程中出现头痛、行走偏斜等神经系统表现。华中科技大学协和医院神经内科胡波教授团队发现,与非严重的新型冠状病毒肺炎患者相比,严重的患者通常具有神经系统症状,表现为急性脑血管疾病、意识障碍和骨骼肌症状。而最近北京地坛医院和日本还报告了新冠病毒脑炎的病例。因此,对于新型冠状病毒肺炎患者,建议除了呼吸系统症状外,医生还应密切注意任何神经系统表现。

本例患者在入院前即具有头痛症状,但是无恶心呕吐、意识或精神障碍表现,查体亦未见脑膜刺激征的表现,给予布洛芬止痛治疗,因此不考虑脑炎或脑膜炎的可能。入院后,患者出现行走向右偏斜、右侧肢体肌力减退的临床表现,行头颅 CT 检查,发现患者左侧基底节腔隙性脑梗死。追问病史,患者否认既往脑梗死病史,而该病灶可以解释目前的症状,因此可能为责任病灶。

但遗憾的是由于条件所限,未能完成头颅 MRI＋DWI 检查,对进一步的分型只能依靠病史和实验室检查。我们继续追问病史,患者仍然否认糖尿病、高血压等基础病,尽管影像可以解释患者的症状。入院后辅助检查患者的糖化血红蛋白 7.3%,提示患者可能存在糖尿病。与此同时,该患者病程中 D -二聚体持续升高,而给予低分子肝素钙皮下注射治疗后,患者的神经损伤很快好转。曹斌教授团队揭示了 D -二聚体含量明显升高是新型冠状病毒肺炎患者有更高的住院死亡率的 3 个高危因素之一。SARS 暴发期间，患者存在血栓形成、血管炎、血管壁纤维素样坏死等表现。对新型冠状病毒肺炎患者的研究表明，D-二聚体的检测值与患者的住院死亡率有密切的相关性，其检测值的明显升高，意味着患者的住院死亡率更高。结合这些研究结果，我们考虑，该患者合并的脑梗死与动脉粥样硬化及血栓栓塞性血管炎均有关联性。因此，在治疗过程中，要充分考虑使用抗凝治疗。该患者病情好转后，D-二聚体好转，继续口服阿司匹林。

对于新型冠状病毒肺炎患者，应该积极开展呼吸康复治疗，教会患者采用缩唇呼吸方法，改善气道压力，减少残气量；通过医护人员辅助拍背、患者深吸气、用力咳嗽，尽可能排出肺内分泌物，改善换气功能；如果病情允许，在确保安全的前提下，患者可以早期下床行走，改善全身心肺功能，为机体恢复提供有利条件。

同时还应注意，患者在新冠病毒感染的急性期，因为氧合较差，精神差，因此纳差明显，入院时表现为明显的低蛋白血症和贫血。而在病程中，摄入各种营养液过多，导致血糖过高，营养明显失衡。新冠病毒的传染性导致重症患者的照顾不足，因此往往会导致基础护理、营养的失衡，这也是合并高血压、糖尿病的患者预后更差的原因之一。这提示我们在治疗如新型冠状病毒肺炎的这类传染性疾病的过程中，要在医疗护理之外，加强人力资源来帮助患者的基础生活照护。

综合诊疗经验，我们提出：

（1）新型冠状病毒肺炎患者在肺炎的同时必须重视神经系统损伤的筛查。

（2）新型冠状病毒肺炎患者必须重视高血压、糖尿病等基础病的筛查。

（3）要注意新型冠状病毒肺炎患者凝血功能异常的可能，尤其是 D-二聚体的变化。

（4）新型冠状病毒肺炎患者要积极进行呼吸康复治疗，包括深呼吸训练、缩唇呼吸训练、促排痰训练，以改善呼吸功能。

（5）在医疗护理的同时，对重型传染病应该加强人力资源提供生活照护。

教学病例 21

一、病历资料

患者,女,67岁,因"纳差、乏力15天"于2020年2月10日入院。

【流行病学史】 某市常住居民,否认禽类、野生动物接触史。

【主诉】 纳差、乏力15天。

【现病史】 患者因痛风发作于2020年1月下旬至当地医院就诊,住院期间出现纳差、乏力,无发热,无明显咳嗽、咳痰、胸闷、气促,无咽痛、鼻塞、流涕、腹泻等症状。8天前(2020年2月2日)至某医院就诊,胸部CT示"双肺散在斑片状阴影,考虑病毒性肺炎。"2020年2月6日行咽拭子新冠病毒核酸检测,2020年2月8日家属接到居委会电话通知检测结果为阳性。于2020年2月10日收治入院。

患者自发病来,精神萎靡,纳差乏力明显,夜眠差。

【既往史】 既往有高血压、糖尿病、慢性肾功能不全、痛风、肾性贫血病史。否认手术史、药物过敏史。否认烟酒史,否认家族遗传疾病史。

【查体】 T 36.9℃,P 104次/分,R 20次/分,BP 134/67 mmHg。神清,精神可,呼吸平稳。对答流畅,皮肤巩膜无黄染,无口唇紫绀、疱疹及皮疹,全身浅表淋巴结无肿大,咽部无红肿充血,扁桃体未见肿大,颈软,气管居中,未行心肺听诊(因防护服所限)。腹部平软,无压痛及反跳痛,肝脾肋下未及,肝肾区无叩击痛。神经系统检查阴性。双下肢无水肿。

【实验室检查】

血常规:血红蛋白60 g/L;血小板219×10^9/L;白细胞6.48×10^9/L;中性粒细胞百分比76.40%;淋巴细胞百分比13.90%。

凝血功能:凝血酶原时间13.4 s(正常值9～13),纤维蛋白原6.88 g/L(正常值2～4),D-二聚体2.29 mg/L(正常值0～0.55),余正常。

肌酸激酶:肌酸激酶21 U/L(正常值40～200),肌酸激酶MB亚型0.94 U/L(正常值0～5)。

炎症指标:降钙素原0.387 g/ml(正常值<0.1),C-反应蛋白17.3 mg/L(正常值0～10),超敏C-反应蛋白>5 mg/L(正常值0～3)。

肝肾功能:总胆红素7.0 μmol/L;结合胆红素2.3 μmol/L;丙氨酸氨基转移酶9 U/L;门冬氨酸氨基转移酶11 U/L;尿素25.9 mmol/L(正常值3.1～8.8),肌酐354 μmol/L(正常值41～81);白蛋白34 g/L(正常值40～55),球蛋白26.8 g/L(20～40)。

免疫球蛋白:IgA 4.49 g/L(正常值0.7～4.0),IgE 703 IU/ml(正常值<100)。补体正常。

心肌标志物：B 型钠尿肽前体 1 442 pg/ml（正常值 0～900），超敏肌钙蛋白 I 0.011 ng/ml（正常值 0～0.04）。

病原学检查：嗜肺军团菌、肺炎支原体、Q 热立克次体、肺炎衣原体、腺病毒、呼吸道合胞病毒、甲型流感病毒、乙型流感病毒、副流感病毒 1/2/3 IgM 均阴性；EB 病毒 IgM 阴性，IgG 阳性；巨细胞病毒 DNA 阴性。

鼻咽拭子病原学：2019nCoV 核壳蛋白基因检测呈阳性，2019nCoV 开放阅读编码框 *1ab* 检测呈阳性。

【辅助检查】 胸部 CT 平扫（2020 年 2 月 14 日）示两肺感染性病变（图 21-1），考虑为病毒性肺炎。影像表现：两肺见多发斑片状磨玻璃影及条片影；纵隔窗显示两肺门无增大，气管支气管通畅，纵隔未见肿大淋巴结，心脏不大，主动脉钙化。

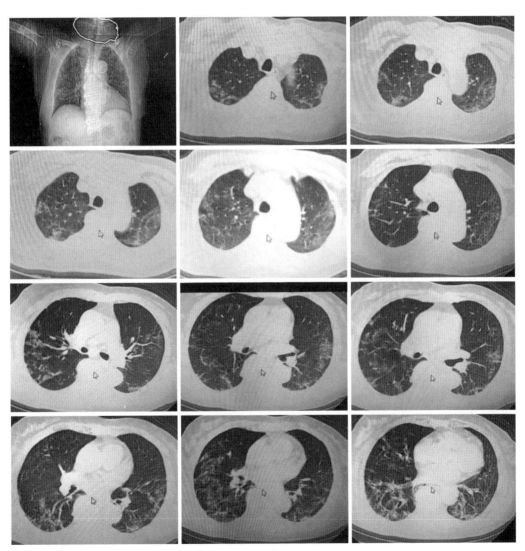

图 21-1　病例 21 患者胸部 CT 平扫（2020 年 2 月 14 日）

注：两肺感染性病变，考虑病毒性肺炎。

二、诊疗经过

【初步诊断】 新型冠状病毒肺炎、慢性肾功能不全、肾性贫血。

【诊治经过】 患者入院后积极完善相关检查,实验室检查提示患者肝功能、肌酶、电解质均正常,肾功能不全合并严重贫血,C-反应蛋白、降钙素原、中性粒细胞百分比升高,B型钠尿肽升高。予以完善病原学检查:嗜肺军团菌、肺炎支原体、Q热立克次体、肺炎衣原体、腺病毒、呼吸道合胞病毒、甲型流感病毒、乙型流感病毒、副流感病毒1/2/3、EB病毒、巨细胞病毒的IgM均为阴性;鼻咽拭子2019nCoV核壳蛋白基因检测及开放阅读编码框 1ab 检测均为阳性。

患者新型冠状病毒肺炎诊断明确,予以阿比多尔、连花清瘟胶囊抗病毒治疗,同时予以莫西沙星经验性抗感染、乙酰半胱氨酸化痰及小剂量糖皮质激素支持治疗。患者慢性肾功能不全合并肾性贫血,予利尿(呋塞米、螺内酯)对症处理,纠正贫血(促红细胞生成素皮下注射、多糖铁复合物胶囊口服)。

患者入院后经抗感染对症治疗后体温平,血氧饱和度在鼻导管吸氧下(3 L/min)达到98%～100%,乏力明显好转,至2020年2月20日随访C-反应蛋白、降钙素原、中性粒细胞百分比逐渐降低(表21-1),肝功能、肌酸激酶、电解质维持正常,肾功能无恶化(表21-2),B型钠尿肽逐渐下降(表21-3)。其间曾查D-二聚体显著升高,予低分子肝素抗凝治疗(2月16—27日)后好转。

表 21-1 病例 21 患者血常规及炎症指标随访

项目	单位	参考范围	2月10日(入院)	2月14日	2月16日	2月18日	2月20日	2月24日	2月28日	3月7日
白细胞计数	10^9/L	3.5～9.5	6.48	4.44	4.04	5.22	5.2	6.31	7.29	6.4
中性粒细胞百分比	%	40～75	76.4	70.6	71.7	75.1	74	77.4	95.4	75.8
淋巴细胞百分比	%	20～50	13.9	18.5	18.6	15.3	15.2	15.5	3.3	16.6
红细胞计数	10^{12}/L	3.8～5.1	1.88	1.58	1.6	1.64	1.88	1.93	2.0	2.38
血红蛋白	g/L	115～150	60	51	52	54	60	62	65	78
红细胞比容	L/L	0.35～0.45	0.179	0.151	0.156	0.161	0.187	0.196	0.198	0.245
血小板计数	10^9/L	125～350	219	181	192	184	212	224	163	126
超敏C-反应蛋白	mg/L	0～3	>5	>5	>5	2.78	>5	>5		0.73
C-反应蛋白	mg/L	0～10	17.3	18.9	6.0	<5	5.1	5.1		<5
降钙素原	ng/ml	<0.1	0.387	0.125	0.106	0.132	0.148	0.133	0.105	0.192

表 21-2 患者血生化指标随访

项目	单位	参考范围	2月10日(入院)	2月14日	2月16日	2月18日	2月20日	2月24日	2月28日	3月7日
ALT	U/L	7～40	9	6	5	5	8	9	20	13

（续　表）

项目	单位	参考范围	2月10日（入院）	2月14日	2月16日	2月18日	2月20日	2月24日	2月28日	3月7日
AST	U/L	13～35	11	8	9	9	14	10	12	
白蛋白	g/L	40～55	34.0	32.9	34	36.1	36.8	39.5	35.6	34.7
球蛋白	g/L	20～40	26.8	25.1	25.4	25	25.3	24.1	22.4	19.0
乳酸脱氢酶	U/L	120～250	169	145	148	165	—	168	154	171
肌酸激酶	U/L	40～200	21	25	29	38	—	33	23	36
CK-MB	ng/ml	0～5	0.94	0.97	0.80	0.80	0.64	0.52	0.82	0.68
肌红蛋白	µg/L	0～110	122.61	95.94	109.38	111.02	96.23	78.74	58.98	106.87
超敏肌钙蛋白I	ng/ml	0～0.04	0.011	0.008	0.008	0.009	0.009	0.009	0.009	0.013
尿素	mmol/L	3.1～8.8	25.9	24.3	21.47	18.52	15.70	19.11	18.40	24.37
肌酐	µmol/L	41～81	354	380	376	363	325	358	302	313
eGFR	mL/min	＞90	10.88	9.99	10.12	10.56	12.07	10.74	—	12.63
尿酸	µmol/L	155～357	389	494	537	535	530	662	583	654
钾	mmol/L	3.5～5.3	4.96	4.65	4.62	4.14	4.15	4.07	4.08	4.53
钙	mmol/L	2.11～2.52	2.12	2.01	2.03	1.99	2.04	2.11	1.99	2.07
磷	mmol/L	0.85～1.51	2.15	1.82	1.64	1.58	1.50	1.52	1.08	1.57

表 21-3　患者心肌标志物随访

项目	单位	参考范围	2月10日（入院）	2月14日	2月16日	2月18日	2月20日	2月24日	2月28日	3月7日
心脏标志物 B型钠尿肽前体	pg/ml	0～900	1 442	953.1	786.8	599.5	539.9	675.4	1 587	615.5

表 21-4　患者凝血功能随访

项目	单位	参考范围	2月10日（入院）	2月14日	2月16日	2月18日	2月20日	2月24日	2月28日	3月7日
凝血酶原时间	s	9～13	13.4	—	13.4	12.4	12.1	12.3	11.6	10.8
凝血酶原时间-国际标准比值	—	0.76～1.24	1.15	—	1.15	1.06	1.04	1.05	0.99	0.92
活化部分凝血活酶时间	s	25～31.3	29.6	—	27.0	27.7	26.4	26.7	27.6	24.5
凝血酶时间	s	14～21	16.9	—	17.0	17.5	16.9	17	20.1	18.3
纤维蛋白原	g/L	2～4	6.88	—	4.21	4	3.91	4.09	3.01	2.44
D-二聚体	mg/L	0～0.55	2.29	—	12.00	6.34	3.28	0.82	0.50	0.31
纤维蛋白原降解产物	mg/L	0～5	10.55	—	29.87	16.58	9.07	2.10	0.56	0.38

2月20日予以复查鼻咽拭子2019nCoV核壳蛋白基因检测及开放阅读编码框 *1ab*

检测,结果均为阴性,但同日送检痰 2019nCoV 核壳蛋白基因检测及开放阅读编码框 *1ab* 检测均呈阳性,血新冠病毒 IgM、IgG 均显著升高。2 月 23 日随访胸部 CT 平扫考虑病毒性肺炎,较前稍显进展(图 21 - 2)。

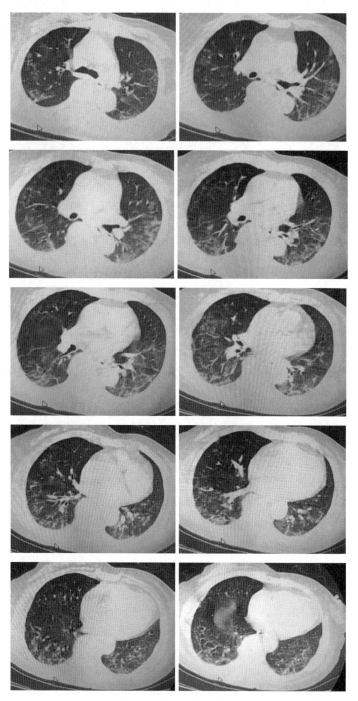

图 21 - 2 病例 21 患者胸部 CT 平扫(2020 年 2 月 23 日)

注:对比前片,考虑病毒性肺炎,较前稍显进展。

2月24日随访C-反应蛋白、降钙素原及中性粒细胞百分比均较前升高,考虑继发性细菌性感染,继续维持莫西沙星抗感染治疗;同日查血B型钠尿肽较前升高,考虑患者容量负荷过多,予以调整入液量,后续随访C-反应蛋白、降钙素原及中性粒细胞百分比、B型钠尿肽均恢复正常,3月7日及3月10日两次随访痰2019nCoV核壳蛋白基因检测及开放阅读编码框 1ab 检测均为阴性(新冠病毒病原学检测随访情况见表21-5),随访胸部CT报告感染性病变同前,图像阅片显示患者肺部炎症较前显著好转(图21-3)。

表 21-5　患者新冠病毒病原学检测随访

项目	单位	参考范围	2月10日（入院）	2月20日	2月24日	3月1日	3月7日	3月10日
2019nCoV 核壳蛋白基因(鼻咽拭子)	—	—	阳性	阴性	—	—	—	—
2019nCoV 开放阅读编码框 1ab（痰）	—	—	阳性	阴性	—	—	—	—
2019nCoV 核壳蛋白基因	—	—		阳性	—	阳性	阴性	阴性
2019nCoV 开放阅读编码框 1ab	—	—		阳性	—	阳性	阴性	阴性
新冠病毒 IgG 抗体	AU/ml	<10	—	123.24	108.17			
新冠病毒 IgM 抗体	AU/ml	<10	—	15.9	24.46	—	—	—

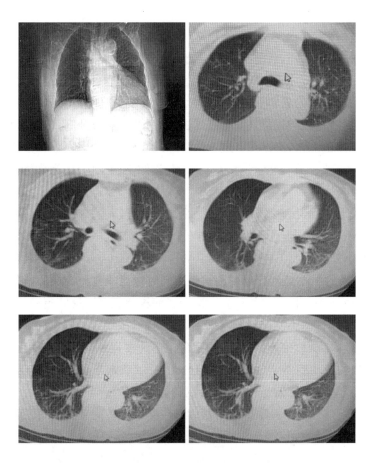

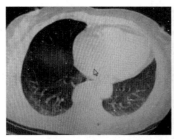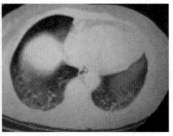

图 21-3 病例 21 患者胸部 CT 平扫（2020 年 3 月 5 日）

注：对比前片，两肺病变大致同前。

【出院诊断】 病毒性肺炎（新冠病毒感染）、慢性肾功能不全、肾性贫血。

三、病例分析

【病史特点】

(1) 女性，67 岁，某市常住居民，因"纳差、乏力 15 天"入院。

(2) 外院胸部 CT 示"双肺散在斑片状阴影，考虑病毒性肺炎"。咽拭子新冠病毒核酸检测呈阳性。

(3) 既往有高血压、糖尿病、慢性肾功能不全、痛风、肾性贫血病史。否认药物过敏史。

(4) 实验室和影像学检查：白细胞正常，C-反应蛋白、降钙素原显著升高，中性粒细胞百分比轻度升高，肝功能、肌酶正常，血红蛋白显著降低，血尿素、肌酐明显升高；胸部CT 提示两肺感染性病变，考虑为病毒性肺炎；病原学检查提示新冠病毒感染。

【诊断依据】 患者为老年女性，以纳差、乏力为主要表现，无明显咳嗽、咳痰及发热等症状，实验室检查白细胞正常，C-反应蛋白、降钙素原显著升高，中性粒细胞百分比轻度升高，肝功能、肌酶正常，胸部 CT 提示两肺感染性病变，考虑为病毒性肺炎；病原学检查提示新冠病毒感染。结合患者病史及实验室、影像学检查，考虑为病毒性肺炎（新冠病毒感染）。

患者既往有慢性肾功能不全、痛风、肾性贫血病史，入院查血红蛋白显著降低，血尿素、肌酐明显升高；考虑诊断为慢性肾功能不全、肾性贫血。

【处理方案】

(1) 初始经验性抗感染治疗以广谱抗生素同时覆盖非典型病原体，根据患者病原学检查，予以联合阿比多尔抗病毒治疗。后因患者病程较长，C-反应蛋白、降钙素原、中性粒细胞百分比有所升高，不能排除继发细菌感染可能，故继续予以莫西沙星治疗至出院。根据新型冠状病毒肺炎诊疗方案指南，需避免抗菌药物盲目或不恰当使用。

(2) 患者慢性肾功能不全合并肾性贫血，予利尿（呋塞米、螺内酯）对症处理，纠正贫血（促红细胞生成素皮下注射、多糖铁复合物胶囊口服）。

(3) 患者在治疗过程中鼻咽拭子新冠病毒检测结果转阴，但同日完善取痰送检新冠病毒检测呈阳性，并持续阳性至一周后转阴。根据新型冠状病毒肺炎诊疗方案指南，电镜下支气管黏膜上皮和Ⅱ型肺泡上皮细胞质内可见冠状病毒颗粒,此类患者随访转阴需考虑采用深部气道咳出痰送检病毒序列,避免假阴性影响临床判断。

(4)治疗期间,患者密切随访 B 型钠尿肽,其间感染波动曾合并 B 型钠尿肽升高,达 31 587 pg/ml,考虑与患者肾功能不全、容量负荷过多有关。

(5)治疗初期患者 D-二聚体进行性升高,最高 12 mg/L,即予低分子肝素抗凝治疗。随访 D-二聚体正常。根据腺病毒治疗指南提及的"严重者 D-二聚体升高",可能与感染有关,也可能与患者的低蛋白血症有关。

四、经验与体会

本次新冠病毒对人群普遍易感,呼吸道飞沫和密切接触传播是主要的传播途径,潜伏期 1~14 天,多为 3~7 天。以发热、干咳、乏力为主要表现,少数患者伴有鼻塞、流涕、咽痛、肌痛和腹泻等症状。重症患者多在发病一周后出现呼吸困难和(或)低氧血症。本例患者起病症状不典型,以纳差、乏力起病,病程中无显著发热、咳嗽症状,完善相关检查,结合实验室、影像学检查,诊断为病毒性肺炎(新冠病毒感染)。

(一)新冠病毒感染

新冠病毒主要引起呼吸道疾病。根据目前有限的尸检和穿刺组织病理观察结果,新冠病毒感染患者的肺脏呈现不同程度的实变,可合并心肌细胞、肝细胞变性坏死,可引起脑组织充血水肿。

发病早期患者外周血白细胞总数正常或减少,可见淋巴细胞计数减少,部分患者可出现肝酶、乳酸脱氢酶、肌酶和肌红蛋白增高,部分危重患者可见肌钙蛋白增高。多数患者 C-反应蛋白和血沉升高,降钙素原正常,严重者 D-二聚体升高,外周血淋巴细胞进行性减少。

病原学检查采用 RT-PCR 或/和 NGS 方法在鼻咽拭子、痰和其他下呼吸道分泌物、血液、粪便等标本中可检测出新冠病毒核酸。检测下呼吸道标本(痰或气道抽取物)结果更加准确。

新型冠状病毒肺炎影像学早期呈现多发小斑片影及间质改变,以肺外带最为明显。进而发展为双肺多发磨玻璃影、浸润影,严重者可出现肺实变,胸腔积液者少见。

(二)新型冠状病毒肺炎疑似病例诊断标准

结合流行病学史和临床表现综合分析,诊断标准如下。

1. 流行病学史

(1)发病前 14 天内有某市及周边地区,或其他有病例报告社区的旅行史或居住史。

(2)发病前 14 天内与新冠病毒感染者(核酸检测呈阳性者)有接触史。

(3)发病前 14 天内曾接触过来自某市及周边地区,或来自有病例报告社区的发热或有呼吸道症状的患者。

(4)聚集性发病[2 周内在小范围如家庭、办公室、学校班级等场所,出现 2 例及以上发热和(或)呼吸道症状的病例]。

2. 临床表现

(1) 发热和(或)呼吸道症状。

(2) 具有新型冠状病毒肺炎影像学特征。

(3) 发病早期白细胞总数正常或降低,淋巴细胞计数正常或减少。

3. 诊断标准　有流行病学史中的任何一条,且符合临床表现中任意 2 条;无明确流行病学史的,符合临床表现中的 3 条。以上情况皆可诊断为疑似病例。

(三) 新型冠状病毒肺炎确诊病例诊断标准

疑似病例同时具备以下病原学或血清学证据之一者可诊断为确诊病例。

(1) 实时荧光 RT-PCR 检测新冠病毒核酸阳性。

(2) 病毒基因测序与已知的新冠病毒高度同源。

(3) 血清新冠病毒特异性 IgM 抗体和 IgG 抗体阳性;血清新冠病毒特异性 IgG 抗体由阴性转为阳性或恢复期较急性期有 4 倍及以上的升高。

(四) 新型冠状病毒肺炎临床分型

(1) 轻型:临床症状轻微,影像学未见肺炎表现。

(2) 普通型:具有发热、呼吸道等症状,影像学可见肺炎表现。

(3) 重型:成人符合以下情况之一者。①出现气促,呼吸频率≥30 次/分。②静息状态下,指脉氧饱和度≤93%。③氧合指数[动脉血氧分压(PaO_2)/吸氧浓度(FiO_2)]≤300 mmHg(1 mmHg=0.133 kPa)。

肺部影像学显示 24～48 h 内病灶明显进展>50%者按重型管理。

(4) 危重型:符合以下情况之一者。①出现呼吸衰竭,且需要机械通气。②出现休克。③合并其他器官功能衰竭,需 ICU 监护治疗。

(五) 成人新型冠状病毒肺炎重型、危重型临床预警指标

(1) 外周血淋巴细胞进行性下降。

(2) 外周血炎症因子如 IL-6、C-反应蛋白进行性上升。

(3) 乳酸进行性升高。

(4) 肺内病变在短期内迅速进展。

(六) 新型冠状病毒肺炎鉴别诊断

(1) 新冠病毒感染轻型表现需与其他病毒引起的上呼吸道感染相鉴别。

(2) 新型冠状病毒肺炎主要与流感病毒、腺病毒、呼吸道合胞病毒等其他已知病毒性肺炎及肺炎支原体感染相鉴别,尤其是对疑似病例要尽可能采取包括快速抗原检测和多重 PCR 核酸检测等方法,对常见呼吸道病原体进行检测。

(3) 还要与非感染性疾病,如血管炎、皮肌炎和机化性肺炎等相鉴别。

(七) 治疗

(1) 卧床休息,加强支持治疗,保证充分热量;注意水、电解质平衡,维持内环境稳定;密切监测生命体征、指脉氧饱和度。

(2) 根据病情监测血常规、尿常规、C-反应蛋白、生化指标(肝酶心肌酶、肾功能等)、凝血功能、动脉血气分析、胸部影像学等,有条件者可行细胞因子检测。

(3) 及时给予有效氧疗措施,包括鼻导管、面罩给氧和经鼻高流量氧疗。有条件可采用氢氧混合吸入气(H_2：O_2＝2：1)治疗。

(4) 抗病毒治疗:可试用 α-干扰素、洛匹那韦/利托那韦、利巴韦林、磷酸氯喹、阿比多尔。要注意上述药物的不良反应、禁忌证以及与其他药物的相互作用等问题。不建议同时应用 3 种及以上抗病毒药物。出现不可耐受的不良反应时应停止使用相关药物。

(八) **此例患者治疗经验总结**

(1) 本次疫情中,老年慢性疾病患者的新型冠状病毒肺炎感染率和病死率较其他患者高。新型冠状病毒肺炎患者合并慢性基础疾病可能引起预后不佳,因此在治疗新型冠状病毒肺炎时需同时积极纠正合并症。如此例患者慢性肾功能不全,合并严重肾性贫血,在治疗新型冠状病毒肺炎的同时,积极予以补充螯合铁及皮下注射促红细胞生成素,改善贫血。

(2) 指南显示新型冠状病毒肺炎病毒核酸检测,采用下呼吸道标本(痰或气道抽取物)结果更加准确。此例患者在治疗过程中鼻咽拭子病毒检测已转阴,但痰液送检新冠病毒检测持续阳性。此类患者需进行下呼吸道标本采样送检。

(3) 新冠病毒感染患者通常降钙素原不升高,此例患者合并降钙素原升高,因此在治疗过程中除了积极抗病毒治疗外,同时予以广谱抗生素治疗,取得了较好的治疗效果。随访过程中患者曾病情波动,C-反应蛋白、降钙素原降低后再次升高,考虑继发性细菌感染,继续予广谱抗生素治疗后好转。因此在确诊新型冠状病毒肺炎的患者中,同时需考虑合并细菌感染可能,但需注意根据指南建议的指征严格规范应用。

(4) 慢性肾衰竭患者通常可出现心力衰竭等并发症,此例患者进行 B 型钠尿肽监测有助于评估患者心功能及容量负荷状态,协助调整治疗方案。此例患者入院时,B 型钠尿肽即显著升高,予以积极利尿对症处理,在抗感染治疗过程中改善容量负荷有助于改善预后。

教学病例 22

一、病史简介

患者,男,78岁,因"咳嗽20天,发热6天"于2020年2月9日入院。

【流行病学史】 某市常住居民。否认生食牛羊肉、海鲜,否认宠物接触史。

【主诉】 咳嗽20天,发热6天。

【现病史】 患者因咳嗽、咳痰于2020年1月20日在外院就诊,当时无发热、气促、乏力、腹痛、腹泻、肌痛等不适,行胸部CT检查提示"双肺炎症",具体不详,给予对症抗炎治疗未见好转。2月4日出现发热,体温最高37.8℃,门诊行咽拭子新冠病毒核酸检查,2月6日检查结果提示为阳性。考虑为新冠病毒感染肺炎,为进一步治疗收治入院。病程中无肌肉酸痛、纳差、呕吐等症状。

患者自发病以来,神清,精神萎,夜眠可,夜间稍有气促,大便如常。

【既往史】 患者既往有高血压、糖尿病、慢性肾功能不全(尿毒症期)病史,2012年开始维持性血液透析至今。2012年尿量逐渐减少,5年前已基本无尿。否认手术史、药物过敏史。吸烟史40年,日均20支;饮酒史40年,日均100 ml;在2017年起戒烟、戒酒。否认家族遗传疾病史。

【查体】 T 37.1℃,P 80次/分,R 20次/分,BP 179/87 mmHg。不吸氧监测指尖血氧饱和度93%。神清,精神可,呼吸平稳,对答流畅。贫血貌,皮肤巩膜无黄染,无口唇疱疹及皮疹,全身浅表淋巴结无肿大,咽部无红肿充血,扁桃体未见肿大,颈软,气管居中,未行心肺听诊(因防护服所限)。腹部平软,无压痛反跳痛,肝脾肋下未及,肝肾区无叩击痛,神经系统检查(一)。双下肢轻度水肿。

【实验室检查】

血常规:血红蛋白90 g/L;血小板110×10⁹/L;白细胞9.48×10⁹/L;中性粒细胞百分比79.30%;淋巴细胞百分比10.60%。

凝血功能:凝血酶原时间13.1 s(正常值9~13 s),纤维蛋白原4.08 g/L(正常值2~4 g/L),D-二聚体3.04 mg/L(正常值0~0.55 mg/L),余正常。

肌酸激酶:正常。

炎症指标:降钙素原0.356 ng/ml(正常值<0.1 ng/ml),超敏C-反应蛋白>5 mg/L(正常值0~3 mg/L)。

生化常规:总胆红素7.0 μmol/L;结合胆红素2.3 μmol/L;丙氨酸氨基转移酶9 U/L;门冬氨酸氨基转移酶11 U/L;尿素44.2 mmol/L(正常值3.1~8.8 mmol/L),肌酐1 397 μmol/L(正常值41~81 μmol/L),尿酸453 μmol/L(正常值208~428 μmol/

L);二氧化碳结合力 16.2 mmol/L(正常值 24~27 mmol/L),血清钾 4.6 mmol/L(正常值 3.5~5.3 mmol/L),白蛋白 36 g/L(正常值 40~55 g/L),球蛋白 26.8 g/L(20~40 g/L)。

免疫球蛋白:IgG 15 g/L(正常值 7.0~16.0 g/L),IgA 1.92 g/L(正常值 0.7~4.0 g/L),IgE 40 IU/ml(正常值<100 IU/ml)。补体正常。

细胞免疫功能:CD3 67.50%(正常值 56%~86%),CD3 计数 267 个/μL(正常值 723~2 737 个/μL),CD4 58.13%(正常值 33%~58%),CD8 9.70%(正常值 13%~39%),CD8 计数 40 个/μL(正常值 220~1 129 个/μL),CD4/CD8 5.99(正常值 0.9~2.0)。

心肌标志物:氨基末端脑钠肽前体大于 35 000 pg/ml(正常值 0~900 pg/ml),超敏肌钙蛋白 I 0.167 ng/ml(正常值 0~0.04 ng/ml)。

病原学检查:嗜肺军团菌、肺炎支原体、Q 热立克次体、肺炎衣原体、腺病毒、呼吸道合胞病毒、甲型流感病毒、乙型流感病毒、副流感病毒 1/2/3 的 IgM 均呈阴性;EB 病毒的 IgM 阴性,IgG 阳性;巨细胞病毒 DNA 阴性。

鼻咽拭子病原学:2019nCoV 核壳蛋白基因检测呈阳性,2019nCoV 开放阅读编码框 1ab 检测呈阳性。

【辅助检查】 胸部 CT 平扫(2020 年 2 月 14 日):两肺感染性病变,考虑为病毒性肺炎(图 22-1)。

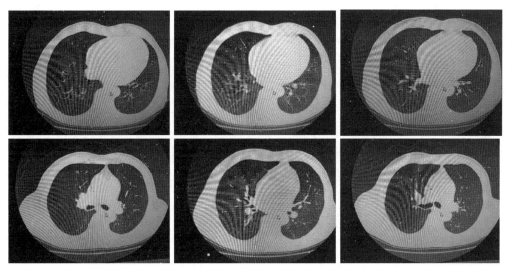

图 22-1 病例 22 患者胸部 CT 平扫(2020 年 2 月 14 日)
注:两肺感染性病变,考虑病毒性肺炎,需结合临床及病原学检查。心影饱满,主动脉见钙化。

二、诊疗经过

【初步诊断】 病毒性肺炎(新型冠状病毒肺炎,重型)、慢性肾功能不全(尿毒症期);肾性贫血、肾性高血压、心功能不全。

【诊治经过】 患者入院后积极完善相关检查,实验室检查提示患者肝功能、肌酶等指标正常,患者有严重肾功能不全、代谢性酸中毒、肾性贫血、心功能不全,同时 C-反应蛋白、降钙素原、中性粒细胞百分比等指标升高,提示存在其他类型感染的可能。给予完善病原学检查嗜肺军团菌、肺炎支原体、Q 热立克次体、肺炎衣原体、腺病毒、呼吸道合胞病毒、甲型流感病毒、乙型流感病毒、副流感病毒 1/2/3、EB 病毒、巨细胞病毒的 IgM 均呈阴性;鼻咽拭子 2019nCoV 核壳蛋白基因检测及开放阅读编码框 *1ab* 检测均呈阳性。

患者新冠病毒感染肺炎诊断明确,予以阿比多尔和连花清瘟胶囊口服抗病毒,同时予莫西沙星经验性抗感染。患者有慢性肾功能不全合并肾性贫血、肾性高血压,予纠正贫血(促红细胞生成素皮下注射、多糖铁复合物胶囊口服),调整降压药物,因患者入院时血压过高,给予亚宁定静脉维持控制血压。

入院后继续维持血液透析治疗,采用床旁透析治疗形式,CVVHDF 模式,碳酸氢盐透析液配方,每次治疗 6~12 h,每周进行 2~3 次治疗。根据患者氨基末端脑钠肽前体指标明显升高,夜间稍有气促,肺部有渗出等临床特征,给予降低干体重等强化透析治疗模式。

患者入院后经抗感染对症治疗,体温趋平,血氧饱和度在鼻导管吸氧下(3 L/min)达到 98%~100%,咳嗽等症状好转,至 2020 年 2 月 20 日随访 C-反应蛋白、降钙素原、中性粒细胞百分比逐渐降低,肝功能、肌酸激酶、电解质维持正常。患者气促症状有反复,夜间可加重,透析后可好转。经多学科协商后,给予控制透析间期体重增加量,强化增加脱水量、降低干体重后逐步好转。

入院后给予定期复查实验室指标。2 月 10 日予以复查鼻咽拭子和痰 2019nCoV 核壳蛋白基因检测及开放阅读编码框 *1ab* 检测均呈阳性,血新冠病毒抗体 IgM、IgG 均显著升高。2 月 20 日复查鼻咽拭子 2019nCoV 核壳蛋白基因检测及开放阅读编码框 *1ab* 检测均呈阴性,同日检测痰 2019nCoV 核壳蛋白基因检测及开放阅读编码框 *1ab* 检测均呈阳性,血新冠病毒抗体 IgM、IgG 均升高。同期(2 月 24 日)复查胸部 CT,结果提示肺部炎性病变,较前吸收(图 22-2)。患者临床症状较前好转。调整透析方案、降低干体重后患者血压控制满意,遂逐步停用静脉降压药物,改为倍他洛克、硝苯地平控释片口服治疗,夜间气促症状明显改善,通过 EPO 等强化治疗后血红蛋白水平上升至 98 g/L。因体温平、血象好转,停用莫西沙星。

患者后继在 3 月 7 日及 3 月 12 日两次随访痰 2019nCoV 核壳蛋白基因检测及开放阅读编码框 *1ab* 检测均呈阴性,3 月 12 日随访粪便 2019nCoV 核壳蛋白基因检测及开放阅读编码框 *1ab* 检测亦为阴性。3 月 5 日复查胸部 CT 提示部分病灶较前有吸收(图 22-3)。3 月 14 日复查 CT 提示双肺下叶病灶较前明显吸收,原片双侧胸腔少量积液已明显吸收。考虑患者临床治愈,安排患者出院。出现时血红蛋白 105 g/L,白细胞等指标均正常。C-反应蛋白在正常范围内。血电解质轻度低钙,其余均正常。B 型钠尿肽 10 100 pg/ml,较前明显下降。

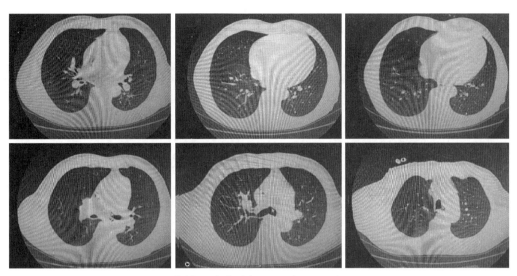

图 22‑2 病例 22 患者胸部 CT 平扫（2020 年 2 月 24 日）
注：对比前片，考虑病毒性肺炎，较前略吸收，仍有胸腔积液。

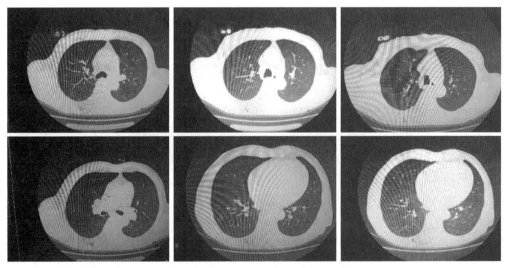

图 22‑3 病例 22 患者胸部 CT 平扫（2020 年 3 月 5 日）
注：对比前片，较前明显吸收。

【出院诊断】 病毒性肺炎（新冠病毒感染肺炎，重型）；慢性肾功能不全（尿毒症期）、血液透析；肾性贫血、肾性高血压、心功能不全。

三、病例分析

【病史特点】

（1）男，78 岁，"咳嗽 20 天，发热 2 天"入院。

（2）某市常住居民，发病前 14 天均住于该市区。

（3）既往有高血压、糖尿病、慢性肾功能不全尿毒症期、维持性血液透析、肾性贫血病、肾性高血压病史。长期吸烟、饮酒病史。否认药物过敏史。

（4）体格检查：BP 189/87 mmHg,神清,气平,一般可,心律齐,下肢轻度水肿。

（5）实验室和影像学检查：白细胞正常,C-反应蛋白、降钙素原显著升高,中性粒细胞百分比轻度升高,肝功能、肌酶正常,血红蛋白显著降低,血尿素、肌酐明显升高;胸部CT提示两肺感染性病变,考虑为病毒性肺炎;病原学检查提示新冠病毒感染。氨基末端脑钠肽前体显著增高。

【诊断依据】　患者为老年男性,以咳嗽、发热为主要表现,无明显咳痰,查体双肺呼吸音粗,双下肺及啰音,可及支气管哮鸣音。实验室检查白细胞正常,中性粒细胞比例增高,C-反应蛋白、降钙素原显著升高,肝功能、肌酶正常,胸部CT提示两肺炎症病变,考虑为病毒性肺炎;咽拭子病原学核酸检查提示新冠病毒感染。结合患者病史及实验室、影像学检查,考虑为病毒性肺炎(新冠病毒感染肺炎,重型)。根据患者病史特点,考虑上述次要诊断明确。

【处理方案】

（1）新型冠状病毒肺炎及肺部病变治疗。根据患者病原学检查,确诊新型冠状病毒肺炎,遂根据国家卫健委下发的诊疗方案,予阿比多尔抗病毒治疗,并配合连花清瘟胶囊治疗。患者肺部渗出不显著,未给予激素治疗。患者起病过程中血氧饱和度降低,并有气促表现,予以氧疗(鼻导管3 L/min)。根据患者实验室检查中降钙素原、中性粒细胞百分比有所升高,不能排除继发细菌感染的可能,故予以莫西沙星经验性抗感染治疗。在上述治疗方案中,密切随访血常规、C-反应蛋白、血生化、病原学指标(新冠病毒核酸检测和抗体指标),以及指尖血氧饱和度变化,根据结果调整治疗。

（2）患者有慢性肾功能不全、血液透析,合并肾性贫血、肾性高血压、心功能不全。予药物纠正贫血(促红细胞生成素皮下注射、多糖铁复合物胶囊口服)、药物控制血压、积极血液透析治疗。并根据临床症状和实验室检查结果变化调整治疗方案。

（3）患者在治疗过程中曾出现鼻咽拭子新冠病毒检测转阴,但同日完善取痰送新冠病毒核酸检测结果呈阳性,并持续阳性至2周后转阴。根据新型冠状病毒肺炎诊疗方案,电镜下支气管黏膜上皮和Ⅱ型肺泡上皮细胞胞质内可见冠状病毒颗粒。此类患者随访转阴需考虑采用深部气道咳出痰送检病毒序列,准确取材送检可避免假阴性影响临床判断。同时,临床科研中发现新冠病毒尚可在粪便中被检测到,考虑到该患者出院后将继续在透析中心血液透析,无法做到完全居家隔离观察,故在本例患者出院前亦复查粪便新冠病毒检测,确保咽拭子、痰、粪便核酸检测均为阴性后方可安排出院。

（4）患者曾合并部分指标轻度异常,如心肌缺血标记物、D-二聚体等。诊疗过程中密切随访,给予特异性治疗,如抗凝、扩张冠状动脉等。在患者一般情况好转过程中,上述指标未见恶化。考虑和原发基础病变有关。

四、经验与体会

新冠病毒经呼吸道及密切接触传播,以发热、干咳、腹泻等起病,重症患者可出现呼吸困难等不适。本例患者以纳差、乏力等不典型症状起病,继而发热、咳嗽,结合实验室检查、影像学检查,确诊病毒性肺炎(新型冠状病毒肺炎,重型)。该病例给我们以下启示。

首先,高龄和慢性基础性疾病是本次疫情期间患者死亡的高危因素。本例患者为老年血液透析患者,合并多种慢性疾病,感染新型冠状病毒肺炎后预后不佳。在此类病例的治疗中,应特别注意在治疗新型冠状病毒肺炎时需同时积极纠正合并症。合并症的治疗可能影响到新型冠状病毒肺炎的治疗情况,应联合各专科医生协同诊治。如本例患者为透析患者,在血液透析治疗过程中,充分有效的透析治疗在容量调节、毒素清除等方面为积极治疗新型冠状病毒肺炎提供了良好的前提条件。

其次,新型冠状病毒肺炎患者通常降钙素原不升高。此例患者早期合并降钙素原升高,因此在治疗过程中除了积极抗病毒治疗外,予以广谱抗生素治疗,取得了较好的治疗效果。在确诊的新型冠状病毒肺炎患者中,同时需考虑合并细菌感染的可能。本次疫情恰逢冬季呼吸道感染性疾病的高发期间,而尿毒症透析患者免疫力低下,是各类型感染的易感人群。在上述人群诊治过程中应结合人群特点避免漏诊。

再次,我国血液透析人群主要采取聚集性治疗手段。呼吸道传染病是透析治疗院内感染防控的薄弱环节。在本次疫情防控期间,透析人群的防控,特别是已经感染新型冠状病毒肺炎患者的治疗管理方面有很多实际困难。在短期医疗资源被"挤兑"的背景下,罹患新型冠状病毒肺炎的透析患者的规律治疗和评估无法得到保证。因此在接受新型冠状病毒肺炎治疗的同时,透析患者的透析治疗和合并症管理存在较大的隐忧。本例患者的入院查体和实验室检查提示患者透析前肌酐过高,且存在肾性贫血、肾性高血压等主要合并症治疗未达目标的情况,也进一步佐证了这一点。积极治疗基础性疾病有助于改善临床预后。

最后新型冠状病毒肺炎临床治愈标准在世界范围内存在较大差异。考虑到患者是血液透析患者,出院后将在透析中心继续治疗,因此严格出院标准(增加检测范围或多次检测)是有必要的。而对于出院后的患者,有条件还应该在单间接受治疗,并与其他常规血液透析患者作物理隔离,透析工作人员也应由专人负责,并作好防护措施。

综合诊疗经验,我们提出:

(1)本例患者同时存在高龄和基础合并疾病两个影响新型冠状病毒肺炎预后的高危因素,往往预后不佳。

(2)对于持续血液透析的老年新型冠状病毒肺炎患者,必须时刻关注肾功能对新型冠状病毒肺炎治疗的影响。必要时,应联合多学科专家,在疾病过程中密切关注患者的病情变化,综合考虑并存疾病的治疗方案。

教学病例 23

一、病史简介

患者,男,64 岁,因"发热伴咳嗽 6 天"于 2020 年 2 月 7 日入院。

【流行病学史】 某市常住居民。

【主诉】 发热伴咳嗽 6 天。

【现病史】 患者于 2020 年 2 月 1 日起出现阵发性咳嗽,咯少量白痰,伴发热,体温最高 39.4 ℃,无畏寒、寒战,无胸闷、气促等不适。于某医院就诊,胸部 CT 提示"双肺磨玻璃样改变,病毒性肺炎可能"。次日,至另一家医院就诊,行咽拭子新冠病毒核酸检测,结果为阳性。于 2 月 3 日就诊某医院,予阿比多尔抗病毒、连花清瘟中药、阿奇霉素及盐酸莫西沙星(拜复乐)等治疗。2 月 5 日转入我院。发病以来,患者精神食欲差,二便正常,睡眠欠佳,体力下降。

【既往史】 有高血压病史 20 余年,血压最高达 160/110 mmHg,现服用缬沙坦胶囊(每天一粒)控制血压,血压控制可,否认糖尿病史。有心动过速病史,具体不详,曾服用倍他洛克减慢心率治疗。有吸烟史 50 年,平均每天 20 支;有饮酒史 50 年,平均每天白酒 3 两。

【查体】 T 37.6 ℃,P 106 次/分,R 22 次/分,BP 154/105 mmHg。

神清,精神可,皮肤巩膜无黄染,口唇和指端未见紫绀,无杵状指。浅表淋巴结未及明显肿大,无桶状胸,未行心肺听诊(因防护服所限)。腹膨隆,无压痛及反跳痛,肝脾肋下未及,双肾区无叩痛,双下肢无水肿。

【实验室检查】

血常规:红细胞 4.65×10^{12}/L,血红蛋白 152.00 g/L,白细胞 4.21×10^{9}/L,中性粒细胞百分比 50.80%,淋巴细胞百分比 30.40%,血小板 209×10^{9}/L,超敏 C-反应蛋白 <0.5 mg/L。

生化常规:总胆红素 6.30 μmol/L,直接胆红素 2.50 μmol/L,丙氨酸氨基转移酶 17.00 U/L,天冬氨酸氨基转移酶 16.00 U/L,碱性磷酸酶 56.00 U/L,谷氨酰转移酶 45.00 U/L,总蛋白 60.60 g/L,白蛋白 40.00 g/L,球蛋白 20.60 g/L,白/球比 1.94,尿素 5.80 μmol/L,肌酐 85.00 μmol/L,葡萄糖 7.78 mmol/L,高密度脂蛋白胆固醇 0.87 mmol/L,肌酸激酶 56.00 U/L,乳酸脱氢酶 200.00 U/L。

降钙素原:0.197 ng/ml。

D-二聚体:0.31 mg/L。

血气分析:(不吸氧)pH 值 7.38,氧分压 87.00 mmHg,二氧化碳分压

33.00 mmHg,血氧饱和度 96.00 mmHg,标准碳酸氢盐 21.50 mmol/L,碱剩余 -4.2 mmol/L。

氨基末端脑钠肽前体 368.70 pg/ml。

新冠病毒核酸 RNA 检测(鼻拭子):2019nCoV 核壳蛋白基因阳性,2019nCoV 开放阅读编码框 *1ab* 阳性。

病原学检查:嗜肺军团菌、肺炎支原体、Q 热立克次体、肺炎衣原体、腺病毒、呼吸道合胞病毒、甲型流感病毒、乙型流感病毒、副流感病毒 1/2/3 的 IgM 均为阴性。

【辅助检查】 胸部 CT 示双肺见多发斑片、阶段性磨玻璃影,可见条索影,考虑为病毒性肺炎(图 23-1)。

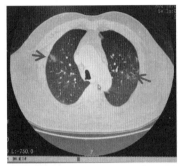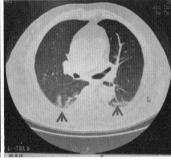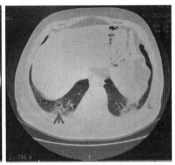

图 23-1　病例 23 患者胸部 CT

二、诊疗经过

【初步诊断】 新型冠状病毒肺炎(普通型)、原发性高血压病。

【诊治经过】 患者入院后经胸部 CT 检查、新冠病毒核酸检测等,明确诊断为新型冠状病毒肺炎。予阿比多尔联合重组人干扰素 α-2a 抗病毒、连花清瘟胶囊辅助治疗、盐酸莫西沙星(拜复乐)抗炎治疗,并予苯磺酸氨氯地平片(络活喜)控制血压。治疗过程中,患者出现腹泻症状,停用连花清瘟胶囊和拜复乐并予对症处理后,腹泻停止。经治疗后患者发热及呼吸道症状明显好转,复查胸部 CT 检查基本吸收,但复查咽拭子和痰新冠病毒核酸检测持续呈阳性。

【出院诊断】 新型冠状病毒肺炎(普通型)。

三、病例分析

1. 病史特点

(1) 男,64 岁,某市常住居民,因"发热伴咳嗽 6 天"入院。

(2) 体格检查:口唇和指端无紫绀,呼吸频率 22 次/分。

(3) 实验室检查:降钙素原升高,白细胞、中性粒细胞百分比在正常范围,血气分析提示不吸氧的情况下血氧饱和度在正常范围,新冠病毒核酸检测(鼻拭子)阳性,呼吸道常见病原抗体定性检测均为阴性。

（4）影像学检查：提示病毒性肺炎。

【诊断依据】 患者为某市常住居民，出现发热伴咳嗽症状，胸部 CT 提示病毒性肺炎，鼻拭子新冠病毒核酸检测呈阳性，其他呼吸道常见病原抗体定性检测均为阴性，故明确诊断为新型冠状病毒肺炎。患者查体无明显的呼吸窘迫表现，不吸氧情况下血气分析提示无缺氧，故诊断为轻型新型冠状病毒肺炎。

【处理方案】

（1）抗病毒治疗：患者新冠病毒核酸检测呈阳性，胸部 CT 示病毒性肺炎表现。

（2）中药连花清瘟治疗。

（3）患者尽管白细胞、中性粒细胞百分比正常，但是降钙素原升高，需警惕合并细菌感染的可能，故予莫西沙星治疗。

（4）予氨氯地平积极控制血压。

四、经验与体会

本例患者因"发热伴咳嗽"症状就诊，这是呼吸道感染最典型的临床表现。经影像学检查，肺部见多发斑片、阶段性磨玻璃影，提示存在肺部感染。尽管肺部影像学检查提示病毒性肺炎的可能，但是还需考虑其他病原体引起肺部炎症的可能，如支原体、军团菌、衣原体等引起的不典型肺炎；此外，在冬春交季时，需要高度警惕流感病毒引起的病毒性肺炎。因此，患者在入院时，进行了 9 种呼吸道常见病原（包括上述病原体）抗体的定性检测，检测结果均为阴性，排除上述病原体引起肺炎的可能。同时鼻拭子新冠病毒核酸检测呈阳性，故明确诊断为新型冠状病毒肺炎。

患者明确诊断为新型冠状病毒肺炎后，需要评估疾病的严重程度，这对于患者的治疗和预后评估至关重要。根据指南推荐，主要从两方面进行评估：①病史和查体情况，了解是否存在呼吸窘迫的症状和体征，如气促、胸闷、紫绀等；②血气分析，这是评估患者是否存在呼吸衰竭的最重要指标，需要关注是否存在缺氧、二氧化碳潴留、酸碱平衡的紊乱等。该患者无明显的胸闷气促，查体口唇和指端无紫绀，血气分析中氧分压、血氧饱和度无明显降低，提示不存在缺氧情况，故考虑该患者为普通型患者。

患者有长期的吸烟史，故需警惕既往存在慢性阻塞性肺疾病（COPD）的可能。COPD 的存在可导致患者肺功能的下降，在同时发生病毒性肺炎时，将不可避免地引起疾病加重；同时 COPD 的存在增加了治疗的难度，使得患者的肺功能恢复变得缓慢。该患者查体无杵状指、桶状胸等 COPD 表现，胸部影像学检查未提示有 COPD 表现，故可排除合并 COPD 的可能。

尽管患者血常规检查白细胞、中性粒细胞百分比均在正常范围内，但是患者降钙素原升高。降钙素原是反映存在细菌感染的一个较为敏感的指标，故该患者需要警惕在病毒性肺炎基础上同时合并有细菌感染的可能，治疗过程中予莫西沙星抗炎治疗。

患者在治疗过程中出现腹泻的症状。根据文献报道，新型冠状病毒肺炎可以累及胃肠道，引起腹泻、恶心等表现，有小部分新型冠状病毒肺炎患者以消化道症状作为首发症状就诊。但是该例患者在疾病初发阶段，并未诉有腹泻的症状，而是在治疗过程中出现腹泻。对于这一类患者,需要警惕在病毒性肺炎治疗过程中所用药物的不良反应,如该患者所服用的连花清瘟胶囊、拜复乐等都可引起腹泻等消化道症状。该患者在停用相关药物并予对症处理后,腹泻症状很快缓解,显示药物引起的腹泻可能性大。

尽管患者经过治疗后,症状和肺部影像学检查结果都明显好转,但是新冠病毒的核酸检测持续呈阳性。有报道,新型冠状病毒肺炎患者治疗痊愈出院后,在 14 天的隔离期内可能再次出现核酸阳性的情况。对于这一类核酸检测持续阳性或阴性后又复阳的患者,其与治疗方法之间的相关性,以及这部分患者是否会成为重要传染源,目前尚无定论,需要后续进一步的随访观察。

综合诊疗经验,我们提出:

(1) 对于确诊新型冠状病毒肺炎的患者,需要立即评估疾病的严重程度,分别诊断为轻型、普通型、重型和危重型。该患者符合普通型的诊断,早期开展治疗可以有效地遏制病情向重型和危重型发展。

(2) 尽管患者的症状和肺部影像表现均明显好转,但咽拭子核酸检测结果仍呈阳性。对于此类持续阳性的患者,仍需要警惕病情反复和传染的问题。

教学病例 24

一、病史简介

患者,男,69岁,因"气促20天,加重1天"于2020年3月5日入院。

【流行病学史】 某市常住居民,否认生食牛羊肉、海鲜,否认宠物接触史。

【主诉】 气促20天,加重1天。

【现病史】 患者在2月15日左右无明显诱因地逐渐出现气促,活动后明显,3月4日明显加重,至外院就诊,查胸部CT示双肺散在斑片状阴影,考虑病毒性肺炎;行咽拭子新冠病毒核酸检测呈阳性。病程中无发热、咳嗽、腹泻等症状,无下肢水肿、咳泡沫痰等表现。发病以来,二便正常,饮食、睡眠可。

【既往史】 患者有高血压病30年、糖尿病10年、房颤5年。2016年因冠心病行冠脉药物支架植入(前降支2枚支架)。最近4年出现活动后胸闷反复发作,约每年2次,均伴下肢水肿,自诉与本次发作有所不同。患者长期口服华法林2.5 mg qd,比索洛尔10 mg qd,雅施达8 mg qd,速尿20 mg qd,螺内酯20 mg qd,瑞舒伐他汀20 mg qn。

【查体】 T 36 ℃,P 128次/分,R 21次/分,BP 119/88 mmHg,指脉氧饱和度97%。神清,精神可,皮肤巩膜无黄染,浅表淋巴结未及明显肿大,未行心肺听诊(因防护服所限)。腹平软,无压痛及反跳痛,肝脾肋下未及,双肾区无叩痛,颈静脉稍充盈,双下肢无水肿。

【实验室检查】

血气分析(鼻导管吸氧3 L/min):pH值7.38,氧分压110 mmHg,二氧化碳分压38 mmH。白细胞5.66×10⁹/L,淋巴细胞1.78×10⁹/L,中性粒细胞2.97×10⁹/L,血红蛋白130 g/L,CD4 606个/ml,CD8 404个/ml,超敏C-反应蛋白7.7↑ mg/L,降钙素原0.052 ng/ml,直接胆红素5.3 μmol/L,丙氨酸氨基转移酶14 U/L,谷氨酰转移酶19 U/L,白蛋白35.4 g/L,乳酸脱氢酶248 U/L,肌酐102 μmol/L,葡萄糖5.6 mmol/L,钾4.7 mmol/L,钠148 mmol/L,肌酸激酶197 U/L,D-二聚体0.34 mg/L,凝血酶原国际标准比值(INR)2.26,心肌肌钙蛋白I 0.009 ng/ml,氨基末端脑钠肽前体5 086 pg/ml。

【辅助检查】 心电图示快速性房颤,心室率高达130次/分(图24-1)。床旁心超示全心扩大,室壁运动弥漫性减弱不协调(图24-2)。

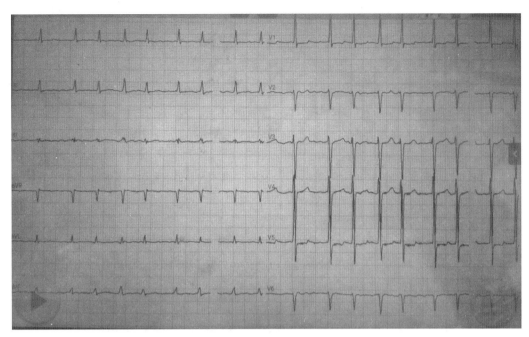

图 24‑1 病例 24 患者入院心电图示快速性房颤（2020 年 3 月 5 日）

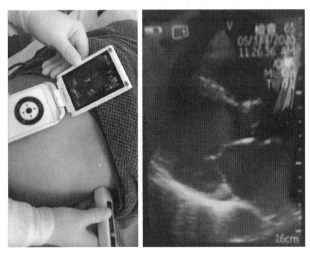

图 24‑2 病例 24 患者入院床旁心超
注：示全心扩大，室壁运动弥漫性减弱不协调（2020 年 3 月 5 日）。

二、诊疗经过

【初步诊断】 新型冠状病毒肺炎、高血压病、糖尿病、冠心病、房颤。
【诊治经过】
（1）入院迅速评估心血管状态和快速处理。根据入院后血气分析、床旁超声和心电图检查结果，尽管患者没有端坐呼吸和下肢水肿，但临床考虑心功能不全和房颤是呼吸困难的重要原因。立即予速尿利尿和可达龙控制心室率处理，患者症状当晚缓解。

（2）长期治疗方案制订

1）完善各项检查，包括胸部 CT、新冠病毒核酸、血生化、心脏标志物、血糖等。

2）心电、脉氧监测，24 h 尿量监测、血糖监测。

3）常规新型冠状病毒肺炎治疗，包括阿比多尔和连花清瘟经验性抗病毒治疗、甲泼尼龙 20 mg 静滴 bid 调节炎症免疫治疗、鼻导管吸氧 3 个方面。

4）心血管用药调整：因药物制剂配购问题，华法林 2.5 mg qd 调整为华法林 3.0 mg qod＋1.5 mg qod，比索洛尔 10 mg qd 调整为美托洛尔缓释片 71.25 mg qd，速尿 20 mg qd 加量为 40 mg qd。其余药物不变，培哚普利片 8 mg qd，螺内酯 20 mg qd，瑞舒伐他汀 20 mg qn。

5）胰岛素皮下注射控制血糖。

（3）病情演变和方案调整。患者经利尿和可达龙控制心室率处理后，当晚症状明显缓解。化验回报氨基末端脑钠肽前体 5 086 pg/ml，证实急性左心功能不全的判断。继续原治疗方案，患者病情逐渐好转。

病程中出现 2 次重要的病情演变和药物调整：①心率持续较快，维持在 110～130 次/分左右，尽管考虑患者处于心衰急性期，但血压维持在 120/80 mmHg 左右，予加量倍他洛克缓释片至 95 mg qd，后患者心率逐渐控制到 80 次/分左右；②入院 INR2.26（此前华法林剂量 2.5 mg），一周后复查 INR 升高达 4.23（华法林剂量 2.25 mg qd），予减量为 1.5 mg qd，INR 逐渐稳定。

入院后患者气促症状明显好转，血液学指标尤其是 B 型钠尿肽显著好转（表 24-1），3 次咽拭子新冠病毒核酸检测阴性，复查胸部 CT 检查肺炎病变显著好转（图 24-3）。甲泼尼龙改口服缓慢减量停药，安排出院。

【出院诊断】 新型冠状病毒肺炎、高血压病、糖尿病、冠心病、房颤。

表 24-1 病例 24 实验室指标演变

项目	2020 年 3 月 5 日	2020 年 3 月 11 日	2020 年 3 月 20 日
白细胞($\times 10^9$/L)	5.66	8.53	8.43
淋巴细胞($\times 10^9$/L)	1.78	1.28	1.98
中性粒细胞($\times 10^9$/L)	2.97	6.49	5.32
血红蛋白(g/L)	130	139	126
CD4(个/ml)	606	415	
CD8(个/ml)	404	326	
超敏 C-反应蛋白(mg/L)	7.7↑	5↑	3.66↑
降钙素原(ng/ml)	0.052	0.02	
直接胆红素(μmol/L)	5.3	3.8	
丙氨酸氨基转移酶(U/L)	14	12	
谷氨酰转移酶(U/L)	19	20	
白蛋白(g/L)	35.4	31.9	

（续　表）

项目	2020 年 3 月 5 日	2020 年 3 月 11 日	2020 年 3 月 20 日
乳酸脱氢酶(U/L)	248	220	
肌酐(μmol/L)	102	67	
葡萄糖(mmol/L)	5.6	5.4	
钾(mmol/L)	4.7	3.7	
钠(mmol/L)	148	146	
肌酸激酶(U/L)	197	35	
D - 二聚体(mg/L)	0.34	0.1	0.1
INR	2.26	4.23	2.08
心肌肌钙蛋白 I(ng/ml)	0.009	0.013	0.01
氨基末端脑钠肽前体(pg/ml)	5 086 ↑	1 216 ↑	1 642 ↑

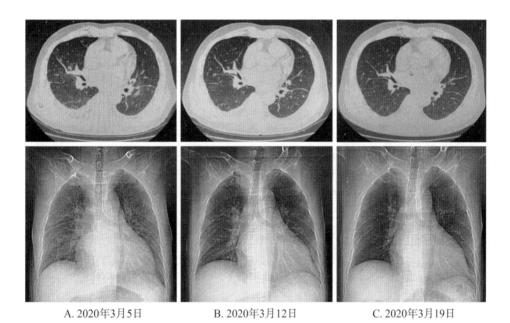

A. 2020年3月5日　　　　B. 2020年3月12日　　　　C. 2020年3月19日

图 24-3　病例 24 患者胸部 CT 的演变过程

三、病例分析

【病史特点】

（1）男,69 岁,某市常住居民,因"气促 20 天,加重 1 天"入院。

（2）既往有明确的高血压、糖尿病、房颤、冠心病病史。

（3）病程中以呼吸困难为主要表现,无发热和咳嗽。

（4）实验室检查:咽拭子新冠病毒核酸检测呈阳性。有 B 型钠尿肽显著升高和动态改变。心电图示房颤。

（5）影像学检查：外院胸部 CT 示双肺散在斑片状阴影，考虑为病毒性肺炎。

【诊断依据】 患者为某市常住居民，发病前 14 天均住于该市区，查胸部 CT 示双肺散在斑片状阴影，咽拭子新冠病毒核酸检测呈阳性。结合患者病史及实验室、影像学检查，考虑新型冠状病毒肺炎诊断明确。其余诊断根据病史和辅助检查可建立诊断。

【处理策略】

（1）评估基础心血管疾病在发病中的作用，针对性调整治疗方案。

（2）常规新型冠状病毒肺炎治疗，包括抗病毒、抗炎症免疫、氧疗 3 个方面。

（3）控制血糖基础上加强营养支持，减少碳水化合物摄入。

四、经验与体会

2020 年，新型冠状病毒肺炎疫情在全球持续发酵，心血管系统疾病在新型冠状病毒肺炎的背景下既可以是合并症也可能是并发症，对患者的治疗与预后均有较大影响。

（一）心源性和肺源性呼吸困难的鉴别诊断

本例患者的首发表现并非典型的发热和咳嗽，而是表现为呼吸困难。最常见的原因是肺源性和心源性。50% 的新型冠状病毒肺炎住院患者患有慢性疾病，其中 40% 有明确的心脑血管疾病史。一旦有心脏病史的患者感染新冠病毒，其呼吸困难究竟是以心源性为主还是以肺源性为主？

心源性和肺源性呼吸困难的鉴别诊断，教科书中有完美总结。但在新型冠状病毒肺炎临床实战中，由于防护服的存在使临床观察和体检效果大打折扣、既往资料普遍不可获得、重症患者不方便转运检查等原因，其鉴别诊断很大程度上依赖于床旁检查和检验。超声技术可实时对患者的心血管功能进行监测。例如超声心动图可体现心脏结构改变指标、瓣叶及其瓣器的结构、心脏收缩及舒张功能改变以及心脏血流动力学改变。事实上，对于急性呼吸困难患者，超声不仅可以判断心功能，还诊断或排除胸腔积液、心包积液、气胸、肺栓塞甚至肺炎等疾病，对急性呼吸困难诊断的总体准确率可达 85%，意义非凡。

本例患者我们根据床旁心超和心电图检查，可以明确分析出呼吸困难的原因既有病毒性肺炎的因素，也有心衰和房颤的因素。在利尿、控制心室率等快速处理后患者的症状迅速好转，也进一步证实心脏原因在该患者发病过程中的关键作用。

（二）基础心血管疾病与新型冠状病毒肺炎的相互影响和意义

一方面，基础心血管疾病的存在可恶化新型冠状病毒肺炎的预后。本次新型冠状病毒肺炎的患者及既往 SARS 与 MERS 暴发时的数据均显示约半数患者合并心血管系统疾病，且将增加治疗中各种不良事件的风险。我国疾控中心的数据也显示，新型冠状病毒肺炎疫情中，合并心血管系统疾病的患者病死率远高于无合并症的患者。这一现状要求诊疗过程中应时刻关注合并症的变化、及时处置。另一方面，新型冠状病毒肺炎感染可加重或诱发心血管疾病的发作。本例极有可能就是这种情况。感染是房颤急性发作和心衰急性发作的常见原因，甚至有可能诱发斑块不稳定和急性冠状动脉综合征的发作。

（三）新冠病毒导致心肌损伤的相关观点

关于新冠病毒是否会诱发心肌损害的争议仍较大。尽管理论上而言，血管紧张素转化酶 2（ACE2）是冠状病毒（包括 SARS 和新冠病毒）的功能受体，而为心脏和肺脏等均是 ACE2 高表达的脏器，所以理论上心肺的受累程度几乎相似。

最早报告 12%（5/41）的新型冠状病毒肺炎患者超敏肌钙蛋白水平上升（>28 pg/ml），其中 4 人收入 ICU。Wang 等报告 138 例 NCP 患者，36 例收住 ICU 重症患者，其肌钙蛋白明显高于非 ICU 患者（11.0 pg/ml *vs.* 5.1 pg/ml，$P=0.004$）。事实上，几乎所有的横断面研究均表明心肌损伤均为轻度升高，而且重症患者与心肌损伤明显相关，提示重症患者容易出现心肌损伤，或者心肌损伤提示患者病情严重。

如何解释心肌 ACE2 高表达和心肌轻损伤不一致的现象？最大的可能是新冠病毒很少入侵血液循环，即病毒血症较少、较轻，病毒通过间接途径损伤心脏，包括低氧血症、酸中毒、肺动脉高压、系统性炎症反应综合征（systemic inflammatory response syndrome，SIRS），甚至精神压力等。事实上，新型冠状病毒肺炎的心肌损伤也完全可以用严重感染性心肌损伤的一般规律加以解释。因此，我们认为"病毒→肺炎→心肌损伤"的间接机制是一种更为合理的机制假设。

呼吸道病毒感染的流行与暴发是现代社会越来越常见的公共卫生问题，但心血管等肺外表现往往未受到足够重视。在新型冠状病毒肺炎疫情之下，应切实展开多学科合作，重视心血管因素扮演的"关键少数"角色。

（四）总结

综合诊疗经验，我们提出：

（1）在新型冠状病毒肺炎患者的救治过程中，往往会发现心肌损害的证据，应该引起足够的重视，可以开展多学科专家合作的救治模式。

（2）对于合并基础心血管疾病的新型冠状病毒肺炎患者，在鉴别心源性呼吸困难和肺源性呼吸困难时，床旁心超和心电图的检查可以提高诊断的准确率，及时开展相关治疗。

教学病例 25

一、病史简介

患者,男,31岁,因"间断发热3周余",于2020年2月20日入院。

【流行病学史】 长期居住某市,有可疑新型冠状病毒肺炎流行病学接触史。否认生食牛羊肉、海鲜,否认宠物接触史。

【主诉】 间断发热3周余。

【现病史】 患者于2020年1月24日起出现发热伴少许咳嗽,遂于1月26日就诊于某市医院。查血常规白细胞 2.73×10^9/L,淋巴细胞 1.15×10^9/L,血小板 99×10^9/L,C-反应蛋白40 mg/L。胸部CT提示"双肺多发散在斑片状模糊影,部分为磨玻璃样"。咽拭子新冠病毒核酸检测呈阳性。后转入方舱医院治疗,给予阿比多尔(6天)口服,连花清瘟胶囊(5天),"肺炎1号方"5天;近3天来患者体温出现反复,最高达38.5℃,伴出汗,查肝功能指标异常(具体不详)。现转入我院。

患者发病来,精神尚可,胃纳一般,两便可,体重下降5 kg。

【既往史】 患糖尿病10年,未治疗;高脂血症5年,未治疗。有阑尾炎手术史。否认药物过敏史,否认烟酒史,否认家族遗传疾病史。

【查体】 T 38.5℃,P 152次/分,R 24次/分,BP 134/107 mmHg。神清,精神可,呼吸稍促。对答流畅,皮肤巩膜无黄染,无口唇疱疹及皮疹,全身浅表淋巴结无肿大,咽红充血,扁桃体未见肿大,颈软,气管居中,未行心肺听诊(因防护服所限)。腹部平软,无压痛反跳痛,肝脾肋下未及,肝肾区无叩击痛。神经系统检查阴性。颈静脉无明显充盈,双下肢无水肿。

【实验室检查】

血常规:血小板 99×10^9/L,白细胞 2.6×10^9/L,中性粒细胞 1.98×10^9/L,淋巴细胞 0.41×10^9/L。

凝血功能:D-二聚体0.96 mg/L,余正常。

心梗三项:肌钙蛋白0.159 ng/ml,肌红蛋白33 μg/L,肌酸激酶MB亚型0.6 ng/ml。

炎症指标:降钙素原55 g/ml,C-反应蛋白>200 mg/L。

生化常规:总胆红素7.9 μmol/L;结合胆红素4.2 μmol/L;丙氨酸氨基转移酶189 U/L;天冬氨酸氨基转移酶110 U/L;肌酐55 μmol/L。

血脂:总胆固醇7.31 mmol/L,甘油三酯8.83 mmol/L。

其他生化:脂肪酶(一),淀粉酶(一)。

血糖:31 mmol/L。

血气分析:pH 值 7.4,氧分压 290 mmol/L,二氧化碳分压 24 mmol/L,鼻导管吸氧 7 L/min。

尿酮体(＋＋＋),尿糖(＋＋＋＋)。

医院无法检测血酮体。

【辅助检查】 胸部 CT 示双肺多发散在斑片状模糊影,部分为磨玻璃样(图 25-1)。

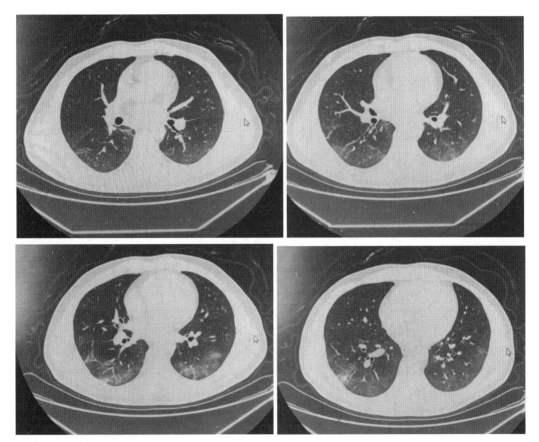

图 25-1 **病例 25 患者胸部 CT 平扫(2020 年 2 月 20 日)**

注:双肺多发散在斑片状模糊影,部分为磨玻璃样。

二、诊治经过

【初步诊断】 新型冠状病毒肺炎(危重型)、Ⅰ型糖尿病、酮症酸中毒、心功能不全、心动过速、心肌损伤、脓毒血症可能、肝功能异常。

【诊治经过】 患者社区新型冠状病毒肺炎合并多器官损伤诊断明确,同时高度怀疑酮症酸中毒,结合患者血气分析考虑代谢性酸中毒合并呼吸性碱中毒,患者心功能不全、心动过速诊断明确(图 25-2、25-3)。

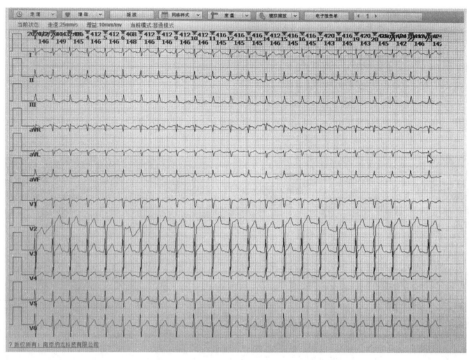

图 25-2 病例 25 患者入院心电图（2020 年 2 月 20 日）

注：心动过速，心电轴正常，肢体导联低电压。

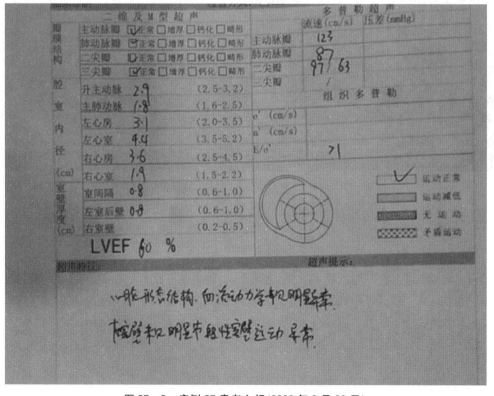

图 25-3 病例 25 患者心超（2020 年 2 月 20 日）

（1）具体治疗：①抗病毒治疗（阿比多尔，已完成）；②抗炎免疫调节治疗。

（2）增强免疫力（丙种球蛋白＋胸腺法新）。

（3）抗炎（甲泼尼龙）：

1）抗感染（美罗培南＋替加环素）。

2）氧疗。

3）改善心功能（托拉塞米、螺内酯）。

4）并发症和合并症治疗：①控制血糖、酮症；②胰岛素治疗（胰岛素泵＋来得时）；③扩容（乳酸林格氏液＋生理盐水＋白蛋白）；④升血小板（特比奥）；⑤保肝（还原型谷胱甘肽、天晴甘美）。

入院后积极完善相关检查，心脏超声无殊，腹部 CT 无明显异常。实验室检查提示患者 C-反应蛋白、降钙素原、白介素-6、B 型钠尿肽、丙氨酸氨基转移酶、天冬氨酸氨基转移酶、D-二聚体等偏高，血小板进行性下降。G 实验、T-SPOT、军团菌、呼吸道九项包括嗜肺军团菌、肺炎支原体、Q 热立克次体、肺炎衣原体、腺病毒、呼吸道合胞病毒、甲型流感病毒、乙型流感病毒、副流感病毒的 IgM 等血抗体检测均为阴性。

患者于 2020 年 2 月 21 日夜间出现胸闷、气促伴粉红色泡沫痰，予呋塞米利尿，异舒吉扩血管、减少心脏负荷，西地兰强心，吗啡镇静治疗，双相气道正压（bi-level positive airway pressure，BiPAP）支持治疗，患者胸闷、气促好转。2020 年 2 月 22 日查 D-二聚体 6.69 mg/L，予依诺肝素钠注射 40 mg q12h，加强托拉塞米 20 mg bid 利尿治疗；患者合并代谢综合征，缺血性心脏病不能排除，予阿司匹林抗血小板 100 mg qd、单硝酸异山梨酯 40 mg qd 扩冠。患者胸闷逐渐好转，碱中毒好转（表 25-1、25-2），随访 B 型钠尿肽、降钙素原、血常规、肝功能逐渐正常，加用美托洛尔 23.75 mg qd。

表 25-1　病例 25 24 h 出入量和中心静脉压

时间	入量（ml）	出量（ml）	CVP（cmH$_2$O）
2 月 21 日	2 100	2 300	15
2 月 22 日	2 300	3 300	10
2 月 23 日	1 910	2 100	15

表 25-2　病例 25 动脉血气分析

项目	2 月 21 日	2 月 22 日	2 月 23 日	2 月 24 日
pH	7.4	7.38	7.46	7.47
PCO$_2$（mmol/L）	24	30	32	38
PO$_2$（mmol/L）	290	129	120	124
BE(B)（mmol/L）	−8.3	−6.5	−0.5	3.8

患者入院后经抗炎（甲泼尼龙）、增强免疫力（丙种球蛋白＋胸腺法新）、抗感染（美罗

培南＋替加环素）、氧疗（高流量、BiPAP 和鼻导管）、改善心功能（托拉塞米、螺内酯）及并发症和合并症治疗,患者未再次发热,咳嗽咳痰明显好转,随访胸部 CT 较前明显吸收（图 25 - 4）,嘱口服美托洛尔、阿司匹林、他汀类和胰岛素等药物出院。

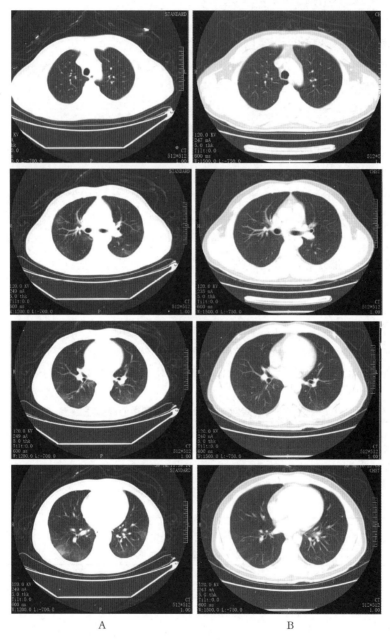

图 25 - 4　病例 25 患者胸部 CT 对比

注:A、B 分别为 2020 年 2 月 11 日与 2020 年 3 月 11 日 CT 对比,可见炎症明显好转。

【出院诊断】　新型冠状病毒肺炎（危重型）、Ⅰ型糖尿病、酮症酸中毒、心功能不全（NYHA 分级Ⅱ～Ⅲ级）、血小板减少、脓毒血症可能、肝功能异常。

三、病例分析

【病史特点】

(1) 男,31岁,长期居住于某市,因"间断发热3周余"入院。

(2) 糖尿病10年,未治疗。高脂血症5年,未治疗。长期居住于某市,可疑新型冠状病毒肺炎流行病学接触史。

(3) 体格检查:体温升高,呼吸急促。

(4) 实验室检查:D-二聚体:0.96 mg/L;cTNI 0.159 ng/ml,肌红蛋白33 μg/L,肌酸激酶MB亚型:0.6 ng/ml;C反应蛋白>200 mg/L;丙氨酸氨基转移酶189 U/L,天冬氨酸氨基转移酶110 U/L;血糖31 mmol/L,尿酮体(+++),尿糖(++++);咽拭子检测新冠病毒核酸(+)。

(5) 辅助检查:胸部CT示双肺多发散在斑片状模糊影,部分为磨玻璃样。

【诊断依据】 患者年轻男性,起病前有疫区流行病学接触史,有发热症状,两肺病毒性肺炎影像学改变,查体咽红充血,双下肺呼吸音稍低,实验室检查见淋巴细胞降低,降钙素原轻度升高,C-反应蛋白明显升高,咽拭子新冠病毒核酸检测为阳性,诊断为新型冠状病毒肺炎(危重型)。患者随机血糖31 mmol/L,尿酮体(+++),尿糖(++++),入院血气分析pH值7.4,碱剩余-8.3 mmol/L,考虑患者为代谢性酸中毒合并呼吸性碱中毒,予胰岛素治疗和严密监测下补液治疗。患者持续的心动过速、B型钠尿肽升高合并胸闷、气促及泡沫痰等心衰症状,诊断"心功能不全"明确,具体病因有待进一步检查。患者病程中出现血小板减少、D-二聚体升高和肝功能不全,考虑与严重肺部感染及前期服用中药有关,于停用相关中药和升血小板、抗凝、保肝治疗后好转。

【处理方案】

(1) 患者前期已经完成阿比多尔抗病毒治疗疗程,对新冠病毒治疗目前仍缺乏特效的药物,后续我们加用丙种球蛋白和胸腺法新增强免疫治疗。同时患者合并细菌感染,予联合美罗培南和替加环素抗感染治;患者肺部有渗出,予适当的小剂量糖皮质激素治疗。

(2) 患者酮症酸中毒合并心力衰竭,予胰岛素治疗,并在严密监测中心静脉、出入液量的情况下,进行补液治疗。

(3) 治疗期间,患者D-二聚体进行性升高,达6.69 mg/L,初始予低分子个肝素1支/q12d治疗,患者血气分析示氧合指数无明显加重,且逐渐改善,随访D-二聚体降至0.87 mg/L。ARDS和重型肺炎中都可有D-二聚体升高,如患者有胸闷、气促加重和氧合指数明显降低的情况,建议急诊行肺动脉增强CT血管造影。

四、经验与体会

新型冠状病毒肺炎是2019年底暴发的病毒性肺炎,目前缺乏有效的抗病毒药物治疗。本例患者病毒性肺炎合并细菌感染,既往有糖尿病和高脂血症等基础疾病,在此次严重感染中合并代谢性酸中毒和呼吸性碱中毒,同时出现心功能不全。这类重症肺炎合并多器官损伤的疾病的综合治疗既要尽早干预，又要力求全面、精准，同时要处理治疗上存在矛盾的情况。

目前尚无明确针对新型冠状病毒肺炎的特效治疗方式。临床上在对症治疗的基础上，应积极防治并发症，治疗基础疾病，预防继发感染，及时进行器官功能支持，以适当的呼吸支持、提高机体免疫力和针对并发症的治疗为主。尚无循证医学证据的有效抗病毒药物。可考虑使用利巴韦林、干扰素喷鼻，瑞德西韦、阿比多尔的治疗效果仍待商榷，可适当使用，早期应用可能有缩短病程、减轻症状的作用。合并细菌感染者，根据病原可使用阿奇霉素或三代头孢菌素等抗菌药物。重型患者可予以糖皮质激素治疗，但需慎重权衡利弊及可能存在的二重感染。

对酸中毒要进行适当的治疗，包括扩容、维持电解质平衡、控制血糖、调节通气条件、密切随访血气；同时针对心衰治疗，包括强心、利尿、扩血管等。由于该患者需要纠正酸中毒，应密切监测中心静脉压和出入量，调整药物。

其他病毒引起的上呼吸道感染相鉴别：① 新冠病毒感染轻型表现须与其他病毒引起的上呼吸道感染相鉴别。② 新型冠状病毒肺炎应与流感病毒、腺病毒、呼吸道合胞病毒等其他已知病毒性肺炎及肺炎支原体感染相鉴别，尤其是对疑似病例要尽可能采取包括快速抗原检测和多重 PCR 核酸检测等方法，对常见呼吸道病原体进行检测。③ 还要与非感染性疾病，如血管炎、皮肌炎和机化性肺炎等相鉴别。

综合诊疗经验，我们提出：

（1）新型冠状病毒肺炎患者的救治并没有经验可以借鉴，疾病过程中会发生各种意想不到的病情变化，必须时刻密切关注，尤其是该例患者的类型，其同时合并糖尿病、心功能不全、肝功能异常等多系统疾病，必须要发挥多学科医疗力量，为患者提供综合救治方案。

（2）对于新型冠状病毒肺炎患者，一定要早发现、早干预，尽可能减少发展至重型和危重型的可能性。面对危重型的患者，治疗方案更要全面、综合、精准，随着诊疗经验的积累，留意更多临床循证证据的支撑。

教学病例 26

一、病史简介

患者,男,44 岁,因"发热、咳嗽 10 日"于 2020 年 2 月 11 日入院。

【流行病学史】 患者长期居于某市,否认近期食用野味、海鲜等,否认宠物接触史。

【主诉】 发热、咳嗽 10 日。

【现病史】 患者于 2020 年 2 月 2 日无明显诱因地出现发热,体温达 39.3 ℃,伴有干咳、胸闷不适,解不成形便 2~3 次/日,不伴畏寒、寒战、恶心、呕吐等。于 2020 年 2 月 3 日至外院就诊,查血常规,白细胞 3.8×10^9/L,淋巴细胞百分比 26.5%,C-反应蛋白 9.2 mg/L,甲流、乙流咽拭子(一);胸部 CT 示"双肺多发感染"。2020 年 2 月 4 日行咽拭子新冠病毒核酸检测,结果为阳性(口头报告),遂于 7 日入方舱医院。经抗炎、抗病毒及中成药治疗,患者仍有发热,呈弛张热型,最高体温达 39.6 ℃,予退热剂效果不佳,伴干咳加重及胸闷。发病以来,患者精神、食欲可,睡眠欠佳,感乏力,大便次数多、小便正常,体重无明显增减。为行进一步诊治转入我院。

【既往史】 否认慢性病史,否认手术、外伤史,否认输血史,否认食物、药物过敏史。

【查体】 T 38.5 ℃,P 80 次/分,R 26 次/分,BP 129/80 mmHg。

指脉氧饱和度 97%。

正力体型,自动体位,神清合作,精神可,皮肤巩膜无黄染,浅表淋巴结未触及,颈软,气管居中,甲状腺无肿大,未行心肺听诊(因防护服所限),腹饱满,无压痛及反跳痛,肝脾肋缘下未扪及、Murphy 征(一),双肾区无明显叩痛,双下肢无明显水肿。

【实验室检查】

血常规:白细胞 3.42×10^9/L、淋巴细胞 0.98×10^9/L。

超敏 C-反应蛋白>5.00 mg/L、C-反应蛋白 29.6 mg/L。

尿常规:潜血(干片法)阳性。

粪便常规:无异常。

生化常规:丙氨酸氨基转移酶 77.00 U/L、天冬氨酸氨基转移酶 56.00 U/L,血尿素氮 2.84 mmol/L。血脂:高密度脂蛋白 0.75 mmol/L。

凝血功能:纤维蛋白原 5.90 g/L;B 型钠尿肽前体 21.08 pg/ml。

新冠病毒核酸检测(鼻拭子):2019nCoV 核壳蛋白基因可疑、2019nCoV 开放阅读编码框 $1ab$ 阴性。

降钙素原 0.047 ng/ml。

心梗三项:肌酸激酶同工酶 MB 0.40 ng/ml、肌红蛋白 39.35 μg/L、心肌肌钙蛋白 I

＜0.006 ng/ml。

【辅助检查】

CT 胸部平扫(2020 年 2 月 12 日)：双肺见多发斑片、节段性磨玻璃影,以肺野外带为主。考虑为病毒性肺炎(图 26 - 1)。

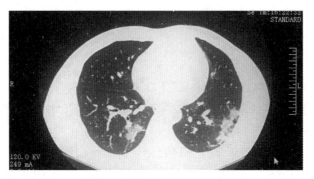

图 26 - 1　病例 26 患者胸部 CT(2020 年 2 月 12 日)

心电图(2020 年 3 月 5 日)：窦性心律、心电轴正常、正常心电图(图 26 - 2)。

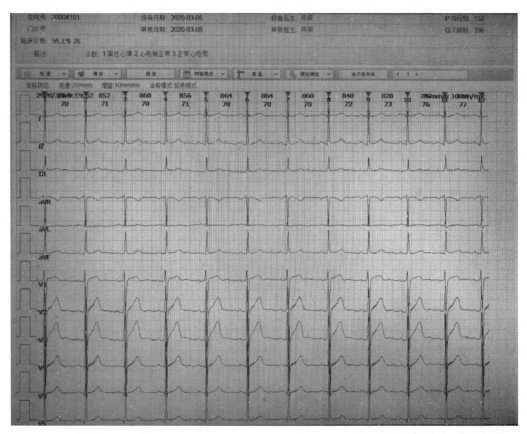

图 26 - 2　病例 26 患者心电图(2020 年 3 月 5 日)

二、诊疗经过

【初步诊断】 新型冠状病毒肺炎(重型)、肝损伤。

【诊治经过】 根据患者病史、症状、体征、化验及辅助检查结果,新型冠状病毒肺炎(重型)合并肝损伤诊断明确。入院后完善实验室及辅助检查,给予持续经鼻导管吸氧,予盐酸阿比多尔抗病毒、盐酸莫西沙星注射液抗炎治疗,并给予还原型谷胱甘肽注射液改善肝功能,予兰索拉唑注射液抑制胃酸分泌,以及止咳及中成药物治疗。患者胸部 CT 提示双肺多发病变、病变范围约占全肺 40%~50%,加用甲泼尼龙 40 mg ivgtt qd×5 天,5 天后减量至 20 mg ivgtt qd×3 天。患者淋巴细胞计数偏低,给予胸腺法新改善免疫功能。患者咳嗽、胸闷症状逐渐缓解,入院后 3 天体温降至正常。于 2020 年 2 月 16 日查动脉血气分析提示:pH 值 7.38、氧分压 84.00 mmHg、二氧化碳分压 44.00 mmHg、血氧饱和度 96.00%、碱剩余 0.40、乳酸 2.30 mmol/L。于 2020 年 2 月 17 日复查肝功能,丙氨酸氨基转移酶升至 153.00 U/L、谷氨酰转移酶 130.00 U/L,考虑肝功能损害加重,遂停用阿比多尔,将还原型谷胱甘肽加量,并加用甘草酸二铵肠溶胶囊,改善肝功能异常。于 2020 年 2 月 22 日复查胸部 CT,双肺见多发斑片、节段性磨玻璃影,以肺野外带为主,提示病毒性肺炎治疗后复查,对比前片两肺病灶较前部分吸收、好转(图 26-3)。住院期间发现患者血压偏高,最高达 190/110 mmHg,给予苯磺酸氨氯地平降压,后血压控制尚可。

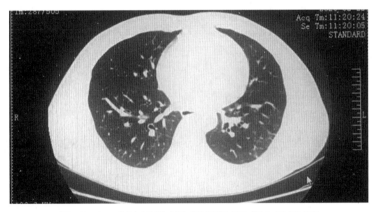

图 26-3 病例 26 患者胸部 CT(2020 年 2 月 22 日)

患者于 2020 年 2 月 19 日行痰新冠病毒核酸检测,提示 2019nCoV 核壳蛋白基因阳性、2019nCoV 开放阅读编码框 *1ab* 阳性,同日复查鼻拭子新冠病毒核酸检测,两标靶基因均为阴性。之后多次复查新冠病毒核酸(鼻拭子)检测,结果提示单(+)或双(-),直至 2020 年 3 月 5 日、8 日、11 日 3 次复查核酸鼻拭子检测,结果均提示双(-)。于 2020 年 2 月 29 日查新冠状病毒 IgG 抗体 84.89 AU/ml、新冠状病毒 IgM 抗体 106.62 AU/ml;2020 年 3 月 6 日复查提示新冠状病毒 IgG 抗体 80.92 AU/ml、IgM 抗体 66.75 AU/ml。

于 2020 年 3 月 6 日复查肝功能：丙氨酸氨基转移酶 83.00 U/L、天冬氨酸氨基转移酶 30.00 U/L、谷氨酰转移酶 78.00 U/L，较前有所改善。血脂：甘油三酯 1.73 mmol/L、高密度脂蛋白 0.99 mmol/L。复查肾功能正常；复查血象正常。于 2020 年 3 月 10 日复查胸部 CT：双肺见多发斑片磨玻璃影，与前片比较，吸收好转（图 26 - 4）。

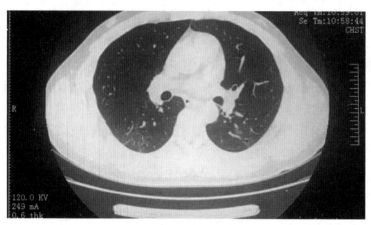

图 26 - 4　病例 26 患者胸部 CT（2020 年 3 月 10 日）

患者体温持续正常，呼吸道症状明显好转，胸部 CT 示双肺炎性病灶较前明显吸收，鼻拭子新冠病毒核酸检测连续 3 次呈阴性，符合新冠状病毒出院标准，于 2020 年 3 月 13 日出院。出院后转至外院隔离观察点，行医学观察 14 天。

【出院诊断】　新型冠状病毒肺炎（重型）合并肝损伤、高血压病、高脂血症。

三、病例分析

【病史特点】

（1）男，41 岁，长居某市，因"发热、咳嗽 10 日"入院。

（2）既往史无特殊，否认近期食用野味、海鲜等，否认宠物接触史，否认高血压、糖尿病史。

（3）入院实验室检查提示：转氨酶轻度升高，入院后 6 天复查肝功能，转氨酶中度升高；咽拭子新冠病毒核酸检测呈阳性。

（4）辅助检查：CT 胸部平扫（2020 年 2 月 12 日），示双肺见多发斑片、节段性磨玻璃影，以肺野外带为主。考虑为病毒性肺炎。

【诊断依据】　患者长期居于某市，工作地点为农贸市场，属人流密集场所，有发热、干咳、胸部不适等症状，发热呈弛张热型，胸部 CT 提示双肺见多发斑片、节段性磨玻璃影，以肺野外带为主；考虑为病毒性肺炎。咽拭子、鼻拭子及痰新冠病毒核酸检测多次提示阳性。入院后测血压多次偏高，化验检查发现转氨酶升高、血脂异常。根据患者流行病学史、病史、症状、体征、实验室检查及辅助检查结果，新型冠状病毒肺炎（重型）合并肝损伤、高血压病、高脂血症诊断明确。

【处理方案】

(1) 抗病毒治疗：患者诊断新型冠状病毒肺炎明确,给予规律抗病毒治疗 5 天。

(2) 糖皮质激素：患者符合新型冠状病毒肺炎重型标准,影像学资料提示双肺病变范围弥漫,短期给予甲泼尼龙(约 0.5 mg/kg)静滴 qd,剂量逐渐递减。

(3) 氧疗：患者属于重型,给予鼻导管吸氧,监测指脉血氧饱和度。

(4) 连花清瘟胶囊：用于治疗流行性感冒属热毒袭肺证,症见发热或高热、恶寒、肌肉酸痛、鼻塞流涕、咳嗽、头痛、咽干咽痛,舌偏红,苔黄或黄腻等。

(5) 入院查肝功能提示：丙氨酸氨基转移酶、天冬氨酸氨基转移酶水平轻度升高,住院期间复查丙氨酸氨基转移酶、天冬氨酸氨基转移酶及谷氨酰转移酶中度升高,考虑肝损伤加重,停用可能致肝损伤药物,加用保肝药物治疗。

(6) 住院期间测血压多次偏高,考虑为高血压病,加用降压药物。

(7) 一般治疗：注意休息、加强营养、规律作息,维持水、电解质平衡。

四、经验与体会

本例为新型冠状病毒肺炎(重型)患者,病程中出现肝功能异常,考虑合并肝损伤。该患者既往无慢性肝病病史,关于新型冠状病毒肺炎肝损伤的主要原因包括：①免疫损伤；②药物作用；③全身炎症反应；④缺血缺氧再灌注损伤。据报道,新型冠状病毒肺炎患者除表现发热、胸闷、咳嗽等呼吸系统症状外,部分患者还可出现不同程度肝功能损伤。新型冠状病毒肺炎患者肝脏病理改变：体积增大,呈暗红色；肝细胞变性,灶性坏死伴中性粒细胞浸润；肝血窦充血,汇管区见淋巴细胞和单核细胞浸润,微血栓形成。新型冠状病毒肺炎重型患者,其丙氨酸氨基转移酶、天冬氨酸氨基转移酶等指标明显高于非重症患者。同时,新型冠状病毒肺炎患者以肝损伤为首发表现者非常少见,继发性肝损伤者更为多见。

对于免疫损伤机制,新冠病毒主要通过人血管紧张素转化酶 2(ACE2)进入细胞。肺泡 Ⅱ 型细胞高表达 ACE2,因此肺成为新冠病毒的主要靶向器官。研究发现,人类胆管上皮细胞特异表达 ACE2,比肝细胞高 20 倍,提示新冠病毒感染可能会导致胆管上皮细胞损伤。然而,新型冠状病毒肺炎患者的临床资料显示,代表胆管损伤的生化标志物碱性磷酸酶、谷氨酰转移酶并无显著升高。结合这类危重型患者常伴有心肺功能不全、肾功能损伤以及凝血功能障碍等其他并发症,考虑新型冠状病毒肺炎患者的肝功能指标异常更多是由于药物、全身炎症反应以及多器官功能障碍所致的继发性肝损伤,而非病毒本身导致的肝损伤。新冠病毒感染者肝损害的直接原因则可能是病毒感染了肝细胞。约 2%～10% 的新型冠状病毒肺炎患者出现腹泻症状,在其粪便和血液样本中可检测到 SARS-CoV-2 的核酸,这一发现提示病毒可能通过消化道或血液循环侵袭肝脏。

在药物反应方面,本病常以发热为主要表现,在病程中不少患者有使用退热药物的病史,这类药物大多含有对乙酰氨基酚,这是公认引起肝损伤的药物之一。此外,虽然新型冠状病毒肺炎目前仍没有明确有效的抗病毒治疗药物,但是在临床实践中,不少患者都应用了奥司他韦、阿比多尔、洛匹那韦、利托那韦等抗病毒药物,而此类药物不良反应中都注明了存在肝功能损害可能。因此，在应用抗病毒药物治疗新型冠状病毒肺炎患者过程中，药物性肝损伤需要引起重视。这也可以解释，为何在不同的队列研究中，肝脏损伤的发生率存在的较大差异。本例患者在治疗中曾应用阿比多尔，疗程为 5 天，监测肝功能发现肝酶水平上升后停用，后肝功能有所恢复。

此外，免疫介导的炎症，如细胞因子风暴以及肺炎相关性缺氧，也可能导致新型冠状病毒肺炎危重症患者的肝损伤，甚至发展为肝衰竭。从统计数据来看，新型冠状病毒肺炎重型（危重型）占全部患者 10% 左右，许多新型冠状病毒肺炎患者早期病情并不凶险，但是后期会突然出现一个加速过程，很快进入多器官功能衰竭的状态，这是一种机体的"炎症风暴"，是新型冠状病毒肺炎患者转变为重型及危重型的重要因素。这与病毒感染激活了机体体液免疫和细胞免疫密切有关：一方面病毒可直接导致 Toll 样受体（Toll-like receptors，TLRs）等炎症信号与杀伤性 T 细胞活化，尤其是 T 细胞会对受感染的机体细胞进行消灭，导致受感染的细胞凋亡、坏死及 T 淋巴细胞耗竭，死亡的受感染细胞释放的损伤相关模式分子（damage associated molecular patterns，DAMPs），如细胞 DNA 片段、活性氧、高迁移率族蛋白 B1（HMGB1）、脂质代谢产物等，进一步活化 TLRs 等炎症信号。同时，T 细胞耗竭后不能控制病毒与细菌感染，进一步大量激活 TLRs 等炎症信号通路，导致巨噬细胞活化、中性粒细胞募集等继发炎症反应，释放大量炎症细胞因子，如肿瘤坏死因子（TNF）、白介素-6（IL-6）、白介素-18（IL-18）等，导致急性呼吸窘迫综合征（ARDS）、系统性炎症反应综合征（SIRS），诱发机体缺氧，导致更多细胞损伤、坏死，如此恶性循环，不仅导致肺损伤，也可引起肝脏、心肌、肾脏等多器官损伤。由于肝细胞本身及其周围组织的炎症刺激，肝细胞受到破坏、膜通透性增加，致血清中肝酶水平升高。除了新冠病毒患者过度激活的炎症反应可导致肝损伤外，胆管上皮细胞来源肝实质细胞的代偿性增生所致病毒受体 ACE2 在肝组织中的表达上调，可能是新冠病毒感染肝细胞、导致肝组织损伤的可能机制。对"炎症风暴"治疗的措施是应用糖皮质激素抑制炎症反应，降低炎症对机体的损伤。由于糖皮质激素的不良反应，病程早期对激素的应用相对慎重。临床上用于治疗风湿性疾病的药物"托珠单抗"，可以阻断白介素-6通路，适用于新型冠状病毒肺炎重型及危重型患者，对于改善其临床症状效果令人满意，提示抑制炎症反应的药物对新型冠状病毒肺炎重型患者具有治疗作用。此例患者因肺部病变进展，病程中曾应用糖皮质激素治疗，考虑对于减轻肝脏炎症反应亦有作用。

关于缺血缺氧再灌注损伤，前期的研究发现在肝移植标本、肝缺血缺氧的体内与体外模型中都可见缺血缺氧导致的肝细胞死亡与炎症细胞浸润，提示在休克、缺氧条件下肝细胞内氧剥夺、脂质聚集、糖原消耗与三磷酸腺苷耗竭，细胞生存信号被抑制，均可导致肝细胞的快速死亡。随着活性氧的不断增加，活性氧及其过氧化产物作为第二信使，启动和激活了对氧化还原敏感的转录因子，进一步启动多种促炎因子的释放，继而导致肝脏的损伤。

对于新型冠状病毒肺炎合并肝损伤的治疗，轻型患者的肝损伤通常是可逆的，无须特殊治疗即可自愈；而当患者出现肝损伤加剧证据时，需应用保肝药物。本例中，患者出现肝酶水平上升，经加用还原型谷胱甘肽、甘草酸二铵等保肝药物治疗后，患者肝功能改善。嘱患者出院后继续应用保肝药物,1 个月后复查肝功能。

综合诊疗经验,我们提出:

（1）对于新型冠状病毒肺炎患者,尤其是重型患者,应留意其肝功能水平。

（2）应用抗病毒药物治疗期间,须警惕药物性肝损害的可能,定期复查肝功能,必要时停药。

（3）对存在肝功能损害加重证据的患者,可给予保肝药物治疗。

（4）糖皮质激素可以抑制全身炎症反应,对于重型患者,在改善肺部炎症的同时对于肝功能亦有保护作用。

教学病例 27

一、病史简介

患者,男,69 岁,因"发热 9 天"于 2020 年 2 月 24 日入院。

【流行病学史】 某市常住居民。

【主诉】 发热 9 天。

【现病史】 患者于 2020 年 2 月 15 日起出现发热,体温最高至 38.5 ℃,不伴有咳嗽、畏寒、寒战,无胸闷或气促等不适。2020 年 2 月 19 日于社区门诊就诊,胸部 CT 提示"双肺磨玻璃样改变,病毒性肺炎可能",行咽拭子新冠病毒核酸检测呈阳性,予连花清瘟、阿奇霉素及莫西沙星、阿比多尔抗感染等治疗,双肺渗出灶未见明显好转。2 月 24 日后转入我院。

发病以来,患者精神食欲差,二便正常,睡眠欠佳,体力下降。

【既往史】 有高血压病史 20 余年,血压最高达 150/100 mmHg,不规律口服药物控制血压,否认糖尿病史。有前列腺肥大病史,曾计划于今年过年前就诊,因疫情延误。自幼饮酒,饮酒史 60 年。

【查体】 T 37.8 ℃,P 100 次/分,B 24 次/分,BP 140/100 mmHg。

神清,精神可,皮肤巩膜无黄染,口唇和指端未见紫绀,无杵状指。浅表淋巴结未及明显肿大,无桶状胸,未行心肺听诊(因防护服所限)。腹膨隆,无压痛及反跳痛,肝脾肋下未及,双肾区无叩痛,双下肢无水肿。

【实验室检查】

血常规:红细胞 3.85×10^{12}/L,血红蛋白 127.00 g/L,白细胞 8.31×10^9/L,中性粒细胞百分比 71.84%,血小板 209×10^9/L,超敏 C-反应蛋白<0.5 mg/L。

生化常规:总胆红素 8.21 μmol/L,直接胆红素 5.16 μmol/L,丙氨酸氨基转移酶 22.00 U/L,天冬氨酸氨基转移酶 13.00 U/L,碱性磷酸酶 77.00 U/L,谷氨酰转移酶 31.00 U/L,总蛋白 65.10 g/L,白蛋白 36.00 g/L,球蛋白 29.10 g/L,白/球蛋白比 1.23,尿素 4.13 μmol/L,肌酐 65.00 μmol/L,葡萄糖 4.71 mmol/L,高密度脂蛋白胆固醇 0.66 mmol/L,肌酸激酶 44.10 U/L,乳酸脱氢酶 133.00 U/L。

降钙素原:0.227 ng/ml。

D-二聚体:0.28 mg/L。

血气分析(不吸氧):pH 值 7.35,氧分压 93.00 mmHg,二氧化碳分压 45.00 mmHg,血氧饱和度 97.00 mmHg,标准碳酸氢盐 21.50 mmol/L,碱剩余 -4.1 mmol/L。

氨基末端脑钠肽前体：337.60 pg/ml。

新冠病毒核酸检测(鼻拭子)：2019nCoV 核壳蛋白基因为阳性，2019nCoV 开放阅读编码框 1ab 为阳性。

呼吸道病原抗体定性检测(9 种)：嗜肺军团菌、肺炎支原体、Q 热立克次体、肺炎衣原体、腺病毒、呼吸道合胞病毒、甲型流感病毒、乙型流感病毒、副流感病毒 1/2/3 的 IgM 均为阴性。

【辅助检查】 胸部 CT 示双肺见多发斑片、阶段性磨玻璃影，可见条索影，考虑为病毒性肺炎(图 27-1)。

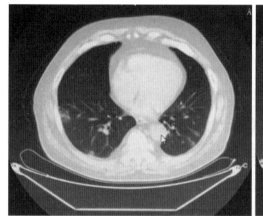
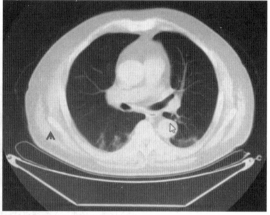
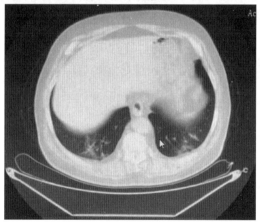

图 27-1 病例 27 患者胸部 CT(2020 年 2 月 25 日)

【出院诊断】 新型冠状病毒肺炎(普通型)。

二、诊疗经过

【初步诊断】 新型冠状病毒肺炎(普通型)、原发性高血压病、前列腺肥大。

【诊治经过】 患者入院后经胸部 CT 检查、新冠病毒核酸检测等，明确诊断为新型冠状病毒肺炎。予阿比多尔抗病毒、连花清瘟胶囊辅助治疗、盐酸莫西沙星(拜复乐)抗炎治疗,并予苯磺酸氨氯地平片(络活喜)控制血压。治疗过程中,患者出现夜间小腹胀痛,考虑前列腺肥大,予口服哈乐后好转。经治疗后患者发热及呼吸道症状明显好转,复查胸部 CT 示病灶基本吸收,复查咽拭子或痰新冠病毒核酸检测持续呈阳性。

【出院诊断】 新型冠状病毒肺炎(普通型)、原发性高血压病、前列腺肥大。

三、病例分析

【病史特点】

(1) 男,69 岁,某市常住居民,因"发热 9 天"入院。

(2) 体格检查:呼吸频率 22 次/分,双肺及明显的干湿啰音。

(3) 实验室检查:降钙素原升高,白细胞、中性粒细胞百分比在正常范围,血气分析提示不吸氧的情况下血氧饱和度在正常范围,新冠病毒核酸检测(鼻拭子)呈阳性,呼吸道常见病原抗体定性检测均为阴性。

(4) 影像学检查:提示病毒性肺炎。

【诊断依据】 患者为某市常住居民,出现发热伴咳嗽症状,胸部 CT 提示病毒性肺炎,鼻拭子新冠病毒核酸检测呈阳性,其他呼吸道常见病原抗体定性检测均为阴性,故明确诊断为新型冠状病毒肺炎。患者查体无明显的呼吸窘迫表现,不吸氧情况下血气分析提示无缺氧,故诊断为普通型新型冠状病毒肺炎。

【处理方案】

(1) 抗病毒治疗:患者新冠病毒核酸呈阳性,胸部 CT 示病毒性肺炎表现。

(2) 中药连花清瘟治疗。

(3) 虽然患者白细胞、中性粒细胞百分比正常,但是降钙素原升高,需警惕合并细菌感染的可能,故予莫西沙星治疗。

(4) 予氨氯地平积极控制血压。

(5) 根据患者解尿症状,予药物控制。

四、经验与体会

本例患者因"发热"症状就诊,患者全程未出现咳嗽症状,与典型的新型冠状病毒肺炎病例表现不一致。经一线医务人员统计,出现非典型性症状的患者,如单纯腹泻、发热、头痛等情况的患者,占收治患者的 1/3 左右,更有甚者,其中大量为无症状患者,需引起临床警惕。需借助合理可靠的诊疗手段尽早施治,我国政府创造性地采用方舱医院收治病患,做到应收尽收及"床等人",对控制疫情起到了决定性的效果。

影像学检查的发现,单纯摄胸片时,患者的表现可能平淡无奇,胸片会错失较多临床信息,如本例患者,并不能给出多发渗出灶的临床判断(图 27 - 2)。对于这种情况,结合患者"非典型"的临床症状,容易造成新型冠状病毒肺炎的临床误诊,延误患者治疗时机,并可能造成居家期间的进一步传染扩散。

对于方舱医院、社区医院就诊后遗留的"老大难"病患,转入救治经验丰富且配备"整建制"援助医疗团队的综合性医院,有助于疑难患者的尽早康复。尤其是类似本例的患

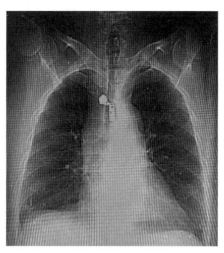

图 27-2 病例 27 患者胸片（2020 年 2 月 19 日）

者,有较多夹杂情况,经初步诊治仍存在短时间内无法转阴、高血压、前列腺肥大等情况,易干扰患者的临床恢复。"整建制"医疗团队覆盖全国大型综合援助医院的多学科团队,有助于采取针对性的治疗策略以解决合并症的问题。

前列腺肥大患者出现夜间症状,临床较为多见,患者睡眠受到影响,结合心理焦虑,可引发进一步的心理问题,并影响患者疗效。注意患者出现相关症状应及时对症处理,如无法进一步改善,可考虑及时导尿,导尿期间应注意有创操作时的隔离问题,导尿管安置后应及时护理,避免导尿管留置感染。同时应注意患者心理变化,出现焦躁不安者应及时予以安慰,避免负面情绪扩大,如此有利于患者恢复。

对于新型冠状病毒肺炎,目前暂无特效抗病毒药物,在诊疗过程中应注意中药的使用。穿戴防护服会造成对患者的把脉等操作无法顺利完成,影响中药的临床应用;部分患者长期应用同一种中药/中成药而未根据症候及时调整,导致出现部分临床不良反应,如腹泻、肝损等。应注意参照患者个体情况,辨证施治,助益患者的恢复。

综合诊疗经验,我们提出:

（1）部分症状非典型性的患者,如仅出现单纯腹泻、头痛等情况的临床患者,占收治患者三分之一左右,也存在大量无症状患者,需引起临床警惕。

（2）新型冠状病毒肺炎患者如合并前列腺肥大,会因为排尿问题加重焦虑的情绪,如治疗需要,可保留导尿,但务必注意在导尿操作时的隔离保护问题,避免医源性感染,同时还需要加强导尿的护理工作,降低继发性感染概率。

（3）"整建制国家医疗队"由各学科专家组建而成,对存在各类合并症的新型冠状病毒肺炎患者的救治,发挥了多学科团队合作的积极作用。

教学病例 28

一、病史简介

患者,女,54岁,因"发热、寒战,伴有呼吸困难、腹泻4天"于2020年2月6日入院。

【流行病学史】 某市常住居民,其母亲为新型冠状病毒肺炎确诊病例,有密切接触史,否认生食牛羊肉、海鲜,否认宠物接触史。

【主诉】 发热、寒战,伴有呼吸困难、腹泻4天。

【现病史】 患者于2020年2月2日起无明显诱因地出现发热、寒战,体温最高38.4 ℃,同时伴有呼吸困难、腹泻等症状。呼吸困难活动后加剧,休息后稍有缓解,连日来每日腹泻3~4次,均为水样便,昨日腹泻6次,为黄色稀水样便,否认有黏液脓血便、里急后重等症状。同时无明显咳嗽咳痰、鼻塞流涕、肌痛等症状,因其母亲被诊断为新型冠状病毒肺炎,考虑到其有密切接触史。2月5日至外院就诊,胸部CT示"双肺散在磨玻璃样改变,考虑病毒性肺炎可能"(图28-1a)。血常规提示白细胞正常、淋巴细胞计数下降、单核细胞计数升高,同时咽拭子2019-nCoV核酸检测为阳性。现为进一步治疗转至我院。患者起病以来,精神、睡眠、饮食较差,腹泻明显,小便偏少,体力下降,体重减轻约2 kg。

【既往史】 子宫肌瘤宫腔镜手术史10余年,否认高血压、糖尿病、冠心病史,否认肝炎、结核等传染病疾病史,否认药物过敏史。

【查体】 T 38.5 ℃, P 101次/分, B 24次/分, BP 118/74 mmHg。

神清,精神可,皮肤巩膜无黄染,浅表淋巴结未及明显肿大,未行心肺听诊(因防护服所限)。腹平软,无压痛及反跳痛,肝脾肋下未及,双肾区无叩痛,四肢未见明显水肿。

【实验室检查】

血常规:红细胞 4.02×10^{12}/L,血红蛋白110 g/L,红细胞比容0.326 L/L,红细胞平均体积81.1 fL,红细胞平均血红蛋白含量27.4 pg,白细胞 4.11×10^9/L,血小板 155×10^9/L,淋巴细胞 1.01×10^9/L,超敏C-反应蛋白>5.00 mg/L,C-反应蛋白5.0 mg/L。

降钙素原:0.049 ng/ml。

生化常规+电解质:总胆红素 5.2 μmol/L,直接胆红素 1.6 μmol/L,丙氨酸氨基转移酶21 U/L,天冬氨酸氨基转移酶30 U/L,碱性磷酸酶59 U/L,γ-谷氨酰转移酶13 U/L,总蛋白60.1 g/L,白蛋白40.6 g/L,球蛋白19.5 g/L,白/球比2.08,葡萄糖4.82 mmol/L,钠144 mmol/L,钾3.79 mmol/L,钙2.14 mmol/L,总胆固醇4.83 mmol/L,甘油三酯1.08 mmol/L,高密度脂蛋白胆固醇1.04 mmol/L,低密度脂蛋白胆固醇3.12 mmol/L,肌酸激酶230 U/L,肌酐55 μmol/L,尿素3.88 mmol/L,尿酸

250 mmol/L,预计肾小球滤过率 102.11 ml/min。

凝血功能:凝血酶原时间 11.3 s,活化部分凝血活酶时间 27.1 s,凝血酶原国际标准化比值 0.96,D-二聚体 1.02 mg/L,纤维蛋白原 2.9 g/L,纤维蛋白原降解产物 2.45 mg/L,抗凝血酶原Ⅲ活性 95.5%。

心肌标志物:超敏肌钙蛋白Ⅰ<0.006 ng/ml,肌红蛋白 37 μg/L,肌酸激酶同工酶 MB 0.74 ng/ml,氨基末端脑钠肽前体 630.7 pg/ml。

细胞免疫功能:CD3 58.07%,CD4 28.28%,CD8 25.37%,CD4/CD8 1.11,白介素-2 3.45 pg/ml,白介素-4 3.04 pg/ml,白介素-6 10.22 pg/ml,白介素-10 5.77 pg/ml,肿瘤坏死因子 40.72 pg/ml,γ-干扰素:4.22 pg/ml。

血气分析(未吸氧):pH 值 7.35,氧分压 76.0 mmHg,二氧化碳分压 43.0 mmHg,标准碳酸氢盐 23.4 mmol/L,剩余碱-1.9 mmol/L,乳酸 2.4 mmol/L。

粪便隐血:阴性。

咽拭子新冠病毒核酸检测:阳性。

【辅助检查】

入院后复查胸部 CT(2020 年 2 月 7 日):两肺渗出性改变较前进展。

心电图(2020 年 2 月 6 日):正常心电图。

二、诊疗经过

【初步诊断】 新型冠状病毒肺炎(重型)。

【诊治经过】 入院后经新冠病毒核酸、血液学及胸部 CT 等检查,明确诊断为新型冠状病毒肺炎,而且患者近几日反复发热、腹泻,肺部 CT 提示渗出性改变进展,综合考虑,需要新型冠状病毒肺炎强化治疗。

(1)氧疗:予以面罩吸氧 5~8 L/min。

(2)抗病毒治疗:阿比多尔 0.2 g 口服 tid,重组干扰素 α-2b 注射液 300 万 U 雾化吸入 bid。

(3)免疫调节治疗:人血丙种球蛋白 10 g 静滴 qd。

(4)糖皮质激素使用后预防继发性细菌感染使用抗生素治疗:莫西沙星 0.4 g 静滴 qd。

(5)糖皮质激素治疗:甲泼尼龙琥珀酸钠(MP)40 mg 静滴 qd。

(6)糖皮质激素使用后预防应激性溃疡,使用制酸药物:奥美拉唑 40 mg 口服 qd。

患者经过上述治疗后,发热、腹泻症状有所好转,病情逐渐稳定。但入院第 7 天(2 月 12 日),患者体温再次上升到 38.5 ℃,并伴有呼吸困难加重,随访 CT 证实肺炎恶化,双侧弥漫性渗出明显增大,伴有支气管充气征(图 28-1B),病变面积占比急剧增加至 53%(图 28-2)。同时,C-反应蛋白水平较前升高,氧合指数下降。因此,我们增加面罩吸氧流量至 10 L/min,并在接下来的 4 天内增加 MP 剂量至 40 mg q12h,其他治疗方案不变。调整激素剂量后,患者体温、氧合等临床指标情况有所改善,治疗期间 C-反应蛋白水平也逐渐恢复到正常范围。

第 14 天(2 月 19 日)CT 图像显示双侧弥漫性渗出和浸润明显消散(图 28 - 1C、D),病变面积占比较第 10 天减少 9%(图 28 - 2)。因此,我们逐渐减少 MP 的剂量。于住院第 17 天(2 月 22 日)停止吸氧,观察氧合恢复正常,随访 CT 病变面积占比降至 27%。患者鼻咽拭子 RT - PCR 检测 SARS - CoV - 2 报告为阴性,随后以良好的状态于 3 月 19 日出院。

【出院诊断】 新型冠状病毒肺炎(重型)。

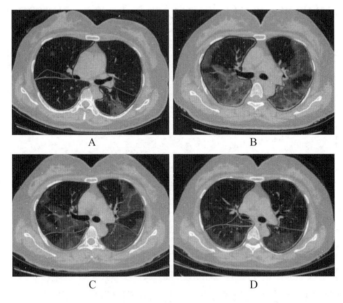

图 28 - 1 病例 28 患者 CT

注:入院时(A)CT 图像见散在渗出性改变,随后开始治疗;入院第 10 天(B)CT 显示双肺弥漫性浸润,随后调整 MP 剂量;入院第 14 天(C)CT 显示双肺明显弥散,随后 MP 逐渐减少;(D)第 17 天 CT 图像显示肺部渗出明显吸收。

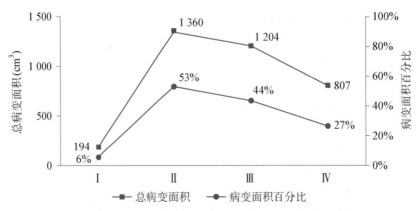

图 28 - 2 应用人工智能系统对病例进行连续 CT 扫描分析

三、病例分析

【病史特点】

（1）女，54 岁，某市常住居民，"发热、寒战，伴有呼吸困难、腹泻 4 天"入院。

（2）既往无特殊病史，其母亲感染新型冠状病毒肺炎，有密切接触史，否认生食牛羊肉、海鲜，否认宠物接触史，否认高血压、糖尿病史。

（3）经新型冠状病毒肺炎常规系统治疗后，病程中再次出现发热、呼吸困难加重，肺部 CT 示渗出影像学进展。

（4）实验室检查：淋巴细胞计数下降，血氧合指数下降，肝酶上升。

（5）实验室和影像学检查：胸部 CT 示双肺散在斑片状渗出，考虑为病毒性肺炎。病程中复查胸部 CT 提示影像学进展，咽拭子新冠病毒核酸检测呈阳性。

【诊断依据】 患者为某市常住居民，发病前 14 天均住于该市区，有确诊新型冠状病毒肺炎病例密切接触史，查胸部 CT 示双肺散在斑片状阴影，同时影像学进展＞50%；咽拭子新冠病毒核酸检测呈阳性；氧合指数小于 300 mmHg；结合患者病史及实验室、影像学检查，考虑新型冠状病毒肺炎（重型）诊断明确。

【处理方案】

（1）氧疗：低氧血症予以面罩吸氧支持，必要时使用高流量吸氧装置。

（2）抗病毒治疗：患者新冠病毒核酸检测呈阳性，胸部 CT 示病毒性肺炎表现。

（3）免疫调节治疗：球蛋白值、IgG 偏低，CD4 下降。

（4）糖皮质激素治疗：肺部渗出且随后发热、呼吸困难加重，氧合指数下降。

（5）加强营养支持，减少碳水化合物摄入，监测血糖。

（6）保肝治疗：病程中出现肝功能损伤，肝酶上升。

四、经验与体会

自 2019 年 12 月以来，新型冠状病毒肺炎在全球范围暴发。其具有极强的传染性和致病性，在 2020 年上半年，据统计，即便在使用了多种高级器官支持技术的情况下，重症新型冠状病毒肺炎患者的 28 天死亡率仍旧高达 61.5%（32/52）。目前研究认为新型冠状病毒肺炎进展的主要机制是过度的炎症风暴，因而可以推测，下调过度的炎症反应很可能可以缓解病情的进展。糖皮质激素（GCs）有抗炎作用，在多种炎症性疾病中被广泛使用。然而，在病毒性肺炎中，由于缺乏关于使用时机、剂量和疗程等方面的循证医学证据，GCs 的应用备受争议。一些作者甚至不推荐使用 GCs 治疗新型冠状病毒肺炎。

该患者早期肺部病灶相对较小，并接受了包括小剂量甲泼尼龙琥珀酸钠（MP，40 mg qd）在内的经验性治疗。然而根据 CT 图像显示，早期治疗似乎不能有效阻止临床症状的加重以及病灶范围的扩大。随后我们在维持其他经验性治疗措施不变的基础上，调整了 GCs 的剂量，发现临床症状和 CT 影像均获得了改善，最终该患者康复出院。该病例提示，CT 辅助下及时调整 GCs 剂量可有效阻止新型冠状病毒肺炎的进展，改善临床疗效。

根据我们对新型冠状病毒肺炎发病机制的认识,该病毒可诱导机体特别是肺部的过度免疫反应,诱导大量细胞因子的释放和炎症细胞的聚集,导致弥漫性内皮细胞损伤和间质水肿。同时,持续的促炎状态可能导致相对性肾上腺皮质功能减退。新型冠状病毒肺炎患者的病理表现与 ARDS 的诊断相符,与 SARS 或 MERS 患者相似。这些均提示,应考虑及时、适当地使用 GCs,以预防 ARDS 的发生。

既往研究表明 GCs 治疗对 ARDS 似乎有更加积极的效果。有研究显示短期使用低至中等剂量的 GCs 可抑制肺炎,改善 ARDS 的预后。也有研究甚至建议在早期 ARDS 人群中 MP 的初始剂量可达 1 mg/(kg·d),并持续用药 2 周。此外,我们之前的研究表明,中等剂量的 GCs 可能改善肾移植术后患者重症肺炎。因此,我们认为在治疗重症新型冠状病毒肺炎时应注意 GCs 的剂量和疗程。

GCs 在肺炎治疗中的应用可以追溯到 60 多年前。然而,对于 GCs 治疗肺炎的方案意见尚未统一,包括治疗起始时机或剂量等。尽管在早期的研究中,GCs 似乎对社区获得性肺炎(CAP)人群有积极作用,但对病毒性肺炎的作用仍有待证实。早期关于 SARS 的研究声称,对于重症患者,大剂量(超过 500 mg/d 的 MP 等量剂量)的 GCs 治疗非常有效,可显著降低肺部浸润的进展、疾病的严重程度、住院治疗时间和死亡率。然而,高血糖、高钾血症和股骨头坏死等并发症的发生率也明显升高。在 H1N1 流感中,没有临床研究表明使用 GCs 后患者的疾病严重程度、住院死亡率和长期死亡率有所降低。治疗失败的一个可能解释是 GCs 剂量范围不明确(5~180 mg/d)。在 MERS 的研究中,只有一项多中心回顾性研究聚焦于 GCs 的治疗效果。结果显示,GCs 组的 90 天粗死亡率更高,住院时间更长。然而,该研究纳入的患者病情更危重,氧合需求更高,需要更多种类的生命支持治疗,这些可能会增加结果的偏倚。综上所述,从既往的研究中我们无法获得关于糖皮质激素起始时机、剂量和疗程的有效信息。而随机对照试验因无法根据病情调整剂量,最终的参考价值也很有限。总的来说,尽管大多数临床医生仍然认为 GCs 对病毒性肺炎有治疗作用,仍没有足够的循证医学支持 GCs 治疗病毒性肺炎有效。我们认为在 GCs 的治疗过程中应反复评估症状的严重程度和其他参数,为患者制订个体化治疗方案。

在近期文献中,我们发现新型冠状病毒肺炎的 CT 表现多种多样,如磨玻璃结节、片状实变、不规则实性结节。无症状患者也可能出现异常的肺部 CT 改变。病变部位可以在症状出现后 1~3 周内迅速发展为弥漫性磨玻璃样阴影或实变,发病后约 2 周达到高峰。然而,肉眼观察 CT 图像改变比较主观且耗时。所以我们对 CT 图像进行"定量"评估,准确、客观地判断了病灶的体积和密度,将人工智能分析结果作为调整 GCs 治疗方案的依据并进行临床实践,最终取得了满意的效果。因此,随着"影像人工智能肺炎辅诊系统"的问世,精准的个体化 GCs 治疗将成为可能。

综合诊疗体验,我们提出:

(1)对于重型和危重型、炎症反应较重的新型冠状病毒肺炎病例,排除糖皮质激素使用的绝对禁忌证后,可以考虑使用小剂量激素治疗。

（2）重型和危重型新型冠状病毒肺炎患者病情进展时，可使用 CT 评估其肺部情况，通过人工智能分析系统可辅助调整优化激素治疗方案。

（3）在整体治疗过程中，激素治疗方案不是一成不变的，需反复评估、调整，注意血糖升高、继发感染、应激性溃疡等并发症的预防。

教学病例 29

一、病史简介

患者,男,68岁,因"发热伴咳嗽19天"于2020年2月10日入院。

【流行病学史】 某市常住居民,否认生食牛羊肉、海鲜,否认宠物接触史。

【主诉】 发热伴咳嗽19天。

【现病史】 患者于2020年1月23日起无明显诱因地出现发热,体温最高38.2℃,伴咳嗽、咳痰、肌肉酸痛、乏力等不适。1月24日至外院就诊,血常规检查具体结果不详,胸部CT提示双肺散在斑片状阴影,考虑病毒性肺炎可能,予对症治疗后效果不明显,气促加重。于2月6日行咽拭子新冠病毒核酸检测,结果提示阳性,考虑为新型冠状病毒肺炎,为进一步治疗收入我院。发病以来,二便正常,饮食睡眠可。

【既往史】 否认高血压、糖尿病史。

【查体】 T 37.8℃,P 89次/分,R 31次/分,BP 152/85 mmHg。不吸氧指脉氧饱和度92%。

神清,精神可,皮肤巩膜无黄染,浅表淋巴结未及明显肿大,呼吸稍急促,未行心肺听诊(因防护服所限)。腹平软,无压痛及反跳痛,肝脾肋下未及,双肾区无叩痛,双下肢无水肿。

【实验室检查】

血常规:红细胞 $4.31×10^{12}/L$,血红蛋白136 g/L,红细胞比容0.383 L/L。

超敏C-反应蛋白>5.00 mg/L,C-反应蛋白176.1 mg/L。

生化常规:天冬氨酸氨基转移酶14.00 U/L,总蛋白62.50 g/L,白蛋白34.00 g/L,白/球比1.19,二氧化碳总量19.50 mmol/L,葡萄糖19.42 mmol/L,钙2.07 mmol/L,高密度脂蛋白胆固醇0.81 mmol/L。

肌酸激酶20.00 U/L,预计肾小球滤过率83.62 ml/min,降钙素原定量(细菌感染)降钙素原0.064 ng/ml。

细胞免疫功能:CD4/CD8 4.67。

【辅助检查】 入院后复查胸部CT(2020年2月14日)示双肺渗出性病变,左肺为主,左肺伴实变。

二、诊疗经过

【初步诊断】 新型冠状病毒肺炎(重型)、低氧血症。

【诊治经过】 入院后经新冠病毒核酸、血液学及胸部CT等检查,新型冠状病毒肺炎诊断明确。继续予阿比多尔抗病毒、莫西沙星预防性抗感染,考虑炎症反应剧烈、双肺渗出明显,予甲泼尼龙 40 mg qd ivgtt。同时予连花清瘟胶囊口服对症治疗。结合患者 D-二聚体升高,予低分子肝素预防性抗凝;胸腺肽及人免疫球蛋白免疫调节剂等治疗。

入院后,患者仍反复高热,体温最高 38.6 ℃,考虑肺部病变加重,于 2 月 14 日改甲泼尼龙为 40 mg bid 静滴治疗,并调整抗感染治疗为美罗培南。

2 月 16 日患者呼吸窘迫加重,在普通面罩吸氧的情况下,指脉血氧饱和度维持在 90%左右,遂予鼻导管接呼吸湿化治疗仪行高流量氧疗,初始设置为湿化温度 31 ℃,氧流量 60 L/min,氧浓度 80%,同时指导患者做呼吸康复训练。后患者病情逐渐改善,遂逐渐减少甲泼尼龙剂量,降低氧疗支持力度,至 2 月 28 日氧流量调整为 30 L/min,氧浓度为 20%。2 月 29 日复查胸部 CT(图 29-1),肺部渗出改善,但左侧胸腔出现少量气胸,考虑与前期高流量氧疗有关,遂停高流量氧疗,改为普通鼻导管低流量吸氧。3 月 14 日复查 CT 提示肺部渗出较前吸收,气胸吸收(图 29-2)。

目前患者一般情况明显改善,能间断地停氧疗,等核酸转阴后,可考虑治愈出院。

【出院诊断】 新型冠状病毒肺炎(重型)、低氧血症、自发性气胸。

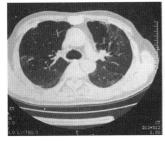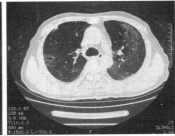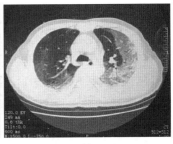

A. 3 月 14 日   B. 2 月 29 日   C. 2 月 14 日

图 29-1 病例 29 不同时间点患者胸部 CT 的改变

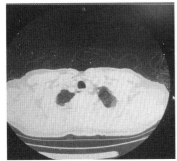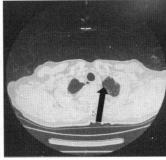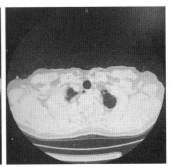

A. 2 月 14 日(无气胸)   B. 2 月 29 日箭头提示左上肺气胸   C. 3 月 14 日气胸吸收

图 29-2 病例 29 患者自发性气胸的演变

三、病例分析

【病史特点】

(1) 患者,男,68 岁,因"发热伴咳嗽 19 天"于 2020 年 2 月 10 日入院。

（2）患者为某市常住居民，既往无特殊病史，否认生食牛羊肉、海鲜，否认宠物接触史，否认高血压、糖尿病史。

（3）病程中出现气促，低氧血症加重。

（4）实验室检查：血氧饱和度降低、淋巴细胞计数及比例降低、D-二聚体增高、$CD4^+$淋巴细胞比例降低、咽拭子新冠病毒核酸检测阳性。

（5）影像学检查：胸部CT示双肺散在斑片状阴影，考虑为病毒性肺炎，随访胸部CT示肺部渗出及实变改善，但在治疗过程中出现气胸。

【诊断依据】　患者系某市常住居民，发病前14天均住于该市区，查胸部CT示双肺散在斑片状阴影，左肺为重。2月29日随访CT提示左侧胸腔少量气胸。咽拭子新冠病毒核酸检测呈阳性。结合患者病史及实验室、影像学检查，考虑新型冠状病毒肺炎诊断明确，合并自发性气胸。

【处理方案】

（1）抗病毒治疗：患者新冠病毒核酸检测呈阳性，胸部CT示病毒性肺炎表现。采用阿比多尔抗病毒，疗程10天。

（2）中药连花清瘟治疗。

（3）低分子肝素钙抗凝治疗：患者血凝检查D-二聚体持续增高。

（4）甲泼尼龙抑制炎症反应，减少肺内渗出。

（5）人免疫球蛋白＋胸腺肽提高免疫力。

（6）及时调整氧疗方案：普通鼻导管吸氧—普通面罩吸氧—高流量吸氧—调整高流量氧疗参数—气胸后及时停用高流量吸氧，改为普通氧疗。

四、经验与体会

本例患者为一例典型的重型新型冠状病毒肺炎，初期虽经过抗病毒、抗凝血、普通氧疗、抑制炎性反应等支持治疗，仍出现进行性加重的低氧血症、呼吸窘迫等表现，进展为危重型。这与目前大宗样本的临床观察结果一致：重型新型冠状病毒肺炎患者，尤其是老年患者，更易发展为危重型，低氧血症难以纠正。通过对于新型冠状病毒肺炎死亡患者的病理解剖发现，这些患者的肺部损伤较为严重，其特点为远端气道的大量黏液痰栓阻塞了终末气道，造成肺实变与不张，低氧血症难以纠正。

由于鼻导管接呼吸湿化治疗的高流量氧疗的无创、耐受性好、湿化效果显著及可产生一定呼气末正压的特点，其比较适合作为低氧血症无法用普通氧疗纠正的新型冠状病毒肺炎低氧血症的初期首选氧疗方案。本例患者在入院初期普通氧疗无法改善呼吸窘迫及低氧血症时，我们选择了高流量吸氧，较好地改善了患者的窘迫及低氧表现。为了尽快使患者不张的肺复张、提高患者的舒适度，我们初始的设置为湿化温度31 ℃、氧流量为50 L/min、氧浓度为80%。随着患者症状的改善，我们通过随访动脉血气，调整氧流量及氧浓度。经过将近2周的治疗，患者的呼吸窘迫症状及低氧血症改善明显，氧流量已降至30 L/min，氧浓度降至35%。我们在2月29日随访CT时发现患者肺部病变改善明显，同时意外地发现左上肺出现了局部的气胸。由于气胸范围较少，无明显张力性气胸的表现,我们未予特殊处理,仅停用高流量氧疗,改为普通鼻导管吸氧。2周后的随访提示肺部病变进一步改善,气胸也基本吸收。

虽然此前尚无关于新型冠状病毒肺炎高流量吸氧过程中出现气胸的病例报道,但从临床及病理的表现来看,新冠病毒能降低肺的顺应性,导致肺局部纤维化;同时由于局部痰栓的影响,远端肺泡的扩张程度不同,易在急促呼吸的过程中产生剪切伤及生物伤,造成肺泡破裂、气胸。本例患者发生气胸原因可能有两个:①患者治疗前期呼吸窘迫明显,对局部肺泡产生剪切伤;②高流量氧疗所形成的较低呼吸末正压,可能对这种顺应性极差、肺泡不均一性明显的病肺造成致命伤,形成气胸。后期通过停用高流量氧疗,发现气胸明显吸收,也证明上述观点。

因此,对于新型冠状病毒肺炎造成的低氧血症患者,高流量氧疗是一种适合的氧疗方式,但在使用中,我们需要注意控制患者的呼吸频率,并通过床旁超声随访肺部病变情况及是否存在气胸。如患者症状改善明显,应尽早改用普通氧疗措施。

综合诊疗经验,我们提出:

(1)低氧血症的新型冠状病毒肺炎患者,高流量氧疗是一种较为理想的早期氧疗方式。

(2)对于采用高流量氧疗(可推广至其他正压通气措施)的新型冠状病毒肺炎患者,呼吸频率的控制对于降低肺损伤的发生极为重要。

(3)对于高危患者,床旁超声的随访可能具有更为重要的意义,能早期发现气压伤的患者。

教学病例 30

一、病史简介

患者,男,59 岁,因"1 个月余前发热 2 周,突发腹痛半日"于 2020 年 3 月 2 日入院。

【流行病学史】 某市常住居民,在福利院居住,过去 3 个月未到过外地,否认野生动物接触史。

【主诉】 1 个月余前发热两周,突发腹痛半日。

【现病史】 患者于 2020 年 1 月 30 日出现发热伴干咳,体温最高达 38 ℃,无咽痛、流涕,无胸痛、呼吸困难,外院给予对症治疗。2 月 12 日转至方舱医院,检测新冠病毒核酸为阳性,行胸部 CT 检查提示"病毒性肺炎"(报告未见),给予口服阿比多尔、连花清瘟胶囊以及莫西沙星治疗,体温逐渐恢复正常。2 月 17 日复测新冠病毒核酸仍为阳性。3 月 1 日下午患者自述腹痛、腹胀,伴全腹压痛,遂自方舱医院转入我院。患病以来,患者胃纳、睡眠可,近 2 日未解大便。

【既往史】 自幼智力发育迟滞。否认高血压、糖尿病等慢性病史。

【查体】 T 36.3 ℃, P 101 次/分, R 20 次/分, BP 144/80 mmHg。

神清,精神可,皮肤巩膜无黄染,浅表淋巴结未及明显肿大,未行心肺听诊(因防护服所限)。腹平软,压痛及反跳痛(±),右侧腹股沟触诊可及可复性肿块,半球形,无压痛,肝脾肋下未及,双肾区无叩痛,双下肢无水肿。

【实验室检查】

白细胞 8.39×10⁹ 个/L,中性粒细胞 6.12×10⁹ 个/L,淋巴细胞 1.4×10⁹ 个/L,红细胞 5.16×10¹² 个/L,血红蛋白 156 g/L,血小板 139×10⁹ 个/L,超敏 C-反应蛋白 2.4 mg/L, C-反应蛋白<5.0 mg/L,白介素-6 6.91 pg/ml, D-二聚体 0.22 mg/L,降钙素原 0.033 ng/ml,肌酸激酶同工酶 MB 3.87 ng/ml,肌红蛋白 75.51 μg/L,超敏肌钙蛋白 I<0.006 ng/ml,丙氨酸氨基转移酶 63 U/L,天冬氨酸氨基转移酶 40 U/L,碱性磷酸酶 99 U/L,γ-谷氨酰转移酶 62 U/L,白蛋白 42.4 g/L,总胆红素 12.9 μmol/L,直接胆红素 3.6 μmol/L,尿素 7.41 mmol/L,肌酐 59 μmol/L,尿酸 315 μmol/L,葡萄糖 6.65 mmol/L,钾 4.07 mmol/L,钠 144 mmol/L,钙 2.49 mmol/L,镁 0.81 mmol/L,磷 1.21 mmol/L,总胆固醇 5.76 mmol/L,高密度脂蛋白胆固醇 1.37 mmol/L,低密度脂蛋白胆固醇 4.29 mmol/L,乳酸脱氢酶 259 U/L,预计肾小球滤过率 105.34 ml/min,氨基末端脑钠肽前体 38.2 pg/ml,淀粉酶 84 U/L,脂肪酶 194 U/L。

2020 年 2 月 12 日、2 月 17 日新冠病毒核酸:阳性。

2020 年 3 月 2 日血气分析(未吸氧):pH 值 7.43,氧分压 56 mmHg,二氧化碳分压

47 mmHg,实际碳酸氢盐 31.2 mmol/L,碱剩余 5.7,乳酸 2.0 mmol/L。

【辅助检查】

2020 年 2 月 12 日胸腹部 CT:病毒性肺炎、肠管扩张。

2020 年 3 月 2 日胸腹部 CT:双肺纹理模糊,右肺及左肺上叶可见斑片、节段性磨玻璃影,并可见条索影;右侧腹股沟区改变,腹股沟直疝(图 30-1)。

2020 年 3 月 17 日 CT 胸部两肺纹理增强,两肺见片状磨玻璃密度影及条索影;病毒性肺炎治疗后复查,双肺病变较前(2020 年 3 月 2 日)吸收好转。

二、诊疗经过

【初步诊断】 新型冠状病毒肺炎(重型)、腹痛待查(肠梗阻可能)、腹股沟直疝。

【诊治经过】 入院后告病危,完善血常规、C-反应蛋白、降钙素原、生化、凝血、血气分析、心梗三项、B 型钠尿肽、呼吸道病原及新冠病毒检测,胸部 CT、心电图及相关的检测,急行腹部 CT 检查、血淀粉酶、血脂肪酶检查,予禁食、胃肠减压、直疝回纳后,加压包扎,全肠外营养支持,维持水电解质酸碱平衡,密切关注出入量。入院第 5 天患者神清,腹痛、腹胀等症状较前明显缓解,有排便,查体腹部压痛(一),反跳痛(一),腹股沟包块回纳,未脱出,肝脾肋下未及,入院后行鼻咽拭子新冠病毒核酸检测,3 月 3 日咽拭子(一),3 月 6 日咽拭子(一),3 月 10 日咽拭子(一),3 月 17 日复查胸部 CT 肺部炎症较前明显吸收,达到出院标准,予出院继续隔离观察。

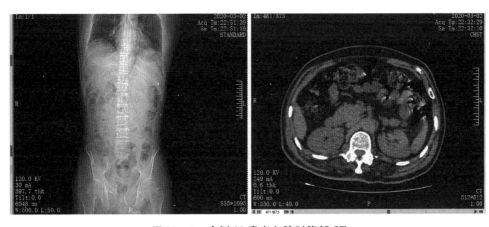

图 30-1 病例 30 患者入院时腹部 CT

【出院诊断】 新型冠状病毒肺炎、肠梗阻、直疝。

三、病例分析

【病史特点】

(1)患者,男,59 岁,某市常住居民,"1 个月余前发热两周,突发腹痛半日"入院。

(2)既往无特殊病史,否认生食牛羊肉、海鲜,否认宠物接触史,否认高血压、糖尿病史。

（3）病程中出现腹痛、腹胀，伴停止排气排便 2 天。

（4）实验室检查：咽拭子新冠病毒核酸检测呈阳性。

（5）影像学检查：胸部 CT 示双肺散在斑片状、磨玻璃阴影（图 30 - 2），考虑为病毒性肺炎，腹部 CT 示右侧腹股沟直疝。

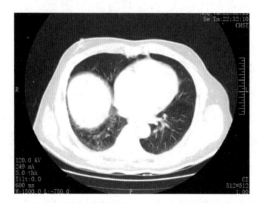

图 30 - 2　患者入院时胸部 CT 示右下肺斑片状渗出影

【诊断依据】

（1）患者系中年男性，有新冠病毒流行区生活接触史，因发热伴干咳就诊，且新冠病毒核酸检测及胸部 CT 均提示新型冠状病毒肺炎，故该诊断明确。

（2）患者有腹痛、腹胀，伴排便停止，右侧腹股沟可及柔软包块，可回纳，无恶心呕吐，腹部 CT 提示腹股沟直疝，考虑为直疝引起了肠梗阻。

【处理方案】

（1）完善相关检查，明确肠梗阻原因，排除胰腺炎、胆囊炎等其他疾病引起的急腹症。

（2）禁食、胃肠减压，减轻肠道负担，促进肠道动力恢复。

（3）建立深静脉通路，全静脉营养支持：提供足够热量，维持水、电解质、酸碱平衡。

（4）休息、吸氧：新型冠状病毒肺炎目前无特效药物，以支持治疗为主，维持机体氧合，保证组织充足氧供。酌情使用抗病毒药物、糖皮质激素、中药制剂。

四、经验与体会

本例为新型冠状病毒肺炎合并急腹症者，患者新型冠状病毒肺炎症状较轻，仅有发热、干咳症状，入院氧合指数为 266 mmHg，未吸氧时血氧饱和度 91%，活动后有气促，休息时无呼吸困难，根据新版治疗指南，属于重型新型冠状病毒肺炎。新型冠状病毒肺炎治疗以支持治疗为主，视情况予吸氧，维持机体氧合，保证组织充足氧供。目前尚无特效药物，抗病毒治疗效果不确切，目前洛匹那韦、利托那韦未改善 28 天死亡率。

对于确诊肠梗阻患者，纠正因肠梗阻所引起的全身生理紊乱，解除梗阻。其中，胃肠减压、补充水、电解质、纠正酸中毒、抗感染、抗休克治疗是治疗肠梗阻的基本方法。解除梗阻分为手术和非手术治疗。手术治疗适用于各种类型的绞窄性肠梗阻、肿瘤及先天性肠道畸形引起的肠梗阻,以及非手术治疗无效的病人。

患者入院时肝肾功能正常,血流动力学稳定,因肠梗阻需禁食,采用全肠外营养支持,营养素成分包括碳水化合物、脂肪(包含必需脂肪酸)、氨基酸、电解质、维生素、微量元素和液体。碳水化合物主要是葡萄糖。应激状态出现糖利用下降和内源性糖异生增加是应激后糖代谢紊乱的特点。降低非蛋白热量中葡萄糖的补充,葡萄糖和脂肪比例保持在 60∶40,外源性葡萄糖补给量一般从 100~150 g/d 开始,其间注意血糖的监测和控制。脂肪可提供必须脂肪酸,一般占总热量的 15%~30%,或占非蛋白质热量的 30%~50%,补充量为 0.8~1.5 g/(kg·d)。氨基酸为肠外营养中的氮源,是蛋白质合成底物的来源,包含必需氨基酸和非必需氨基酸,维持氮平衡的蛋白质供给量一般从 1.2~1.5 g/(kg·d)开始,热氮比(100~150)kcal∶1 gN[(418.4~627.6)kJ∶1 gN]。此外还需要补充电解质和微量元素。

综合诊疗经验,我们提出:

(1) 对于合并复杂疾病的新型冠状病毒肺炎患者,解决和控制原发病是关键。

(2) 新型冠状病毒肺炎合并复杂基础疾病者需强化营养支持,以肠内营养为主,若有禁忌,采用全肠外营养。

(3) 对新型冠状病毒肺炎治疗仍以必要的氧疗为主,辅助以抗病毒药物、糖皮质激素、中药等治疗,对于其他新型药物,目前尚无证据证明其有效,应在充分评估患者全身脏器功能和患者肺炎严重程度的情况下谨慎使用。

教学病例 31

一、病史简介

患者,女,93岁,因"间断发热3周余"于2020年2月28日入院。

【流行病学史】 某市常住居民,否认生食牛羊肉、海鲜,否认宠物接触史。

【主诉】 间断发热3周余。

【现病史】 患者于2020年2月8日起无明显诱因地出现发热,无明显寒战、咳嗽咳痰、鼻塞流涕、腹泻、肌痛等不适,体温最高38.8℃,2020年2月15日检测咽拭子新冠病毒核酸阳性。2020年2月18日进入外院救治,胸部CT示"双肺散在磨玻璃样改变",给予利巴韦林、阿比多尔等抗病毒治疗,同时给予降温、补液等对症治疗,2月21日复测咽拭子新冠病毒核酸检测仍为阳性。同时患者长期卧床、严重消瘦,治疗后仍反复发热,一般状况差,考虑病情比较危重,为进一步治疗转至我院。病程中,患者长期卧床、纳差、精神差,因"血管性痴呆"基本无法言语交流,睡眠较差,大小便不能自理。

【既往史】 长期居住于敬老院,并卧床10余年,诊断为"血管性痴呆"2年,否认高血压、糖尿病史,否认药物过敏史。

【查体】 T 36.7℃,P 61次/分,R 28次/分,BP 115/53 mmHg,身高155 cm,体重38 kg。

神志不清,精神差,不能交流,消瘦、营养不良,被动蜷缩体位,皮肤巩膜苍白、无黄染,浅表淋巴结未及明显肿大,未行心肺听诊(因防护服所限)。腹平软,无压痛及反跳痛,肝脾肋下未及,双肾区无叩痛,双下肢明显偏细、消瘦,足背、足踝以及双手背轻度水肿。

【实验室检查】

血常规:红细胞1.78×10^{12}/L,血红蛋白65.00 g/L,红细胞比容0.198 L/L,红细胞平均体积111.2 fL,红细胞平均血红蛋白含量36.50 pg,白细胞12.57×10^9/L,血小板134×10^9/L,淋巴细胞1.36×10^9/L,超敏C-反应蛋白>5.00 mg/L,C-反应蛋白27.8 mg/L。

降钙素原:0.483 ng/ml。

生化常规:总胆红素11.7 μmol/L,直接胆红素4.7 μmol/L,丙氨酸氨基转移酶3.0 U/L,天冬氨酸氨基转移酶21.00 U/L,碱性磷酸酶88 U/L,γ-谷氨酰转移酶11.0 U/L,总蛋白64.20 g/L,白蛋白23.00 g/L,白/球比0.56,葡萄糖4.76 mmol/L,钠133 mmol/L,钾3.03 mmol/L,钙1.78 mmol/L,总胆固醇0.8 mmol/L,甘油三酯0.12 mmol/L,高密度脂蛋白胆固醇0.70 mmol/L,低密度脂蛋白胆固醇0.76 mmol/L,

肌酸激酶 163.00 U/L,肌酐 112 μmol/L,尿素 9.5 mmol/L,尿酸 340 mmol/L,预计肾小球滤过率 36.45 ml/min。

凝血功能:凝血酶原时间 15.1 s,活化部分凝血活酶时间 34.7 s,凝血酶原时间活动度 54.6%,凝血酶原国际标准化比值 1.31,D-二聚体 6.42 mg/L,纤维蛋白原 3.64 g/L,纤维蛋白原降解产物 19.16 mg/L,抗凝血酶原Ⅲ活性 67.4%。

心肌标志物:超敏肌钙蛋白Ⅰ 0.065 ng/ml,肌红蛋白 228.48 μg/L,肌酸激酶同工酶 MB 6.77 ng/ml。

细胞免疫功能:CD3 48.6%,CD4 22.14%,CD8 21.14%,CD4/CD8 0.92,白介素-2 4.3 pg/ml,白介素-4 4.27 pg/ml,白介素-6 51.44 pg/ml,白介素-10 12.47 pg/ml,肿瘤坏死因子 4.46 pg/ml,γ-干扰素 4.22 pg/ml。

血气分析(储氧面罩 10 L/min):pH 值 7.4,氧分压 331.0 mmHg,二氧化碳分压 30.0 mmHg,标准碳酸氢盐 20.6 mmol/L,剩余碱－5.6 mmol/L,乳酸 1.8 mmol/L。

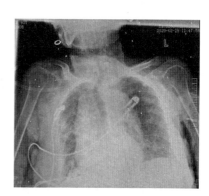

粪便隐血:阴性。

咽拭子新冠病毒核酸检测:阳性。

【辅助检查】

入院后复查胸部 X 线(2020 年 2 月 29 日)示两肺纹理增强紊乱,可见斑片状、条索状密度增高影,符合肺部炎症表现(图 31-1)。

图 31-1 病例 31 2 月 29 日胸片

心电图(2020 年 2 月 29 日):正常心电图。

二、诊疗经过

【初步诊断】 新型冠状病毒肺炎(危重型)、血管性痴呆、中度贫血、重度营养不良、电解质紊乱(低钾血症、低钙血症)、急性肾功能损伤。

【诊治经过】

入院后经新冠病毒核酸、血液学及胸部 CT 等检查,新型冠状病毒肺炎诊断明确。结合患者存在肾功能损伤、中度贫血、电解质紊乱、严重营养不良、血管性痴呆等多种复杂疾病,需要综合治疗。

(1)患者存在言语交流困难,不能配合进食治疗等,予以留置鼻胃管。

(2)排除消化道出血导致中度贫血的可能性后,经鼻胃管肠内营养治疗。

(3)阿比多尔抗病毒、胸腺肽免疫调节剂等治疗。

(4)纠正电解质紊乱。

(5)输红细胞悬液,改善贫血,同时检测铁蛋白、叶酸、血涂片、网织红细胞等指标,筛查贫血原因。

(6)鉴别急性肾功能损伤的原因,考虑肾前性因素可能性大,予以适当的补液纠正,同时需考虑患者基础肾病以及急性冠状病毒感染导致的肾功能损伤。

(7) 头孢他啶抗感染治疗。

经过上述系统的治疗后,贫血、肾功能损伤明显好转,电解质紊乱得以纠正,神志、意识状况较入院时明显好转,可简单交流,少量经口进食,体重增加 3 kg。

患者未再发热、呼吸道症状明显好转,2 次咽拭子新冠病毒核酸检测呈阴性,3 月 18 日复查胸部 CT(图 31 - 2)显示肺炎病变显著好转,安排出院。

【出院诊断】 新型冠状病毒肺炎(治愈)、血管性痴呆、贫血(轻度)、营养不良。

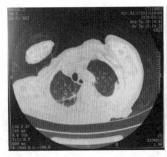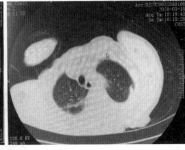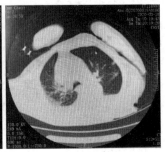

图 31 - 2　3 月 18 日患者胸部 CT 检查

三、病例分析

【病史特点】

(1) 患者,女,93 岁,某市常住居民,因"间断发热 3 周余"入院。

(2) 长期居住于敬老院,卧床 10 余年,诊断为"血管性痴呆"2 年,否认生食牛羊肉、海鲜,否认宠物接触史,否认高血压、糖尿病史。

(3) 长期卧床,纳差,严重营养不良,贫血,病程中出现肾功能损伤,电解质紊乱。

(4) 实验室检查:贫血,白细胞计数降低,白蛋白偏低,肌酐升高,血钾、血钙等电解质紊乱,C-反应蛋白、降钙素原轻度升高。咽拭子新冠病毒核酸检测呈阳性。

(5) 影像学检查:胸部 CT 示双肺散在斑片状阴影,考虑为病毒性肺炎。

【诊断依据】 患者系某市常住居民,发病前 14 天均住于该市区,查胸部 CT 示双肺散在斑片状阴影,咽拭子新冠病毒核酸检测呈阳性。结合患者病史及实验室、影像学检查,考虑新型冠状病毒肺炎诊断明确,同时合并其他脏器损伤和复杂情况,需要进入 ICU 治疗,考虑为危重型。

【处理方案】

(1) 抗病毒治疗:患者新冠病毒核酸检测呈阳性,胸部 CT 示病毒性肺炎表现。

(2) 贫血原因鉴别:排除消化道出血后,考虑为营养不良性贫血,补充铁剂、叶酸、维生素 B,加强营养治疗。

(3) 营养治疗:排除禁忌证后开始肠内营养,逐渐增加到 1 000 kcal/d,同时使用肠道益生菌药物治疗。

(4) 纠正低钾、低钙等电解质紊乱。

(5) 鉴别肾功能损伤的原因:综合考虑肾前性因素可能性大,适当补液扩容纠正,不能除外基础肾功能疾病以及冠状病毒感染导致的肾功能损伤,使用保肾药物,治疗期间避免使用会导致肾损伤的药物。

(6) 抗菌素的使用:降钙素原、C-反应蛋白等炎性指标升高,患者长期卧床且居住于养老院,故肺部合并细菌感染的可能性不能除外,使用头孢他啶抗感染治疗。

(7) 补充白蛋白纠正低蛋白血症以减轻四肢水肿,计算肠内营养液的蛋白量后,总蛋白摄入约 55 g/天(1.5 g/kg)。

四、经验与体会

该例患者为高龄患者、长期卧床并居住于养老机构,出现中度贫血以及严重营养不良,如何评估并治疗营养不良在该类新型冠状病毒肺炎患者的治疗中具有重大意义。

患者自患病以来,反复发热、纳差,目前身高 155 cm,体重 38 kg,BMI＝15.82 kg/m^2,低体重范围,主观全面评价(subjective global assessment, SGA)评分 C 级,NRS-2002(nutritional risk screening, NRS-2002)评分 8 分,NUTRIC(the nutrition risk in critically ill)营养评分 8 分。根据目前的共识,该患者入院时存在严重营养不良的风险,需要加强营养支持。在排除消化道出血后,可经胃管肠内营养,因 BMI$<$18.5 kg/m^2,使用实际体重计算能量需求,供能约 1 000 kcal(25 kcal/kg),同时额外补充氨基酸以及白蛋白,保证蛋白质供给量按 1.5 g/(kg·d)供给。

(一) 重症患者的营养评估

正确评价营养状态和准确预测营养风险是有效干预营养治疗的基础,目前尚无对重症患者营养状态有效评估的金标准,一般根据多方面客观指标和一些评估量表综合判断。

1. 客观评定方法　临床上使用诸多的实验室检查指标,用来评估重症患者的营养状况:①血浆蛋白,包括白蛋白、前白蛋白、转铁蛋白、视黄醇结合蛋白及凝血因子等;②维生素和微量元素;③免疫功能测定,淋巴细胞计数降低,迟发性皮肤过敏试验异常等;④肌酐,尤其是肌酐升高指数;⑤氮平衡测定等。

总体来说,在重症患者早期,血浆蛋白的影响因素较少,用来判断营养状况参考价值较大,但在重症患者中医源性影响因素较多,其应用受到一定的局限性。至于肌酐、免疫功能、正氮平衡等其他评价方法,由于疾病的进展以及大量肌肉的分解消耗,基本上不能可靠地反映重症患者急性期的营养状态,因而也不常用或单独使用。

2. 主观评定方法

(1) 主观全面评价(SGA):SGA 可在床旁进行,涵盖有侧重点的病史采集和体格检查。SGA 的病史部分包括体重减轻、膳食摄入情况改变、有无胃肠道症状、功能状况以及与疾病状态相关的代谢需求。SGA 的体格检查部分包括是否存在水肿、腹水、肌萎缩及皮下脂肪丢失。SGA 被广泛应用于重症患者的营养状态评估,并被欧洲肠外肠内营养学会(European Society of Parenteral and Enteral Nutrition, ESPEN)推荐应用指导临床营养干预。

(2) NUTRIC 营养评分:对重症患者的营养状态评估,囊括了年龄、APACHE(acute

physiology，age，and chronic health evaluation) Ⅱ评分、SOFA(sequential organ failure assessment)评分、伴随疾病、入院至 ICU 时间和白介素-6 等指标，其主要包含了疾病严重程度的相关变量，但未能统计传统的营养学变量(BMI、近期体重变化、摄食状况等)，6 个得分因素可能过于简单，对于一些临床和代谢迥异患者，缺乏一定的营养风险区分度，同时缺乏明显的营养缺乏暴露时间，因而其效能和预测价值大打折扣，需酌情使用。

(3) NRS-2002：2002 年欧洲肠外营养学会提出了营养风险的概念，并推荐使用营养风险筛查的方法。NRS-2002 由 Kondrup 采用评分的方法来对营养风险进行度量，主要有原发疾病对营养状态的影响程度、近 3 个月来体重的变化、近 1 周的饮食摄入量以及 BMI 4 个方面组成。同时增加了年龄因素，70 岁以上老人营养风险程度追加 1 分。其通过简单的人体测量和床旁问诊就可实现。在大量的文献研究中，NRS-2002 可以有效筛查营养风险的患者，通过营养支持可以有效地改善预后。

3. 人体参数测定

(1) 体重指数(BMI)：身高、体重是评价营养状态的基础指标，但由于体重受身高的影响较大，常用体重指数 BMI 来衡量，BMI＝体重/身高(单位 kg/m²)，其可用于判断营养不良的程度，也可用于动态观测营养状态好转或恶化，但由于重症患者肌肉组织消耗明显、瘦组织减少、水钠潴留、腹水等原因，其体重和 BMI 常常偏高，影响其营养状态评估的准确性。

(2) 人体学测量指标：肱三头肌皮褶厚度(triceps skin fold，TSF)、上臂肌围(mid-arm muscle circumference，MAMC)、上臂围(mid-arm circumference，MAC)等指标，尤其是 MAMC,其是瘦组织储备的一项重要标志，若测量值低于 5%，则考虑诊断为严重营养不良。

其他的检测方法还有横断面成像检查(CT 或 MRI)的肌肉量评估、DEXA(dual-energy X-ray absorptiometry)扫描、氧化氘稀释法、体内中子活化分析(in vivo neutron activation analysis，IVNAA)和生物电阻抗法(bioelectrical impedance analysis，BIA)。这些检测方法的主要局限在于费用高和(或)普及度低。因此，我们不会常规采用这些工具对患者进行营养状态评估。但是有一项方法在临床工作中较为实用，即第 3 或第 4 腰椎的肌肉横截面积经个体身高的平方标准化后得到骨骼肌指数(SMI)，以 cm²/m² 为单位来评估重症患者的营养状态。

(3) 肌肉功能测定：握力测定只需要使用一只握力计。目前该项检测并不是营养状态常规评估的一部分。但已有大量研究证实了肌力功能检测作为营养不良预测因子的重要性。

4. 能量代谢消耗　测量患者的能量代谢状态，了解患者的能量和物质代谢特点，是评估营养代谢状态的重要方法，同时可以分析营养物质的需要量与比例，为临床合理有效的营养支持治疗提供依据。因使用 Harris Benedict 公式来估算静息能量消耗(resting energy expenditure，REE)的准确度存在变异，具体取决于组成公式的因子(体重、身高、年龄、性别)。使用理想体重往往会低估能量需求，而使用实际体重则可能会高估能量需求。因而，在有条件的情况下，建议使用间接测热法来测定 REE 值，其是评估

REE 的金标准。间接测热法不仅可以测量出机体实际 REE 以及呼吸商（respiratory quotient，RQ），还能根据尿总氮计算出三大营养物质的氧化比例。健康人群的能量代谢一般来自混合食物，RQ 接近 0.85，但是在长期饥饿以及营养不良时，其值降低，在 0.7～0.8。

（二）重型患者的营养治疗

对于重型患者的营养治疗，ESPEN、ASPEN（American Society for Parenteral and Enteral Nutrition）等指南已经有明确的推荐方案（表 31 - 1）。

表 31 - 1　指南推荐的营养治疗方案

指南	建　议
ESPEN	● 入住 ICU 超过 48 h 患者应考虑医学营养治疗； ● 能自主进食的患者首选经口喂养，如不能自主进食的危重型患者需进行早期肠内营养，如不能经口进食或肠内营养，在 3～7 天内进行静脉营养； ● 建议使用间接热量测定法来评估患者的能量消耗，如无条件做热量测定，建议使用体重权重方程估计热量消耗，即 20～25 kcal/(kg·d)； ● 在急性疾病早期阶段推荐使用的低热卡营养方案不超过能量消耗的 70%，病情稳定后可逐渐增加至 80%～100%； ● 对于补充性静脉营养的使用，一周后仍不能耐受或到达足量的肠内营养的，可使用补充性静脉营养； ● 危重型患者的蛋白质供应建议大于 1.3 g/(kg·d)
ASPEN	● 对所有入住 ICU 的预计自主进食不足的患者评定其营养风险，包括 NRS2002 评分、NUTRIC 评分，同时评估其共存疾病、胃肠功能和误吸风险； ● 如条件允许，建议使用间接测热法确定患者的能量需求。如不能行测定间接能量测定，建议使用各类预测公式或简化的基于体重的算法，如 25～30 kcal/(kg·d) 计算能量需求； ● 持续评估患者的蛋白需求，危重型患者的每日蛋白质需求量为 1.2～2.0 g/kg，同时评估是否在普通肠内营养制剂的基础上添加蛋白质组件； ● 不能进食的危重型患者在 24～48 h 内开始早期肠内营养； ● 对于血流动力学不稳定的患者应将肠内营养推迟到患者经充分复苏或稳定后

总的来说：①对于营养风险低、基础营养状况良好、疾病严重程度低、NRS2002 评分 ≤3 分、NUTRIC 评分≤5 分的不能自主进食的患者，第 1 周无须特别的营养治疗。②对于营养风险高、NRS2002 评分≥5 分、NUTRIC 评分≥5 分或严重营养不良的患者，应在 24～48 h 内尽快达到目标剂量，但同时警惕再喂养综合征。如果不能使用肠内营养的话，应在入住 ICU 后尽快使用肠外营养。③不论营养风险高还是低的患者，如果单独使用肠内途径 7～10 天仍不能达到能量或蛋白需求的 60% 以上，我们推荐考虑使用补充性肠外营养。但对可使用部分肠内营养的重症患者若提前使用补充性肠外营养，不仅不能改善其临床结局，而且反而可能有害。

本病例遗憾的是由于条件所限，未能完成代谢仪检查，未能使用基础代谢率的变化来指导营养治疗，对于其热卡和蛋白的摄入量是否足够未能做进一步评估。对其入院前的身体机能下降情况、身体成分、肌肉数量和肌力的评估也较为粗糙，未能做全面评估。

(三) 营养治疗对新型冠状病毒肺炎治疗的意义

新型冠状病毒肺炎的第七版诊疗方案中指出,加强支持治疗,保证充分热量,注意水、电解质的平衡,维持内环境稳定是其所有治疗的基础。重症患者由于其分解代谢明显强于合成代谢,此时足够的热卡和蛋白质的摄入对疾病的治疗和机体的恢复具有重要意义。

(四) 结论

综合诊疗经验,我们提出:

(1) 对于重型和危重型新型冠状病毒肺炎患者,需进行营养风险评估,可使用 SGA、NUTRIC、NRS-2002 等营养评分,如条件允许,可进行 TSF、MAMC、肌肉力量等测定,甚至使用代谢仪测定静息能量消耗,来整体指导营养治疗。

(2) 对于重型和危重型新型冠状病毒肺炎患者,根据情况可经口进食、肠内营养或者静脉营养,注意提供足够的热卡[$25\sim30$ kcal/(kg·d)]以及蛋白质[$1.5\sim2.0$ kcal/(kg·d)]。

(3) 在整体治疗过程中,营养治疗方案不是一成不变的,需要反复评估、调整。

教学病例 32

一、病史简介

患者,男,87岁,因"发热19天"于2020年2月11日入院。

【流行病学史】 某市常住居民,否认某海鲜市场接触史。

【主诉】 发热19天。

【现病史】 患者于2020年1月24日起无明显诱因地出现发热,体温最高至39.3 ℃,伴气喘,无咳嗽、咳痰,无畏寒、寒战。2月9日于外院就诊并住院治疗,予胸部CT检查提示"肺部感染,病毒性肺炎可能",具体治疗方案不详,咽拭子新冠病毒核酸检测呈阳性,为进一步诊治转入我院。发病以来,患者精神萎靡,纳差,生活不能自理,消瘦明显,二便正常,睡眠欠佳,体力下降。

【既往史】 糖尿病史20余年,胰岛素治疗(早22 U,晚22 U),血糖控制可。发病前于外院疗养。否认高血压病史,否认吸烟史。胃穿孔手术史3次,具体不详;胆囊切除史。

【查体】 T 36.1 ℃,P 80次/分(规则),R 25次/分,BP 90/60 mmHg;血氧饱和度95%(鼻导管吸氧5 L/min),血氧饱和度90%(不吸氧下)。

营养不良,神清,精神萎靡,对答切题,被动体位,四肢自主活动可见。皮肤巩膜无黄染,口唇和指端未见紫绀,无杵状指。浅表淋巴结未及明显肿大,无桶状胸,未行心肺听诊(因防护服所限)。腹软,无压痛及反跳痛,肝脾肋下未及,双肾区无叩痛,双下肢无水肿。

【实验室检查】

血常规:红细胞3.31×10^{12}/L,血红蛋白105.00 g/L,白细胞9.80×10^9/L,中性粒细胞百分比85.70%,淋巴细胞百分比4.8%,血小板205×10^9/L,超敏C-反应蛋白>5 mg/L,C-反应蛋白132.6 mg/L。

生化常规:总胆红素19.9 μmol/L,直接胆红素10.50 μmol/L,丙氨酸氨基转移酶76.00 U/L,天冬氨酸氨基转移酶53.00 U/L,碱性磷酸酶74.00 U/L,谷氨酰转移酶25.00 U/L,总蛋白57 g/L,白蛋白26 g/L,球蛋白31 g/L,白/球比0.84,尿素7.59 μmol/L,肌酐82.00 μmol/L,葡萄糖10.39 mmol/L,高密度脂蛋白胆固醇0.64 mmol/L,低密度脂蛋白胆固醇2.0 mmol/L,肌酸激酶37.00 U/L,乳酸脱氢酶346.00 U/L,钾4.57 mmol/L,钠131 mmol/L,氯98.4 mmol/L。

氨基末端脑钠肽前体1 580 pg/ml,肌酸激酶同工酶MB 1.94 ng/ml,肌红蛋白130.91 μg/L,肌钙蛋白0.01 ng/ml。

降钙素原:0.248 ng/ml。

D-二聚体:77.4 mg/L,凝血酶原时间 14.2 s,活化部分凝血活酶时间 29.1 s,凝血酶时间 16.3 s,纤维蛋白原 6.2 g/L。

细胞免疫功能:CD3 61.1%,CD3 计数 237 个/μL,CD4 47.8%,CD4 计数 182 个/μL,CD8 10.56%,CD8 计数 40 个/μL。

新冠病毒 IgG 抗体 106.64 AU/ml,新冠病毒 IgM 抗体 70.3 AU/ml。

新冠病毒核酸检测(鼻拭子):2019nCoV 核壳蛋白基因阳性,2019nCoV 开放阅读编码框 $1ab$ 阳性。

呼吸道病原抗体定性检测(9 种):嗜肺军团菌、肺炎支原体、Q 热立克次体、肺炎衣原体、腺病毒、呼吸道合胞病毒、甲型流感病毒、乙型流感病毒、副流感病毒 1/2/3 的 IgM 均为阴性。

【辅助检查】 入院时(2020 年 2 月 11 日)胸部 CT 示双肺见多发斑片、节段性磨玻璃影,部分病变融合,内见含气支气管征,考虑为病毒性肺炎(图 32-1)。

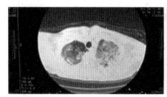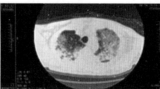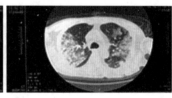

图 32-1 病例 31 患者胸部 CT(2020 年 2 月 11 日)

二、诊疗经过

【初步诊断】 新型冠状病毒肺炎(重型)、急性呼吸窘迫综合征(ARDS)、2 型糖尿病。

【诊治经过】 患者入院后完善新冠病毒核酸及抗体检测、实验室化验及胸部 CT 检查,明确诊断为新型冠状病毒肺炎。予鼻导管吸氧、高流量氧疗支持氧合,糖皮质激素(甲泼尼龙静滴→强的松口服)控制炎性渗出,阿比多尔抗病毒,莫西沙星、美罗培南预防控制肺部感染,连花清瘟辅助,丙球+胸腺肽调节免疫等治疗,同时予胰岛素控制血糖,加强营养支持(辅助肠内营养),保肝护胃化痰,提升白蛋白水平,低分子肝素抗凝等对症支持等。患者入院后影像学检查提示肺炎明显进展,低氧症状明显,静息未吸氧状态下血氧饱和度≤93%、呼吸急促(呼吸频率>20 次/分)、氧合指数<300 mmHg,遂予糖皮质激素甲泼尼龙 40 mg qd 静滴治疗。病程中,患者临床症状加重,气促加重,呼吸频率达 30~40 次/min,鼻导管吸氧 5 L/min 条件下,血氧饱和度维持在 93% 上下,氧合指数<200 mmHg,遂及时予以高流量氧疗(HFNC),低氧血症和呼吸窘迫缓解并改善。治疗过程中,患者循环稳定,未出现其他脏器的明显受损。治疗中根据肺部影像学变化和氧合改善情况不断调整糖皮质激素用量及高流量氧疗支持条件,经治疗后患者临床症状和肺部影像学明显好转,复查胸部 CT 示肺部病灶基本吸收,精

神状况明显好转,自主体位恢复,可下床活动,生活自理,夜眠胃纳良好,于 4 月 9 日痊愈出院。

【出院诊断】 新型冠状病毒肺炎(重型)、ARDS、2 型糖尿病。

出院前(2020 年 3 月 22 日)胸部 CT:双肺病灶减少,范围缩小,渗出性病变明显吸收(图 32 - 2)。

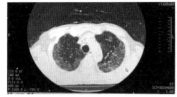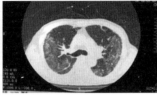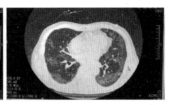

图 32 - 2 病例 32 患者胸部 CT(2020 年 3 月 22 日)

三、病例分析

【病史特点】

(1) 患者,男,87 岁,某市常住居民,因"发热 19 天"入院。

(2) 患者合并基础疾病。临床症状明显,以发热、气促、乏力为主要表现,低氧严重,氧合指数<300 mmHg,已进展为急性呼吸窘迫综合征(ARDS)。

(3) 体格检查:一般情况差,营养状态差,呼吸急促,双肺闻及散在干湿啰音。

(4) 实验室及影像学检查:C-反应蛋白升高,降钙素原升高,白细胞、中性粒细胞百分比升高,CD3/CD4/CD8 淋巴细胞水平下降,D-二聚体升高,肝酶轻度升高,白蛋白水平低下,新冠病毒核酸及抗体检测阳性。肺部影像学改变提示肺部病变范围广泛,双肺渗出性病变明显,部分呈"白肺"表现。

【诊断依据】 患者为某市常住居民,出现发热伴气促症状,实验室化验及胸部 CT 提示病毒性肺炎,患者低氧明显,静息状态下血氧饱和度<93%,氧合指数<300 mmHg(60 mmHg/0.21=285.7 mmHg),肺部影像学检查显示病灶明显进展>50%。故诊断明确。

【处理方案】

(1) 阿比多尔抗病毒治疗:目前无特效药物,所有抗病毒治疗药物的疗效还有待于进一步的临床研究来评估。

(2) 糖皮质激素治疗:谨慎使用糖皮质激素。当影像学检查提示肺炎出现明显进展,静息未吸氧状态下患者血氧饱和度≤93%或呼吸急促(呼吸频率≥30 次/分)或氧合指数≤300 mmHg,尤其是病情进展速度明显加快、面临插管风险时可加用糖皮质激素。对于非重症患者使用甲泼尼龙,建议剂量控制在 20~40 mg/d,重症患者控制在 40~80 mg/d,根据患者病情变化及时调整剂量,但疗程仍有争论。

(3) 中药连花清瘟治疗。

(4) 抗生素:对所有重型和危重型患者进行临床微生物检测。降钙素原水平升高对诊断细菌感染具有提示意义。新型冠状病毒肺炎患者病情加重时,存在 C -反应蛋白水平升高。该患者病程中痰培养未见阳性,但降钙素原和 C -反应蛋白明显升高,有细菌感染可能性,故予莫西沙星预防控制感染,病程中肺部影像学改变加重,不排除细菌感染加重的可能性,后升级为美罗培南治疗。

（5）免疫调节药物的使用：每周 2 次皮下注射胸腺肽,对提高患者免疫功能、阻止病情重症化、缩短排毒时间有一定效果。由于缺乏特异性抗体,目前不支持大剂量使用免疫球蛋白治疗。但部分患者淋巴细胞水平低下,可静脉输注人免疫球蛋白 10 g/d,疗程为 3～5 d。

（6）低分子肝素抗凝治疗：该患者入院实验室检查 D -二聚体 77.4 mg/L,纤维蛋白原 6.2 g/L。根据《上海市 2019 冠状病毒病综合救治专家共识》,建议采取抗凝治疗保护内皮细胞与减少细胞因子释放,纤维蛋白原降解产物（FDP）$\geqslant$10 μg/ml 和（或）D -二聚体$\geqslant$5 μg/ml 时予普通肝素（每小时 3～15 IU/kg）抗凝血。普通肝素治疗后必须定期监测患者凝血功能和血小板,以指导用药剂量调整。本例患者中我们使用低分子肝素抗凝治疗,优点如下：低分子肝素用药期间不需要监测,皮下给药,使用方便；低分子量肝素的活性/抗凝血活性的比值为 2～4,而普通的肝素为 1；低分子肝素出血发生率、血小板减少症发生率低于普通肝素。

（7）对症支持治疗：患者营养状况差,胃纳差,首选经鼻饲肠内营养,同时补充白蛋白提升血浆白蛋白水平。

（8）氧疗和呼吸支持：静息吸空气条件下血氧饱和度$\leqslant$93%,或氧合指数为 200～300 mmHg、伴或不伴呼吸窘迫,均推荐持续氧疗治疗。接受鼻导管或面罩氧疗 1～2 h 氧合达不到治疗要求,呼吸窘迫无改善、治疗过程中低氧血症和（或）呼吸窘迫加重、氧合指数为 150～200 mmHg,推荐经鼻高流量氧疗（HFNC）。

四、治疗经验与体会

本例患者以发热、乏力为主要表现,肺炎症状明显。其他流涕、咽痛、胸闷、呕吐和腹泻等症状不明显。患者为老年人,合并糖尿病基础疾病,新冠病毒感染后易发展为重症,严重者可进展为急性呼吸窘迫综合征（ARDS）,发病过程符合新冠疾病规律。

结合患者病情情况、低氧程度及肺部影像学证据,该患者临床分型不难确定。对于轻型或普通型患者,应加强患者重症化的早期预警。基于目前的临床研究,老年（年龄>65 岁）、伴有基础疾病、CD4$^+$ T 细胞数<250/μL、血白介素- 6 水平明显上升、2～3 天肺部影像学检查发现病灶明显进展>50%、乳酸脱氢酶（LDH）>2 倍正常值上限、血乳酸$\geqslant$3 mmol/L、代谢性碱中毒等均是重症化的早期预警指标。该患者的年龄、基础疾病、CD4$^+$ T 细胞计数、LDH 水平、肺部影像学表现都提示容易向重型或危重型新型冠状病毒肺炎发展,故治疗关口前移非常重要。

关于糖皮质激素在新型冠状病毒肺炎治疗中的使用目前仍有争议。对于重症医学科的医生来讲,糖皮质激素是 ARDS 治疗中颇有争议的药物。近年来随机对照试验和荟萃分析显示早期 ARDS 患者使用小剂量甲泼尼龙能改善患者肺损伤评分、缩短 ICU

住院和机械通气时间。目前主流观点认为,对于早期炎症反应强烈的 ARDS,临床表现肺水肿进展和白蛋白水平下降明显,给予早期小剂量甲泼尼龙短疗程使用可能有益,并减少相关感染并发症。该患者的肺部影像学表现及低氧症状严重,《上海市 2019 冠状病毒病综合救治专家共识》中指出"影像学检查提示肺炎出现明显进展,静息未吸氧状态下患者血氧饱和度≤93％或呼吸急促(呼吸频率≥30 次/分)或氧合指数≤300 mmHg,特别是病情进展速度明显加快,面临插管风险时可加用糖皮质激素"。但对于糖皮质激素的使用剂量、撤退过程、疗程长短,目前仍无统一的意见,更多可能取决于治疗医生的经验和判断。

病程中及时随访胸部 CT 对于治疗的判断意义重大。肺部影像学改变是反映肺内炎性反应的"窗口"。这扇窗可以指导药物的调整,比如激素的使用:什么时候怎么把激素的作用发挥最大,同时把副作用降到最小? 是选择静滴还是静推? 什么时候撤退激素? 这些都是对临床医生平时的临床积累和文献解读能力的考验。在本次新型冠状病毒肺炎的救治中,根据肺部影像学、实验室化验指标及激素的疗效调整优化激素的使用,是我们医疗队的一大特色。

患者前期血常规检查白细胞、中性粒细胞、降钙素原均有升高。降钙素原是反映存在细菌感染的一个较为敏感的指标,加之患者高龄、营养状态较差,故需要警惕在病毒性肺炎基础上同时合并有细菌感染的可能性,治疗过程中予经验性抗生素治疗。

经鼻高流量吸氧(HFNC)采取鼻枕吸氧的方式,在提供高流量、高浓度、湿化氧气的同时,还可以产生一定的呼气末正压(PEEP)效应,不影响患者说话、饮食,具有良好的舒适性及耐受性,可作为轻、中度 ARDS 治疗的新选择。其在本次新型冠状病毒肺炎氧疗支持手段中发挥了重要作用,可以作为机械通气前的有效尝试。该患者经 HFNC 治疗后取得了满意效果,避免了下一步的无创或气管插管机械通气。

对于隔离病房的患者而言,其身体和心理都承受着巨大的压力,甚至有些患者的家属也因新冠病毒感染而住院或被隔离。因此,对患者的人文关怀和心理疏导显得尤为重要。

综合诊疗经验,我们提出:

(1) 对于新型冠状病毒肺炎患者的治疗,关口前移非常重要,尤其是合并有其他基础性疾病的老年患者,感染新冠病毒后极易发展为重型和危重型,严重者可进展为 ARDS,必须加强病情监测和重症化的早期预警。

(2) 对患者加强氧疗和呼吸康复治疗,均可改善呼吸功能,避免一部分患者的气管插管机械通气。

(3) 需要对新型冠状病毒肺炎患者开展人文关怀和心理疏导。

教学病例 33

一、病史简介

患者,男,64 岁,因"发热、咳嗽、胸闷 10 天"于 2020 年 2 月 16 日入院。

【流行病学史】 某市常住居民,否认禽类、野生动物接触史。

【主诉】 发热、咳嗽、胸闷 10 天。

【现病史】 患者于 2020 年 2 月 6 日起无明显诱因地出现发热、咳嗽、胸闷;体温最高 38 ℃,无鼻塞流涕、咳痰、腹痛、腹泻、肌痛等不适,予阿比多尔、中药汤剂治疗 10 天,效果不佳,2 月 15 日就诊于当地社区医院,新冠病毒核酸检测阳性;2 月 16 日由社区转入我院。自发病以来,患者夜眠、胃纳尚可,二便如常。

【既往史】 抽烟 30 年,每天一包,幼年有外伤史,否认高血压、糖尿病史,否认药物过敏史。

【查体】 T 36.2 ℃,P 136 次/min, RR 35 次/min, BP 161/109 mmHg,未吸氧血氧饱和度<80%,鼻导管 5 L/min 血氧饱和度 89%。

神清、精神欠佳,皮肤巩膜无黄染,口唇略发绀,浅表淋巴结未及明显肿大,心肺听诊未查(因防护服所限)。腹平软,无压痛及反跳痛,肝脾肋下未及,双肾区无叩痛,双下肢无水肿。

【实验室检查】

血常规:白细胞 12.83×10^9/L、中性粒细胞百分比 89.9%、淋巴细胞百分比 0.73%;C-反应蛋白>200 mg/L;降钙素原 1.34 ng/ml;白蛋白 27.3 g/L、乳酸脱氢酶 577 U/L、CD3 408/μL, CD4 286/μL, CD8 99/μL, CD4/CD8 2.91,D-二聚体 90.89 mg/L。

【辅助检查】 2020 年 2 月 17 日胸片提示两肺透过度减低,见多发片状、斑片磨玻璃影,部分病灶见实变影,可见"通气支气管征",伴条索影。

二、诊治经过

【初步诊断】 新型冠状病毒肺炎(危重型)。

予以告病危,心电监护,留置深静脉管和导尿管。

【诊治经过】

(1) 呼吸支持治疗,见表 33-1~33-3。

表 33‑1 经鼻高流量(HFNC)支持阶段

日期	2 月 17 日	2 月 18 日	2 月 19 日	2 月 20 日	2 月 21 日	2 月 22 日	2 月 23 日	2 月 24 日
pH 值	7.4	7.41	7.40	7.46	7.42	7.43	7.41	7.43
氧分压(mmHg)	105	107	110	95	98	87	93	73
二氧化碳分压(mmHg)	38	44	45	38	44	43	52	52
呼吸支持方式	HFNC	HFNC	HFNC	HFNC	HFNC	HFNC	HFNC	HFNC-插管前
氧浓度/流量	70%/50 (L/min)	70%/50 (L/min)	70%/50 (L/min)	60%/50 (L/min)	60%/50 (L/min)	60%/50 (L/min)	70%/50 (L/min)	80%/60 (L/min)

表 33‑2 气管插管阶段

日期	2 月 24 日	2 月 25 日	2 月 26 日	2 月 27 日	2 月 28 日
pH 值	7.34	7.42	7.46	7.42	7.37
氧分压(mmHg)	80	90	84	89	89
二氧化碳分压(mmHg)	53	45	55	64	74
呼吸支持方式	HFNC-插管后	气管插管	气管插管	气管插管	气管插管-ECMO 前
呼吸机模式 氧浓度 FiO_2 潮气量 Vt(ml) 呼吸频率 RR(次/分)	V-SIMV 80% 400 20	V-SIMV 70% 380 20	V-SIMV 80% 350 22	V-SIMV 90% 300 22	V-SIMV 90% 300 24
呼气末正压 PEEP(cmH_2O)	8	8	10	10	10
备注	镇静镇痛	完全肌松,氧合改善	顺应性下降,氧合降低,加 PEEP	顺应性下降,俯卧位 12 h	建立 ECMO

表 33‑3 ECMO(体外膜肺氧合)支持阶段

日期	2 月 29 日	3 月 1 日	3 月 2 日	3 月 3 日	3 月 4 日	3 月 5 日	3 月 6 日
pH 值	7.51	7.45	7.0	7.43	7.46	7.46	7.46
氧分压(mmHg)	89	93	145	109	93	81	81
二氧化碳分压(mmHg)	35	40	45	46	43	43	42
呼吸支持方式	气插+ECMO	气插+ECMO	气插+ECMO	气插+ECMO	气插+ECMO	气插+ECMO	气插+ECMO
呼吸机模式 氧浓度 吸气压(cmH_2O) 频率(次/分) 呼气末正压(cmH_2O)	P-SIMV 40% 15 10 10	P-SIMV 40% 15 10 10	P-SIMV 40% 15 10 10	P-SIMV 40% 15 10 10	P-SIMV 40% 15 10 10	P-SIMV 40% 15 10 10	P-SIMV 40% 15 10 10

（续　表）

日期	2月29日	3月1日	3月2日	3月3日	3月4日	3月5日	3月6日
ECMO血流量/(L/min)	3	3.2	3.5	3.5	3.5	3.5	3.5
气流量(L/min)	3	3.5	3.5	3.5	3.5	3.5	3.5
备注	Vt:220 ml	Vt:230 ml	Vt:230 ml	Vt:200 ml	Vt:200 ml	Vt:210 ml	Vt:190 ml

日期	3月7日	3月8日	3月9日	3月10日	3月11日	3月12日	3月13日
pH值	7.37	7.42	7.44	7.57	7.48	7.5	7.4
氧分压(mmHg)	71	86	118	148	92	117	93
二氧化碳分压(mmHg)	52	45	43	31	39	36	49
呼吸支持方式	气插+ECMO	气插+ECMO	气切+ECMO	气切+ECMO	气切+ECMO	气切+ECMO	气切+ECMO
呼吸机模式	P-SIMV	P-SIMV	P-SIMV	P-SIMV	P-SIMV	P-SIMV	P-SIMV
氧浓度	40%	40%	40%	40%	40%	40%	40%
吸气压(cmH₂O)	15	15	15	15	15	15	15
频率(次/分)	10	10	10	10	10	10	10
呼气末正压(cmH₂O)	10	10	10	12	12	12	12
ECMO血流量(L/min)	3.6	3.6	3.8	3.6	3.7	3.6	3.6
气流量(L/min)	4.0	4.0	4.0	4.0	4.5	4.0	4.0
备注	Vt:200 ml	Vt:180 ml	Vt:213 ml	Vt:196 ml	Vt:180 ml	Vt:180 ml	Vt:180 ml

日期	3月14日	3月15日	3月16日	3月17日	3月18日	3月19日	3月20日
pH值	7.44	7.43	7.48	7.47	7.37	7.41	7.37
氧分压(mmHg)	77	73	88	71	73	82	85
二氧化碳分压(mmHg)	47	45	39	43	43	41	39
呼吸支持方式	气切+ECMO	气切+ECMO	气切+ECMO	气切+ECMO	气切+ECMO	气切+ECMO	气切+ECMO
呼吸机模式	P-SIMV	P-SIMV	P-SIMV	P-SIMV	P-SIMV	P-SIMV	P-SIMV
氧浓度	40%	40%	40%	40%	40%	40%	40%
吸气压(cmH₂O)	15	15	15	15	15	15	15
频率(次/分)	10	10	10	10	10	10	10
呼气末正压(cmH₂O)	12	12	12	12	10	10	10
ECMO血流量(L/min)	3.6	3.6	3.6	3.6	4	4.0	4.0
气流量(L/min)	4.5	4.5	4.5	4.5	4.5	4.5	4.5
备注	Vt:134 ml	Vt:130 ml	Vt:130 ml	Vt:130 ml	Vt:120 ml	Vt:120 ml	Vt:120 ml

日期	3月21日	3月22日	3月23日	3月24日	3月25日
pH值	7.48	7.52	7.46	7.44	7.37

（续　表）

日期	3月21日	3月22日	3月23日	3月24日	3月25日
氧分压(mmHg)	93	92	77	67	73
二氧化碳分压 (mmHg)	43	38	44	33	43
呼吸支持方式	气切 +ECMO	气切 +ECMO	气切 +ECMO	气切 +ECMO	气切 +ECMO
呼吸机模式	P-SIMV	P-SIMV	P-SIMV	P-SIMV	P-SIMV
氧浓度	40%	40%	40%	40%	40%
吸气压(cmH$_2$O)	15	15	15	15	15
频率(次/分)	10	10	10	10	10
呼气末正压 (cmH$_2$O)	12	12	10	10	10
ECMO血流量 (L/min)	4.4	4.4	4.4	4.5	4.4
气流量/(L/min)	4.5	4.5	4.5	4.5	4.5
备注	Vt:110 ml	Vt:80 ml	Vt:75 ml	Vt:60 ml	Vt:60 ml

（2）抗病毒治疗：由于患者已用过阿比多尔 10 天，入院后反复检测核酸阴性（3 月 21 日 IgM＋G 阳性），未用抗病毒药物。

（3）激素治疗：初始予甲泼尼龙 40 mg ivgtt q12h，根据肺部渗出和氧合调整剂量。

（4）抗生素治疗：予美罗培南、拜复乐，后根据感染指标和痰培养结果（葡萄牙念珠菌），应用替加环素、米卡芬净钠、美罗培南。

（5）单抗和康复者血浆：入院后反复检测核酸阴性，未使用康复者血浆，入院后白介素-6 正常，未予使用托珠单抗。

（6）免疫调节治疗：胸腺肽 tiw。

（7）低分子肝素治疗：0.4 ml qd q12 h。

（8）营养支持：口服营养液。

（9）其他药物：保肝、护胃。

（10）抢救过程：3 月 23 日～3 月 25 日对患者实施抢救。23 日晚上开始出现低血压，最低 45/32 mmHg，结合感染指标上升，心超提示心功能良好，考虑为感染性休克，予以充分扩容、大量去甲肾上腺素、垂体后叶素、肾上腺素，血压仍较低，在 70/45 mmHg 左右。25 日 08：50，心率下降，降至 42 次/分，伴有血压、血氧无法测出的情况，立即分次行肾上腺素静推、心肺复苏，仍未恢复。25 日 09：50，宣告临床死亡。

【胸部影像学变化】　胸片示双肺多发斑片状影，考虑为病毒性肺炎，见图 33-1。

【死亡诊断】　感染性休克、新型冠状病毒肺炎（危重型）。

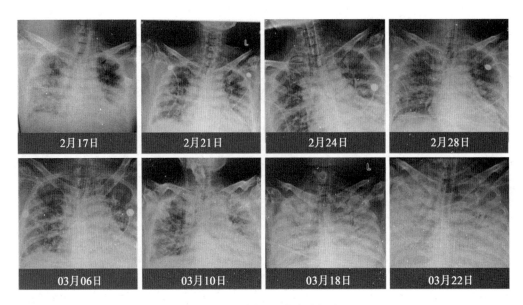

图 33-1　病例 33 患者胸部片

三、病例分析

【病史特点】

(1) 男,64 岁,因"发热、咳嗽、胸闷 10 天"入院。

(2) 实验室检查:降钙素原和 D-二聚体有升高。

(3) 病原学检查及影像学检查:新冠病毒核酸和抗体检测呈阳性;胸片示双肺多发斑片状影,考虑为病毒性肺炎。

(4) 患者入院时氧合欠佳,先后应用经鼻高流量氧疗、有创机械通气、ECMO 治疗。

(5) 死亡原因:感染性休克、新型冠状病毒肺炎。

【诊断依据】　患者为某市常住居民,以发热、咳嗽、胸闷起病,查胸片示双肺多发斑片状影,入院前咽拭子新冠病毒核酸检测呈阳性,入院后新冠抗体呈阳性。呼吸衰竭行气管插管机械通气治疗。考虑新型冠状病毒肺炎(危重型)诊断明确。

治疗后期感染指标上升,心超提示容量充足,心功能良好,持续低血压需大量血管活性药物维持,诊断为感染性休克。

【处理方案】

(1) 遵循"中山医院新冠患者呼吸支持流程"给予处理(图 33-2)。

(2) 根据感染指标应用抗病毒治疗及抗菌药物治疗(图 33-3)。

(3) 根据病情需要,随访血常规、生化常规、出凝血功能、血气分析、胸部影像学,以及监测呼吸道病毒核酸。

四、经验与体会

本例新型冠状病毒肺炎患者因为低氧血症应用了体外膜肺氧合(ECMO)治疗。

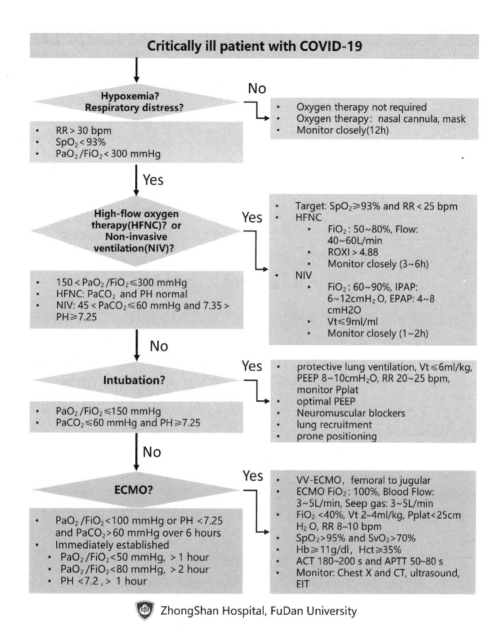

图 33 - 2　中山医院新冠患者呼吸支持流程

　　新型冠状病毒肺炎患者大多症状较轻,但重症患者可表现为严重呼吸衰竭及急性呼吸窘迫综合征(ARDS),机械通气患者死亡率较高。对于 ARDS 及顽固性循环功能不全,ECMO 效果明显。已有 ECMO 成功救治新型冠状病毒肺炎患者的成功病例。

(一) ECMO 支持适应证和时机

　　为了避免长时间缺氧对机体重要脏器造成的损伤,应遵循 ARDS 规范化治疗流程,采用保护性肺通气,在优化 PEEP 选择基础上,联合神经肌肉阻滞剂、肺复张、俯卧位通

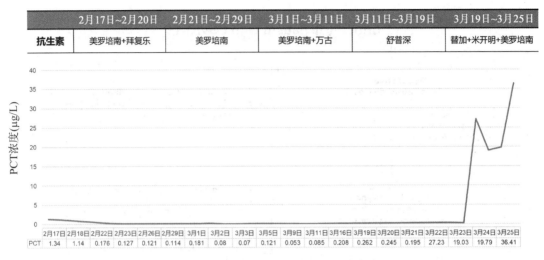

抗生素	2月17日~2月20日	2月21日~2月29日	3月1日~3月11日	3月11日~3月19日	3月19日~3月25日
	美罗培南+拜复乐	美罗培南	美罗培南+万古	舒普深	替加+米开明+美罗培南

图 33-3 各抗生素治疗后 PCT 浓度变化

气等手段,若患者无明显改善,仍表现为以下情况,则应积极考虑建立 ECMO:①氧合指数<100 mmHg;②优化机械通气基础上,动脉血 pH<7.25 并伴有二氧化碳分压>60 mmHg 超过 6 h。由于部分重症患者进入危重阶段病情进展速度很快,如经积极处理患者表现进行性加重时,满足以下条件之一应立即建立 ECMO:①氧合指数<50 mmHg 超过 1 h;②氧合指数<80 mmHg 超过 2 h;③存在难以代偿的呼吸性酸中毒,pH<7.2 超过 1 h。

（二）ECMO 管理全程防护要求

ECMO 建立、更换膜肺和其他患者相关 ECMO 有创操作,应在三级防护下进行,施术者必须佩戴正压呼吸面罩,同时穿戴防护服外套、一次性无菌手术衣和第三层无菌手套。一般性 ECMO 巡回管理应在避免患者的其他有创操作及气道开放状态下进行。一般性巡回管理无须正压呼吸面罩。

（三）ECMO 建立要素:模式选择、插管定位和起始过程

除体外心肺复苏选择静脉-动脉（V-A）ECMO 外,所有患者均选择静脉-静脉（V-V）ECMO,以纠正缺氧为目的。建立有效的 V-V ECMO 之前,需根据床旁超声监测评估血流动力学,并适当给予正性肌力药物和血管活性药物维持平稳。

插管选择颈内静脉 17F 动脉插管、股静脉 21F 静脉插管。插管在超声监测下用 Seldinger 法穿刺置管。插管定位颈内静脉插管（灌注管）尖端到达上腔静脉右心房开口处。股静脉插管（引流管）尖端经下腔静脉右心房开口处进右心房约 1 cm,并在超声监测下以插管尖端与房间隔等不形成抵触为宜。

ECMO 管路用常规复方电解质注射液预充,在膜肺前/后预留 CRRT 通路,并在引流与灌注管路上常规连接血氧饱和度探头。待插管过程与 ECMO 管路连接过程都完成后,空氧混合器吸氧浓度分数（FiO_2）设为纯氧。ECMO 起始从 1 L/min 血流量/氧流量开始,以每 30 s 提高 1 L 血流量/气流量的速度提高至当前状态可实现最大流量。观察

此时经皮氧饱和度/混合静脉血氧饱和度,如流量满意,继而按照超保护性肺通气原则调整呼吸机参数,同时用超声再次定位插管位置无变动即可三重固定插管,同时做好插管位置体表标记。随后下调 ECMO 血流量/气流量以达到经皮血氧饱和度≥90%,及混合静脉血氧饱和度≥70%为初始氧供/氧耗平衡目标。保持 ECMO 血流/氧流量比为 1∶1。如遇 ECMO 流量不稳定,再次超声插管定位无异常,可适当扩容至流量稳定。30 min 后监测动脉血气再根据氧供需要调整氧供核心参数。

（四）ECMO 核心管理目标和监测

（1）机体氧供/氧耗平衡监测和参数调节：V-V ECMO 氧供核心要素是 ECMO 流量/血色素和患者心排量。ECMO 全程尽量保持患者血色素≥11g/dl。临床应根据外周动脉血气/ECMO 膜前血气/膜后血气或经皮氧饱和度/混合静脉血氧饱和度/ECMO 膜后饱和度连续监测来计算患者氧供/氧耗比值是否>3,判断患者氧供/氧耗平衡状态。提高氧供的方法为提高血色素、提高 ECMO 流量及调整患者每分心排量。

新型冠状病毒肺炎患者普遍存在的胃肠功能紊乱及早期肌松剂使用等原因造成的腹腔腹内压增高,对 ECMO 流量形成直接影响。应密切监测腹内压变化,及时解除过高腹内压,保证 ECMO 流量稳定。

（2）ECMO 抗凝目标与凝血功能监测：采用普通肝素抗凝,每日常规监测活化部分凝血活酶时间、凝血酶时间、凝血酶原时间、纤维蛋白原、D-二聚体、纤维蛋白原降解产物。同时监测血小板计数（>100×10⁹/L）和抗凝血酶（AT）活性（>80%）。常规床旁活化凝血时间（ACT）监测。抗凝目标为活化凝血时间 180~200 s,活化部分凝血活酶时间 50~80 s。肝素浓度维持在 2~20 U/(kg·h)区间,超过此剂量应考虑肝素抵抗可能,结合 AT 活性监测补充新鲜冰冻血浆。如连续输注单采血小板仍出现血小板明显降低,应高度怀疑肝素诱导的血小板减少症（HIT）,可经验性地更换为阿加曲班抗凝,抗凝监测目标同肝素抗凝。

如临床出现 ECMO 膜肺表面明显血栓附着,同时合并纤溶指标持续增高（D-二聚体>10 mg/L）,纤维蛋白原降低（<1.5 g/L）,应结合血栓弹力图（TEG）结果确立纤溶亢进诊断。处理应积极更换 ECMO 管路,同时予以氨甲环酸治疗[10~20 mg/kg,3 h 缓慢滴注,然后每天 1 000 mg,1~2 mg/(kg·h)输注,维持 2~3 天],同时补充纤维蛋白原 1~2 g/d,直至纤维蛋白原>1.5 g/L。

临床如有较显著的局部出血或需气管切开等有创操作征象时,可短时间降低或暂停肝素抗凝,持续时间不得超过 24 h。

（3）ECMO 管理床旁超声监测常规：ECMO 组每日进行床旁超声监测。监测内容：①肺部超声。按照 BLUE 方案 8 区法进行肺超监测（A 线、B 线、胸膜滑动征、碎片征、肝样变征、支气管充气征等）。②心超监测（EF 值、肺动脉压力、心腔大小、右室/左室比值、心包腔宽度和下腔静脉宽度等）。③腹部超声监测肠蠕动和肠管扩张状态及肠内容物。④双下肢血管超声（DVT 迹象等）。ECMO 组形成每日汇总报告反馈给患者床位治疗负责人。

（4）新型冠状病毒肺炎危重患者在 V-V ECMO 支持下行保护性肺通气和通气功

能监测:以 V-V ECMO 充分辅助满足患者氧供与 CO_2 排除为前提,机械通气支持的主要目的转为对肺脏的保护,同时要充分考虑心肺交互作用,避免对右心功能的损害。

(5)机械通气策略:初始设置采用超保护性肺通气策略。$FiO_2 < 40\%$,潮气量(Vt)为 $2\sim4$ ml/kg(理想体重),控制平台压 <25 cmH$_2$O,呼吸频率(RR)$8\sim10$ 次/分。机械通气需监测压力指标。若平台压 >25 cmH$_2$O,以 1 ml/kg 降低 Vt。患者氧合不满意者应首先根据 ECMO 氧供/氧耗平衡考虑,而不是首先试图考虑调整呼吸机参数。注意 PEEP 过大容易导致肺部并发症的发生。同时由于新型冠状病毒肺炎危重患者极度呼吸窘迫及高氧耗的存在,应采用目标化镇痛镇静管理,必要时完全肌松。

(6)机械通气模式选择:行 V-V ECMO 治疗的初始阶段,鉴于目标设置对压力的要求,压力控制模式是目前治疗初始阶段使用最广泛的模式。患者全身情况稳定和镇静减量后,经充分评估,可以考虑使用允许自主呼吸的压力支持通气模式。

(7)通气功能监测:出于 ECMO 支持患者的安全性考虑,在明显肺部恢复之前不常规进行胸部 CT 检查。呼吸力学、床边肺部超声检查和电阻抗成像(electrical impedance tomography,EIT)是 V-V ECMO 过程中较好的机械通气监测手段,可明确患者肺的可复张性,并有助于滴定 PEEP。将每日结果汇总给患者床位治疗负责人。

(8)高碳酸血症的处理:如出现高碳酸血症,首先应考虑增加 VV-ECMO 膜肺通气量。在肺的恢复期,逐渐降低 ECMO 换气阶段,为避免 CO_2 潴留可适当调整吸呼比及 RR,但建议 RR 次数一般不超过 14 次/分。增加 RR 后注意观察呼吸机呼气时间流速在呼气末是否达到零,如不能达到零,则需减少 RR 或调整吸呼比,延长呼气时间。

(9)关于清醒 ECMO:此类患者即使在有效 ECMO 支持状态下仍可能出现顽固性高热等高氧耗状态;即使血气指标正常,此类患者的肺牵张感受器激动明显,容易出现过强的自主呼吸与躁动,可能加重肺损伤。因此综合呼吸力学监测需求与高污染环境下的感控压力考虑,如患者存在过强自主呼吸难以控制,不建议轻易尝试拔除气管插管的清醒 ECMO。

(五)ECMO 直接相关并发症防控

(1)出血:应积极预防口鼻咽腔医源性出血,一旦出血无法用降低抗凝强度控制,应请耳鼻喉科专业医师积极填塞压迫处理。插管穿刺出血必须缝扎止血。避免一切非必需的穿刺性操作。

(2)ECMO 相关感染的防控:减低 ECMO 监测检验性抽血频率。ECMO 插管穿刺点用抗感染透明敷料覆盖。每日检查,定期消毒换药。插管与皮肤接触处用干纱布衬垫,避免皮肤破损。

(3)患者胃肠道管理:新型冠状病毒肺炎危重症患者常见明显的腹部胀气。在 ECMO 支持下,如腹部胀气导致腹内压升高,可严重影响 ECMO 治疗时的股静脉引流。如患者采用常规乳果糖鼻饲或灌肠效果不佳时,采用中药干预:大承气汤鼻饲可浓煎 50 ml,一日两次,温下。灌肠须煎汁 200 ml,保留灌肠,一日可连续 3 次。

(4)ECMO 管路安全:妥善缝扎固定三重插管,表面贴膜覆盖,避免插管移位和意外脱出。所有管路不得悬垂于地,均需妥善固定于床侧。

（5）床旁护理人员 ECMO 应急培训，对于失电、失气紧急处理 SOP 清晰可见。

（六）新型冠状病毒肺炎危重患者 ECMO 撤机程序和撤机标准

患者胸片/CT、血气和呼吸力学监测等监测数据改善后可进入 ECMO 撤机程序。在呼吸机保护性肺通气参数设置下，维持 ECMO 通气和血流比 1∶1 的比例，逐步降低 ECMO 血流量至 2.5 L/min。继而维持 ECMO 血流量 2.5 L/min，逐步降低 ECMO 通气量，直至完全关闭 ECMO 通气。每调节动作观察时间窗为 6～12 h。任何病情不稳定或氧合表现无法耐受撤机过程，则 ECMO 参数恢复至撤机程序前。在经 ECMO 无供气维持流量 2.5 L/min 的状态下，持续 24～48 h 稳定满足下列条件者方可撤机：①血流动力学稳定；②胸片或 CT、EIT 或肺超等支持肺组织形态与通气交换功能明显改善；③氧合指数大于 150 mmHg，二氧化碳分压≤50 mmHg，呼吸频率≤20 次/分；④体温低于 38 ℃；⑤Murry 指数为 2～3；⑥HCT＞35％。

（七）病例诊疗经验总结

综合我们的诊疗体验，我们提出：

（1）新型冠状病毒肺炎患者多有低氧血症，需重视呼吸支持，严重时需应用 ECMO 维持。

（2）新型冠状病毒肺炎患者应用 ECMO 需明确适应证和规范。

（3）新型冠状病毒肺炎患者应用 ECMO 需要警惕并发症，特别是与感染相关的并发症。

教学病例 34

一、病史简介

患者,女,74岁,因"间断发热、咳嗽3周"于2020年2月11日入院。

【流行病学史】 某市常住居民,否认生食牛羊肉、海鲜,否认宠物接触史。

【主诉】 间断发热、咳嗽3周。

【现病史】 患者3周前无明显诱因地出现发热,伴咳嗽、咳痰,于2020年1月20日就诊于外院,给予对症治疗后症状稍缓解。近2日来患者再次出现发热、咳嗽,伴胸闷、乏力,外院查咽拭子新冠病毒核酸检测呈阳性,遂转至我院。自发病以来,患者精神一般,纳差,两便可。

【既往史】 既往有高血压病史,服用苯磺酸左氨氯地平片;有冠心病史,支气管哮喘史;否认糖尿病史。

【查体】 T 38 ℃,P 101次/分,R 30次/分,BP 127/88 mmHg。

神清,精神一般,皮肤巩膜无黄染,浅表淋巴未及明显肿大;呼吸急促,未行心肺听诊(因防护服所限)。腹平软,无压痛及反跳痛,肝脾肋下未及,双肾区无叩痛,双下肢无水肿。

【实验室检查】

血生化＋血常规:葡萄糖9.9 mmol/L,乳酸1.3 mmol/L,钠140 mmol/L,钾2.5 mmol/L,游离钙0.95 mmol/L。

血常规:血红蛋白133 g/L,白细胞13.87×10^9/L,中性粒细胞百分比89.8%。血小板计数279×10^9/L。

感染指标:超敏C-反应蛋白＞5.00 mg/L,C-反应蛋白95.3 mg/L。

凝血功能指标:凝血酶原时间13.5 s,凝血酶原国际标准化比值1.1,活化部分凝血活酶时间25.4 s,凝血酶时间16.8 s,纤维蛋白原6.53 g/L,D-二聚体4.65 mg/L。

心功能指标:肌酸激酶同工酶MB 1.48 ng/ml,肌红蛋白75.95 μg/L,超敏肌钙蛋白I 0.009 ng/ml,氨基末端脑钠肽前体539.6 pg/ml,降钙素原0.079 ng/ml。

生化常规:丙氨酸氨基转移酶24 U/L,天冬氨酸氨基转移酶21 U/L,γ-谷氨酰转移酶50 U/L,总蛋白61.6 g/L,白蛋白33.3 g/L,球蛋白28.3 g/L,总胆红素10.9 μmol/L,直接胆红素4.5 μmol/L,尿素6.1 mmol/L,肌酐48 μmol/L,尿酸283 μmol/L,总胆固醇3.66 mmol/L,三酰甘油0.96 mmol/L,高密度脂蛋白胆固醇0.91 mmol/L,低密度脂蛋白胆固醇2.61 mmol/L,脂蛋白a 123 mg/L。

核酸检测2019nCoV核壳蛋白基因阳性,2019nCoV开放阅读编码框$1ab$阳性。

【辅助检查】 入院后查 X 线,示两肺纹理增强、紊乱,可见多发片状模糊影,肺野透亮度减低;主动脉钙化,心影饱满;双侧膈面光滑,肋膈角尚锐利(图 34 - 1)。

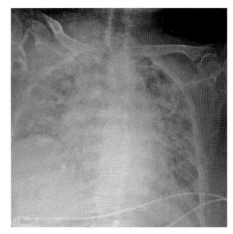

图 34 - 1　病例 34 2020 年 2 月 12 日床旁 X 线胸片

二、诊疗经过

【初步诊断】 新型冠状病毒肺炎。

【诊治经过】 入院后经新冠病毒核酸、血液学及胸部 X 线等检查,明确诊断为新型冠状病毒肺炎。继续以阿比多尔抗病毒、莫西沙星抗感染、胸腺肽调节免疫等治疗。患者存在低氧(氧合指数 200 mmHg),予高流量吸氧辅助中。患者既往有哮喘病史,平素不使用吸入药物平喘治疗,入院当日下午突发烦躁、气急,听诊为哮鸣音,予万托林气雾剂吸入后气急无明显改善,遂予甲泼尼龙 80 mg 静注解痉平喘治疗。后患者气喘逐步缓解。3 天后患者再次出现气喘加重,患者突发胸闷气促,伴血氧饱和度下降至 50%(氧合指数 100 mmHg),查血气氧分压 50 mmHg、二氧化碳分压 75 mmHg,无创通气无法耐受。予紧急行床旁气管插管,甲泼尼龙 40 mg 静推,多索茶碱 0.1g 静滴,插管后予吸痰。患者仍胸闷气促明显,复查血气,氧分压上升至 75 mmHg,二氧化碳分压下降至 50 mmHg,复查床旁 X 线无明显改善。

入院后第 7 天患者突发意识丧失,予紧急行床旁胸外按压,心三联、呼二联推注,45 min 后心电图呈一直线,宣告死亡。

【死亡诊断】 新型冠状病毒肺炎(危重型)、重型哮喘、Ⅱ 型呼吸衰竭。

三、病例分析

【病史特点】

(1) 患者,女,74 岁,因"间断发热、咳嗽 3 周"入院。

(2) 既往史:既往高血压病史,服用苯磺酸左氨氯地平片;冠心病史,支气管哮喘史;否认生食牛羊肉、海鲜,否认宠物接触史,否认糖尿病史。

(3) 查体:体温升高,呼吸急促。

(4) 实验室检查:白细胞增高、血糖增高、D -二聚体增高、咽拭子新冠病毒核酸检测呈阳性。

(5) 影像学检查:胸部 X 线示两肺纹理增强、紊乱,可见多发片状模糊影,肺野透亮度减低;主动脉钙化,心影饱满;双侧膈面光滑,肋膈角尚锐利。

【诊断依据】 依据患者系老年女性,某市常住居民,此次因反复发热、咳嗽入我院治疗,查体显示呼吸急促,咽拭子新冠病毒核酸检测呈阳性,胸部 X 线显示肺部感染,新型冠状病毒肺炎诊断成立。患者既往有支气管哮喘病史,诊治过程中出现哮喘发作,致呼吸衰竭出现。

【处理方案】

（1）抗病毒治疗：患者新冠病毒核酸阳性，胸部 X 线片示病毒性肺炎表现。

（2）中药连花清瘟治疗。

（3）气管插管接呼吸机辅助呼吸：经高流量及无创通气后患者症状无改善且不耐受，故进阶至有创通气。

（4）支气管扩张剂及糖皮质激素治疗：患者既往存在哮喘病史，且有急性加重症状。

（5）加强营养支持，减少碳水化合物摄入，监测血糖。

四、经验与体会

本例患者为 1 例典型的危重型新型冠状病毒肺炎病例，在病程中出现肺部感染合并哮喘发作并加重的表现。

急性哮喘发作是指哮喘症状和肺功能恶化性发作，可能是哮喘的首发表现，也可能是已知哮喘患者受到"诱发"所致，诱发因素包括上呼吸道病毒感染、变应原或刺激物暴露、不依从控制药物或未知刺激暴露等。哮喘急性发作的最佳管理策略是早发现、早干预，以免其进展为重度、可危及生命的事件。详细调查致死性哮喘发生的背景时，常发现患者和临床医师都没有意识到该病的严重程度，也没有相应加大治疗强度。因此，对于新型冠状病毒肺炎患者，建议除了关注病毒性肺炎症状外，医师还应密切注意任何可导致哮喘发作及加重的表现。

本例患者入院时存在哮喘既往史，但无哮喘药物长期应用史。所以我们需对患者的基础肺功能进行检测。呼吸高峰流量（PEFR）测定及肺功能检查（在门诊进行）是检测 5 岁以上儿童及成人肺功能最常用的两种方法。2007 年美国哮喘教育和预防项目（National Asthma Education and Prevention Program，NAEPP）指南指出如果条件允许，最好在门诊进行肺量计检查。但受条件所限本例患者未能进行检测。

在哮喘急性发作时，给予吸入性支气管扩张剂和全身用糖皮质激素进行强化治疗通常足以减轻气流阻塞和缓解症状。但是，约 5% 的哮喘急性发作住院患者会发生呼吸衰竭，需要接受有创机械通气。尽管机械通气及其相关干预（如镇静剂、肌松药）可能挽救生命，但也能导致并发症甚至死亡。本例患者长期缺乏对哮喘的慢病管理，以及入院后缺乏对肺功能的检测（受条件所限），是诱发其哮喘发作并加重直至死亡的原因。

综合诊疗经验，我们提出：

（1）哮喘管理的 4 个基本要素：常规监测症状和肺功能、患者教育、控制诱发因素和改善共存疾病、药物治疗。

（2）对于每位哮喘患者，都应识别出干扰哮喘管理的环境触发因素和共存疾病，并进行相应处理。

（3）药物治疗方案根据哮喘严重程度和哮喘控制情况而变化。不论药物使用情况如何，都可以从以下几个方面对哮喘控制情况进行评判：当前的症状水平、第 1 秒用力呼气容积(FEV_1)或 PEFR 测定值,以及每年需要口服糖皮质激素治疗的发作次数。

（4）推荐采用阶梯式治疗方案,即给药剂量、药物的种类和(或)给药频率可按需增加,并在条件允许时减少。

（5）对哮喘患者出院后也要做好宣教,做好慢病管理。

护理教学病例 35

一、病史简介

患者,女,66岁,因"发热半月余"于2020年2月9日入院。

【流行病学史】 某市户籍居民,否认某海鲜市场接触史。

【主诉】 发热2周余。

【现病史】 患者于2020年1月25日无明显诱因地突起高热,最高体温39.8℃,无鼻塞、流涕、咳嗽、咳痰、气促等不适。社区卫生中心给予连花清瘟和奥司他韦口服效果不佳。3月3日就诊于外院,查胸部CT提示"双肺多发渗出,考虑感染性病变,病毒性肺炎可能",给予拜复乐、更昔洛韦及甲泼尼龙治疗,其间新冠病毒核酸检测呈阴性。2月8日患者气促加重,检测新冠病毒核酸为阳性,为进一步诊治收入我院。

患者自发病以来,精神萎靡,纳差,二便正常。

【既往史】 否认高血压病史,否认糖尿病史,否认冠心病史,否认药物食物过敏史。

【查体】 T 37.8℃, P 110次/分, R 28次/分, BP 159/97 mmHg。

神清,精神欠佳,应答切题,营养可。口唇略发绀,皮肤巩膜无黄染,浅表淋巴结未及明显肿大。颈软,未行心肺听诊(因防护服所限)。腹平软,全腹无压痛,肝脾肋下未及,双下肢无水肿,四肢活动自如,双侧巴氏征阴性。

【实验室检查】

2020年2月9日:

降钙素原:0.335 ng/ml。D-二聚体:5.22 mg/L。

血常规:白细胞 6.57×10^9/L,中性粒细胞百分比 78.90%,淋巴细胞百分比 11.80%,单核细胞百分比 7.40%,嗜酸性粒细胞百分比 1.50%,嗜碱性粒细胞百分比 0.40%,红细胞 2.72×10^{12}/L,血红蛋白 125.00 g/L,血小板计数 232×10^9/L。

C-反应蛋白:92.6 mg/L。

体液免疫功能:IgG 10.5 g/L, IgM 0.808 g/L, IgA 5.09 g/L, IgE 37.4 IU/ml,补体C3 1.330 g/L,补体C4 0.373 g/L。

血气分析(高流量吸氧,FiO_2 60%):pH值 7.47,氧分压 59.00 mmHg,二氧化碳分压 41.00 mmHg,碱剩余 5.60 mmol/L。

2020年2月12日:

新冠病毒核酸检测(鼻咽拭子):2019nCoV 核壳蛋白基因阳性,2019nCoV 开放阅读编码框 $1ab$ 阳性。

2020年2月28日:

白介素-2 4.15 pg/ml,白介素-4 4.17 pg/ml,白介素-6 62.12 pg/ml,白介素-2 1.70 pg/ml,肿瘤坏死因子 2.16 pg/ml,γ-干扰素 3.21 pg/ml。

细胞免疫功能:CD3 计数 731 个/μL,CD4 计数 544 个/μL,CD8 计数 156 个/μL,CD4/CD8 3.47,CD19 计数 69 个/μL,CD16+56 计数 121 个/μL。

血气分析:酸碱度 7.41,氧分压 79.00 mmHg,二氧化碳分压 38.00 mmHg,碱剩余 3.60 mmol/L(鼻导管 5 L/min)。

新冠病毒核酸检测(鼻咽拭子):2019nCoV 核壳蛋白基因阳性,2019nCoV 开放阅读编码框 1ab 阳性。

2020 年 3 月 5 日:

生化常规:丙氨酸氨基转移酶 37.00 U/L,天冬氨酸氨基转移酶 39.00 U/L,碱性磷酸酶 208.00 U/L,γ-谷氨酰转移酶 110.00 U/L,前白蛋白 119.20 mg/L,总蛋白 56.00 g/L,白蛋白 29.80 g/L,球蛋白 26.20 g/L,白/球比 1.29,总胆红素 24.20 μmol/L,直接胆红素 11.80 μmol/L,胆碱酯酶 3 036.00 U/L,尿素 9.18 mmol/L,肌酐 65.00 μmol/L,二氧化碳总量 30.90 mmol/L,尿酸 511 μmol/L,葡萄糖 6.82 mmol/L,钾 3.63 mmol/L,钠 144 mmol/L,氯 101 mmol/L,钙 2.21 mmol/L。

白介素-2 3.85 pg/ml,白介素-4 3.81 pg/ml,白介素-6 45.72 pg/ml,白介素-10 16.70 pg/ml,肿瘤坏死因子 2.66 pg/ml,γ-干扰素 3.17 pg/ml。

细胞免疫功能:CD3 计数 426 个/μL,CD4 计数 197 个/μL,CD8 计数 87 个/μL,CD4/CD8 2.26。

体液免疫功能:IgG 13.5 g/L,IgM 1.42 g/L,IgA 2.59 g/L,IgE<18.3 IU/ml,补体 C3 1.390 g/L,补体 C4 0.378 g/L。

血常规:白细胞 4.05×10^9/L,中性粒细胞百分比 68.90%,淋巴细胞百分比 31.80%,单核细胞百分比 7.40%,嗜酸性粒细胞百分比 1.50%,嗜碱性粒细胞百分比 0.40%,红细胞 2.72×10^{12}/L,血红蛋白 84.00 g/L,血小板计数 232×10^9/L。

血气分析(鼻导管 1 L/min):pH 值 7.47,氧分压 79.00 mmHg,二氧化碳分压 40.00 mmHg,碱剩余 5.60 mmol/L。

【辅助检查】

胸部 CT(2020 年 2 月 11 日):双肺多发斑片节段性磨玻璃及实变影,见支气管充气征,考虑病毒性炎症可能(图 35-1)。

胸部 CT(2020 年 3 月 3 日):双肺多发斑片节段性磨玻璃及实变影,较 2 月 11 日略好转(图 35-2)。

胸部 CT(2020 年 3 月 20 日):双肺多发渗出,部分实变影及纤维化,较 3 月 3 日明显好转(图 35-3)。

二、诊疗经过

【初步诊断】 新型冠状病毒肺炎(危重型)。

【诊治经过】 入院后经新冠病毒核酸、血液学及 CT 等检查,明确诊断新冠病毒性肺炎。患者入院后查体神志清楚,气促,口唇发绀,血气分析提示氧合指数 98.3 mmHg,考虑患者Ⅰ型呼吸衰竭诊断成立,给予高流量吸氧(FIO$_2$ 60%,流速 40 L/min)氧疗,并甲泼尼龙 40 mg qd＋胸腺肽 1 支 biw＋丙种球蛋白 2.5 g qd 免疫调节、拜复乐控制感染、阿比多尔抗感染及抗凝等治疗。患者入院后营养状态欠佳,纳差,无消化道出血及腹胀,评估患者后给与白蛋白 10 g qd 静脉滴注,并行肠内营养支持。2 月 25 日复查 CT 示两肺炎症病灶较前吸收,纵隔未见淋巴结肿大,冠脉未见钙化。且患者呼吸道症状好转,逐步下调吸入氧浓度,并于 3 月 2 日改鼻导管吸氧。2 月 28 日咽拭子新冠病毒核酸检测仍呈阳性,其间嘱患者下床活动,逐步进行康复训练。3 月 31 日患者停吸氧,转感染科 24 病区进一步康复治疗。

【出院诊断】 新型冠状病毒肺炎(危重型)。

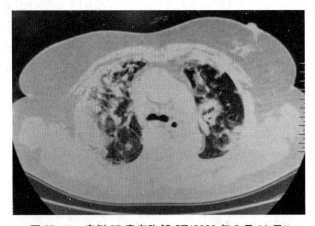

图 35-1 病例 35 患者胸部 CT(2020 年 2 月 11 日)

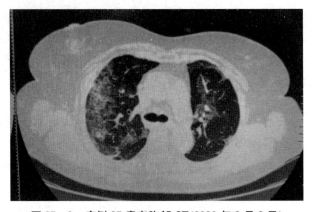

图 35-2 病例 35 患者胸部 CT(2020 年 3 月 3 日)

三、护理经验与体会

【高流量吸氧护理方案】 该患者入院时血气分析示酸碱度 pH 值 7.47,氧分压 59.00 mmHg,二氧化碳分压 41.00 mmHg,碱剩余 5.60 mmol/L,氧合指数

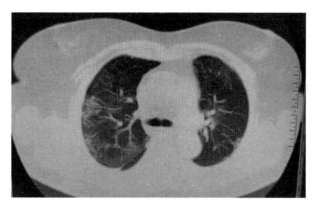

图 35-3　病例 35 患者胸部 CT(2020 年 3 月 20 日)

98.3 mmHg,经评估后需高流量吸氧治疗。

上机前应和患者充分交流,说明治疗目的的同时要取得患者配合,建议半卧位或头高位(>20°);选择合适型号的鼻塞,建议选取小于鼻孔内径 50% 的鼻导管;严密监测患者生命体征、呼吸形式运动及血气分析的变化,及时做出针对性调整;张口呼吸患者需嘱其配合闭口呼吸,如不能配合且不伴有二氧化碳潴留者,可应用转接头将鼻塞转变为鼻/面罩方式进行氧疗;舌后坠伴 HFNC 效果不佳者,先予以口咽通气道打开上气道,后将 HFNC 鼻塞与口咽通气道开口处连通,如仍不能改善,可考虑无创通气或其他呼吸支持方式;避免湿化过度或湿化不足,密切关注气道分泌物性状变化,按需吸痰,防止痰液堵塞引起窒息等紧急事件的发生;注意管路积水现象并及时处理,警惕误入气道引起呛咳和误吸,应注意患者鼻塞位置高度高于机器和管路水平,一旦报警,应及时处理管路冷凝水;添加湿化水时,必须先停机,再添加,尽量减少气溶胶在空气中的传播;如若出现患者无法耐受的异常高温,应停机检测,避免灼伤气道;为克服呼吸管路阻力,建议最低流量最好不小于 15 L/min;注意调节鼻塞固定带松紧,避免固定带过紧引起颜面部皮肤损伤;使用过程中如有机器报警,及时查看并处理,直至报警消除。为避免交叉感染,每次使用完毕后应为 HFNC 装置进行终末消毒,用 HFNC 消毒连接仪器自带的消毒回路进行仪器内部消毒即可。HFNC 仪器表面应用 1 000 mg/L 有效氯进行擦拭消毒,HFNC 鼻导管、湿化罐及管路为一次性物品,按医疗垃圾丢弃。HFNC 的空气过滤纸片应定期更换,建议 3 个月或 1 000 h 更换 1 次。

【营养支持治疗护理方案】　本例老年患者合并呼吸衰竭,属新冠危重型患者。根据钟南山院士团队的最新报告,新型冠状病毒肺炎重症病人合并更多的基础疾病,有更严重的炎症反应和内环境紊乱。重型病人推荐使用重型病人营养风险(nutrition risk in the critically ill,NUTRIC)等评估工具进行营养筛查,NUTRIC 评分≥6 分为高营养风险。新型冠状病毒肺炎重型病人发热、C-反应蛋白升高、蛋白质减少的比例显著高于非重症病人,提示能量消耗、蛋白质分解代谢更严重,因此其营养治疗也有别于其他病人,要求更多的蛋白质供给。推荐能量 62.8～125.6 kJ/(kg·d)[即 15～30 kcal/(kg·d),1 kcal=4.187 kJ]。机械通气病人可应用二氧化碳产量(VCO_2)×8.19 计算热能(单位是 kcal)。益生菌等对胃肠胀气、腹泻等有一定作用,微生态平衡也有一定的疗效,在病情稳定的情况下可酌情应用。应鼓励患者增加深色蔬菜、水果及豆类等富含维生素 C、维生素 E、类胡萝卜素、硒等抗氧化饮食的摄入量,以减少肌肉有关的氧化应激损伤。

【呼吸功能锻炼康复策略】 本例患者属危重型,随着患者症状体征的逐步好转,康复期训练非常重要。早期康复训练可促进患者肺扩张,改善呼吸肌肌力,有利于呼吸功能的恢复,对患者临床症状的缓解及预后改善有重要意义。可使用呼吸锻炼器进行肺康复锻炼。

另外,还可鼓励患者进行太极拳、八段锦等锻炼,其具有自身优势:①更注重呼吸调息、呼吸肌肉、呼吸功能方面的锻炼;②属于中低强度运动,对于重度、极重度的慢性阻塞性肺疾病患者,亦可实施;③动作柔和缓慢,对膝关节等功能要求低,安全系数高。有研究证实,八段锦应用于慢性阻塞性肺疾病稳定期的患者,可减轻其呼吸困难严重程度,提高其运动耐力,并有效改善临床疗效。

【消毒防控管理策略】

(1) 新冠病毒病区布局:需要将各区域进行独立设置,包括污染区、潜在污染区和清洁区等。在三区和两通道之间设立缓冲间,保证不同时开启缓冲间两侧的门,从而避免区域发生空气流通的问题。同时缓冲间和负压病室的气压标准要达标。

(2) 区域物体表面、地面、空气消毒:物体表面可选择用 1 000 mg/L 的含氯消毒液或 75% 乙醇,通过浸泡、擦拭进行有效消毒。地面选择含氯消毒液(1 000 mg/L)擦拭,也可以进行喷洒。此外病房内需有清新的空气,进行有效的通风,通风次数维持在 2～3 次/天,时间>30 分钟/次。

(3) 严密隔离患者:核酸转阴性的患者与阳性患者应分病房隔离。集中隔离已经确诊的病例,谢绝探视。隔离患者应有专用通道及电梯,转运路径明确。住院期间均佩戴外科口罩,不得离开病房。

(4) 排泄物处理:采用专用装有 2 000 mg/L 含氯消毒剂容器浸泡消毒患者的呕吐物、呼吸道分泌物等,患者的排泄物经污水管进入污水处置中心集中处理。

(5) 医疗器械消毒管理:尽量选择一次性用品进行诊疗,选择专用的血压计、体温计、听诊器以及血氧饱和仪、微泵、心电监护仪等。若无法单独使用仪器,应用专用消毒湿巾纸清洁消毒仪器后方可使用。

(6) 污物处理及终末消毒:患者物品按感染性医疗废物处置或消毒后方可带出。床上所采用的物品需要用含氯消毒剂(2 000 mg/L)喷洒消毒后放入双层黄色垃圾袋中,袋口扎紧,垃圾袋外贴"新型冠状病毒肺炎"标签后送消毒处理。床垫和被褥用 3% 过氧化氢喷雾消毒至干燥。床、门、桌椅、物品表面及地面等选择含氯消毒剂(2 000 mg/L)进行浸泡和擦拭。房间内采用过氧化氢空气消毒机喷雾消毒 60 min。空调出风口、回风口用 3% 过氧化氢擦拭消毒。

【总结】 综合护理经验,我们提出:

(1) 新型冠状病毒肺炎患者的呼吸支持治疗应以重症护士为主导的观察及护理措施来落实,避免因观察不及时而耽误氧疗进阶方案最佳时机。

（2）新型冠状病毒肺炎患者应重视营养支持治疗，充分做好营养风险评估。尽早保证营养摄入，保证高蛋白、高维生素饮食。

（3）新型冠状病毒肺炎患者在患者康复期应做好患者康复锻炼。呼吸功能锻炼不仅能促进患者肺康复，还能增强患者战胜疾病的信心。

（4）新型冠状病毒肺炎患者的管理中，医护人员更应关注消毒防控隔离措施的落实。这样既能保证患者的安全治疗，又能避免医护人员因病毒的高传染性而感染。

护理教学病例 36

一、病史简介

患者,男,81 岁,因"发热伴咳嗽 4 天,腹泻 1 天"于 2020 年 2 月 5 日入院。

【流行病学史】 某市常住居民。

【主诉】 发热伴咳嗽 4 天,腹泻 1 天。

【现病史】 患者 4 天前无明显诱因地出现发热,体温最高 38.6 ℃,伴咳嗽,伴活动后气促,无畏寒、无乏力、纳差,无咳痰、咯血,无胸闷、胸痛,自服退热药物(具体不详)后气促症状改善不明显,1 天前患者出现腹泻,为黄色水样便,约 5～6 次/天,无黏液及脓血,无腹痛,无恶心、呕吐等,于我院本部住院,查血常规示白细胞 7.83×10⁹/L,中性粒细胞 8.94×10⁹/L,淋巴细胞 0.49×10⁹/L,新冠病毒核酸检测呈阳性,胸部 CT 示双肺磨玻璃样改变,考虑为新型冠状病毒肺炎,现为进一步治疗收入院。

【既往史】 既往高血压病史 30 年,血压最高 180/110 mmHg,高血压心脏病史 7～8 年,平素日常活动量不受限制,规律服用硝本地平控释片 30 mg/片(早中各一片),美托洛尔 47.5 mg/片(早一片),盐酸特拉唑嗪片 2 mg/片(晚一片);慢性肾病史 10 年,具体不详,未服药。

【查体】 T 36.9 ℃,P 88 次/分,R 16 次/分,BP 140/92 mmHg,血氧饱和度 90%(未吸氧)。神清,口唇未见明显紫绀,浅表淋巴结未及肿大,未行心肺听诊(因防护服所限),腹软,无压痛及反跳痛,肝脾肋下未及,双下肢无水肿。

【实验室检查及辅助检查】
血常规:白细胞 7.83×10⁹/L,中性粒细胞 7.94×10⁹/L,淋巴细胞 0.49×10⁹/L。
胸部 CT:双肺磨玻璃样改变。

二、诊疗经过

【初步诊断】 新型冠状病毒肺炎、高血压病、高血压心脏病、慢性肾病。

【诊治经过】 患者入院后完善相关检查,血生化提示丙氨酸氨基转移酶/天冬氨酸氨基转移酶 26/52 U/L,血尿素氮 14.66 mmol/L,肌酐 174 μmol/L,尿酸 447 μmol/L,肾小球滤过率 30.99 ml/min,B 型钠尿肽 1 606 pg/ml。凝血功能检查提示凝血酶原时间 13.4 s,活化部分凝血活酶时间 34.7 s,纤维蛋白原 4.56 g/L,D-二聚体 0.69 mg/L。考虑合并心功能不全、肝肾功能不全及凝血功能异常。遂给予鼻导管吸氧,监测 24 h 出入液量,给予阿比多尔、连花清瘟胶囊抗病毒及退热治疗,给予莫西沙星抗感染、糖皮质激素抗炎、保肝保肾对症治疗,以及胸腺肽、丙种球蛋白免疫调节治疗。病程中患者再次出现发热,体温最高 38.5 ℃,随访血常规及感染标记物升高,白细胞 10.49×10⁹/L,中性粒细胞 8.65×10⁹/L,C-反应蛋白 135 mg/L,胸部 CT(图 36-1a、c)提示双肺渗出较前显著进展,氧合指数进行性下降至 170 mmHg 左右。考虑病毒感染合并院内获得性细菌感染不能除外,给予无创呼吸机辅助通气,将抗生素改为美罗培南抗感染,并加强糖皮质激素抗炎,同时辅以抑酸护胃、营养支持等治疗。患者体温平,气促症状逐渐缓解,血常规及感染指标较前下降,故将抗生素降阶梯为头孢哌酮舒巴坦钠,随访氧合指数逐渐上升,将氧疗方式改为高流量吸氧,并将糖皮质激素缓慢减量。患者咽拭子新冠病毒核酸逐渐转为阴性,但血清病毒抗体 IgG 滴度低,多次随访胸部 CT 提示双肺浸润影吸收较为缓慢,因此使用恢复期血浆治疗。目前患者体温平,气促症状明显好转,鼻导管吸氧条件下血氧饱和度可维持于 95% 以上,随访胸部 CT 提示双肺浸润影显著吸收(图 36-1B、D)。近期可出院。

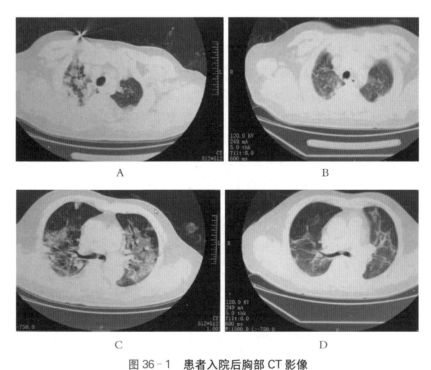

图 36-1　患者入院后胸部 CT 影像

注:A,C 为 2020 年 2 月 12 日加重期胸部 CT,提示双肺广泛浸润;B,D 为 2020 年 3 月 28 日治疗后恢复期胸部 CT,提示双肺浸润影显著吸收。

【出院诊断】　新型冠状病毒肺炎(重型)、Ⅰ型呼吸衰竭、高血压病 3 级极高危组、高血压心脏病、心功能不全(NYHA Ⅰ级)、慢性肾病、肾功能不全、肝功能异常、凝血功能异常。

三、护理经验与体会

【呼吸支持治疗护理策略】　新冠病毒主要引起肺炎和细支气管炎,严重者可出现急性呼吸窘迫综合征(ARDS)。

1. HFNC 呼吸机

(1) HFNC 使用指征:①用于经鼻导管或面罩氧疗 1~2 h 无效;②治疗过程中低氧血症和(或)呼吸窘迫加重;③氧合指数为 150~200 mmHg 的患者。

(2) HFNC 停用指征:血氧饱和度为 94%~98%,活动后血氧饱和度≥90%;呼吸窘迫改善;若活动后血氧饱和度<90%,需控制活动强度,避免大、小便过度屏气;若较低送气流量和较低 FiO_2(≤60%)条件下,血氧饱和度持续>98%,宜改用经鼻导管或面罩氧疗,观察血氧饱和度,评估病情。

(3) HFNC 护理要点:上机前应在说明治疗目的的同时取得患者配合,建议采用半卧位或头高位(>20°);选择合适型号的鼻塞,建议选取小于鼻孔内径 50% 的鼻导管;使用中应严密监测患者生命体征、呼吸运动形式及血气分析的变化,及时做出针对性调整;如不能配合且不伴有二氧化碳潴留者,可应用转接头将鼻塞转变为鼻/面罩方式进行氧疗;避免湿化过度或湿化不足,密切关注气道分泌物性状变化,按需吸痰;患者鼻塞位置高度应高于机器和管路水平,及时处理管路积水,警惕其误入气道引起呛咳和误吸;添加湿化水时,必须先停机,尽量减少气溶胶在空气中的传播;若出现患者无法耐受的异常高温,应停机检测,避免灼伤气道;为克服呼吸管路阻力,建议最低流量不小于 15 L/min;注意调节鼻塞固定带松紧,避免固定带过紧而引起颜面部皮肤损伤;为避免交叉感染,每次使用完毕后应对 HFNC 装置进行终末消毒,HFNC 仪器表面应用 1 000 mg/L 有效氯进行擦拭消毒;HFNC 鼻导管、湿化罐及管路为一次性物品,按医疗垃圾丢弃。HFNC 的空气过滤纸片应定期更换,建议 3 个月或 1 000 h 更换 1 次。

2. NPPV 呼吸机

(1) NPPV 指征:①接受 HFNC 或经面罩氧疗 1~2 h 氧合达不到治疗要求、呼吸窘迫无改善;②治疗过程中低氧血症和(或)呼吸窘迫加重;③氧合指数 150~200 mmHg。推荐适应证:①接受 HFNC 或经面罩氧疗 1~2 h 氧合达不到治疗要求、呼吸窘迫无改善;②治疗过程中低氧血症和(或)呼吸窘迫加重;③氧合指数 150~200 mmHg。使用期间定期做好监测及评估病情,治疗 1~2 h 后血氧饱和度 94%~98%,呼吸窘迫改善说明有效。FiO_2≤40%,血氧饱和度持续>98%,说明病情明显改善,宜改用 HFNC 或经面罩氧疗,观察血氧饱和度。

(2) NPPV 治疗方法:选择双水平气道正压(BiPAP)呼吸机,首选 S 键[压力支持通气(PSV)]或 S/T 键[压力支持通气/压力控制通气(PSV/PCV)],推荐吸氧流量 5~10 L/min,呼气相压力(EPAP)从 4~6 cmH_2O 开始逐渐增大,EPAP 调节兼顾改善低氧血症和患者依从性,不宜超过 10 cmH_2O;吸气相压力(IPAP)调节以改善患者呼吸窘迫为原则,高压、低压之差≥4 cmH_2O。呼吸窘迫明显或呼吸频率持续>30 次/分者,可在密切观察条件下适当应用镇静剂。

(3) NPPV 护理要点

1) 连接器选择:根据患者脸形和连接方法应提供不同大小和形状的连接器供患者使用。通常轻症患者可先使用鼻罩;严重呼吸衰竭患者多需用口鼻面罩、全脸面罩或头盔;老年或无牙的患者口腔支撑能力较差,主张用全脸面罩,如使用口鼻面罩,应将义齿戴上。面罩佩戴的过程本身对患者的舒适性和耐受性有影响,建议在吸氧状态下将面罩连接(不连接呼吸机或给予 CPAP 4～5 cmH$_2$O),摆好位置并调节好头带松紧度后,再连接呼吸机管道,避免在较高的吸气压力状态下佩戴面(鼻)罩,增加患者的不适。

2) 保证有效通气:尽可能避免漏气,无创通气时推荐使用主动式加热湿化器,不推荐使用湿热交换器(HME)。患者进食或脱机时,必须先停机,再取下面罩或鼻罩,尽量减少气溶胶在空气中的传播。经常检查是否存在漏气并及时调整罩的位置和固定带的张力,用鼻罩时使用下颌托协助口腔的封闭,可以避免明显漏气。同时,选择性能更加优越的呼吸机或无创专用呼吸机,也可以明显降低漏气对无创机械通气的影响。

3) 减少皮肤损伤:过长时间的压迫可造成患者明显不适,甚至鼻梁皮肤的损伤,使患者无法耐受。在 NPPV 通气之初即在鼻梁处贴保护膜可以减少鼻梁皮肤损伤的风险;选用合适形状和大小的面罩、摆好位置和调整合适的固定张力、间歇松开面罩让患者休息或轮换使用不同类型的面罩(避免同一部位长时间的压迫),均有利于减少压迫感和避免皮肤损伤。使用额垫可以减少鼻梁的压力,也可减少罩的上下滑动。

4) 避免胃胀气:由于反复吞气或上气道内压力超过食管贲门括约肌的张力,使气体直接进入胃。在保证疗效的前提下,避免吸气压力过高(≤25 cmH$_2$O)。必要时可放置鼻胃管行胃肠减压。

5) 避免误吸:口咽部分泌物、反流的胃内容物或呕吐物的误吸可以造成吸入性肺炎或窒息,应避免反流、误吸可能性高的患者使用 NPPV。在 NPPV 治疗时,应避免饱餐后使用,适当的头高位或半卧位和应用促胃动力药,有利于减少误吸的风险。

6) 排痰障碍:由于没有人工气道,排痰主要依靠患者咳嗽。咳嗽排痰能力较差的患者,由于痰液阻塞而影响 NPPV 的疗效,也不利于感染的控制,在 NPPV 治疗期间可适当通过雾化吸入和(或)静脉给药的方式给予适当的化痰药物以松解痰液;同时鼓励患者间歇主动咳嗽排痰,必要时可经鼻导管吸痰(清除口咽部分泌物和刺激咳嗽)。

【高血压心脏病护理策略】

(1) 心脏监测:临床报告显示新冠病毒有 12% 的患者出现了急性心肌损伤,引起暴发性心肌炎。重型患者给予正确连接心电监护各导联及设置报警范围。做好水、电解质监测及记录,根据出入水量及电解质情况,动态调整治疗方案。

(2) 血压监测:遵医嘱定时服药,每日按医嘱做好血压监测。根据动态血压监测结果,向医师提出服用降压药物建议。

(3) 密切观察药物的不良反应:该患者高龄,并伴有肝肾功能不全。老年人由于体液量减少,肝肾功能减退,易出现不良反应,所以在降压过程中,应根据服用降压药物的种类密切观察。根据高血压防治指南,一般患者,血压控制在<140/90 mmHg;部分有糖尿病、蛋白尿等症高危患者的血压可控制在 130/80 mmHg 左右。

(4) 良好的生活方式:减少钠盐摄入,增加钾摄入。减少烹调用盐及含钠高的调味品(包括味精、酱油);避免或减少含钠盐量较高的加工食品,如咸菜、火腿、各类炒货和腌制品;建议在烹调时尽可能使用定量盐勺,以起到警示的作用。增加富钾食物(新鲜蔬菜、水果和豆类)的摄入量可降低血压。

【用药护理观察要点】

(1) 糖皮质激素药物:严格掌握用法、用量,按体重≥80 kg,第 1 天,甲泼尼龙 40 mg/次,2 次/天,第 2 天,体温<38 ℃,甲泼尼龙 40 mg/次,2 次/天,维持 6 天;其间任何一天体温≥38 ℃,当天剂量可增加至 60～80 mg/次,2 次/天。糖皮质激素的使用必须是中等剂量,以短期治疗为原则。在使用过程中做好皮肤护理,避免抓伤。保持床单位平整干燥,避免压疮发生。加强患者情绪观察,避免过于激动等。加强基础护理,避免感染发生。严密监测血糖及消化道有无出血症状。

(2) 抗病毒药物:注意阿比多尔的使用周期,根据医嘱严格用药。用药时监测肝功能,避免引起肝脏损伤。

(3) 丙种球蛋白:使用过程中单独输注,避免与其他药物混合。输注过程中注意输注速度,如果出现不良反应应立即停止输注或减慢速度。输注药物打开后应在 4 h 内输注完毕。

【恢复期血浆输注要点】

(1) 按照医嘱进行恢复期血浆申请。

(2) 做好备血及交叉配血。

(3) 按规定核对以下内容:病区、床号姓名、住院号、性别、年龄、血型、血瓶号、交叉配血试验结果、血的种类、剂量、有效期、外观。

(4) 核对包装袋注明新冠康复者血浆(COVID‐19 CP)。

(5) 根据医嘱输注恢复期血浆量(原则上一般输注 200～500 ml,4～5 ml/kg)。

(6) 输注按输血制度执行,输血开始前 15 min 应当慢速输注,严密监测有无不良反应。如有不良反应,按照输血不良反应立即处理,并及时通知医生、血库人员及医务处。

(7) 签署知情同意书。

【心理护理策略】 新冠病毒传播迅速、传染性强、尚无特异性治疗,给人类生命健康带来巨大威胁,患者易产生紧张、焦虑的心理反应,继而引起急性应激障碍、创伤后应激障碍、抑郁症等心理障碍。隔离治疗也使患者易产生孤独、恐惧、焦虑、自责的心理。在疫情防控的特殊时期,我们应将心理健康干预纳入疫情防控整体部署,针对不同人群实施分类干预。应通过面对面的心理干预,给予其支持性的心理治疗,包括认真地聆听、细心地陪伴、适当地疏导、无条件地接纳、由衷地尊重、充满爱意地同情等,缓解患者的不良情绪,帮助其树立战胜疫情的信心。

【总结】 综合护理经验,我们提出:

(1) 新型冠状病毒肺炎患者的呼吸支持治疗过程中,护士应严密做好呼吸监测及护理,避免并发症发生。

(2) 新型冠状病毒肺炎患者必须重视高血压、糖尿病等基础病的护理及观察,特别是对于高龄患者,应做好相应的护理指导。

（3）鉴于新型冠状病毒肺炎患者的治疗特殊性,护士必须掌握各类用药指征及观察要点,特别需注意糖皮质激素及康复期血浆治疗应用中的观察。

（4）由于新型冠状病毒肺炎患者存在对疾病及对隔离治疗的恐惧,及缺乏家属安抚的孤独感,应加强患者的人文关怀及心理护理。

护理教学病例 37

一、病史简介

患者,男,58 岁,因"咳嗽伴左侧胸痛 1 个月"于 2020 年 3 月 9 日入院。

【流行病学史】 常住于某市,有确诊新型冠状病毒肺炎患者接触史,有家庭聚集性发病史。

【主诉】 咳嗽伴左侧胸痛 1 个月。

【现病史】 患者于 2020 年 2 月初左侧胸前区出现间歇性、无规律性隐痛,伴咳嗽、少许白痰,爬坡感胸闷、气短,休息后可好转,夜间可平卧。无发热、畏寒、恶心、腹泻、腹痛、呕吐等不适。2020 年 2 月 13 日至外院就诊,查胸部 CT 示"两肺炎症"(胶片未见),2020 年 2 月 14 日行鼻咽拭子新冠病毒核酸检测为阳性,诊断为新型冠状病毒肺炎(普通型),2020 年 2 月 16 日至某方舱医院就诊,予口服抗病毒药物、中药及雾化治疗(具体不详),多次随访病毒核酸检测仍为阳性或可疑阳性。2020 年 3 月 7 日复查胸部 CT 仍见"病毒性肺炎表现,伴肺气肿"(未见胶片)。仍有咳嗽、少许白痰。病程中,患者胃纳、精神、睡眠、体力均无明显变化,体重无明显变化,无二便异常。

【既往史】 否认高血压、糖尿病、冠心病、脑血管病史。吸烟史 30 余年,300 支/年,反复活动后胸闷气短半年余。30 余年前有肺结核病史(治疗过程不详细)。有鼻窦炎手术史。否认药物过敏史。

【查体】 T 36 ℃,P 89 次/分,R 20 次/分,BP 126/60 mmHg,血氧饱和度 94%～95%(不吸氧)。神清,呼吸尚平稳,双侧瞳孔等大等圆,光反射灵敏,口唇无发绀,未行心肺听诊(因防护服所限)。腹部软,无压痛及反跳痛,肝脾未触及。神经系统查体未见异常。下肢未见水肿。

【实验室检查】

血常规:白细胞 8.43×10^9/L,淋巴细胞 2.93×10^9/L;CD3 计数 2 084 个/μl,CD4 计数 1 246 个/μl。

生化常规:丙氨酸氨基转移酶 83 U/L,尿素 8.3 mmol/L,乳酸脱氢酶 192.00 U/L,C-反应蛋白、降钙素原基本正常;纤维蛋白原 2.90 g/L,D-二聚体 0.18 mg/L,凝血酶原时间 10.7 s、活化部分凝血活酶时间 29.1 s,纤维蛋白原 2.90 g/L;肌钙蛋白 I < 0.006 ng/ml,氨基末端脑钠肽前体正常;白介素-6 6.21 pg/ml。

血气分析(吸空气状态):pH 值 7.39,氧分压 69 mmHg,二氧化碳分压 42 mmHg。

【辅助检查】 根据胸部 CT,考虑为支气管疾患、肺气肿、肺大疱,左肺继发性肺结核(图 37-1)。

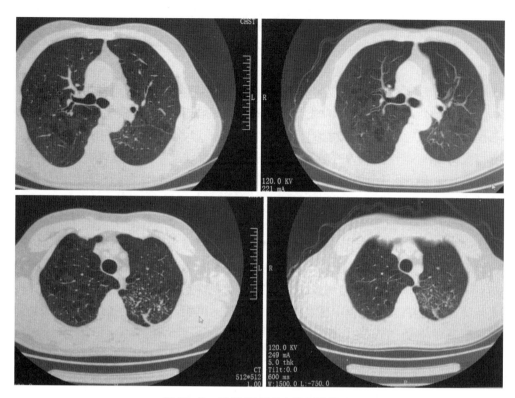

图 37‑1　病例 37 患者入院时胸部 CT

二、诊疗经过

【初步诊断】　新型冠状病毒肺炎(普通型)、低氧血症、肺气肿、肺大疱、肺结核个人史、肝功能异常。

【诊治经过】　根据患者入院前后的检查结果,确诊新型冠状病毒肺炎(普通型),入院后予飞沫隔离、接触隔离,低流量吸氧,密切监测血氧饱和度和血气变化。结合患者既往病史,予完善呼吸道病原体包括结核菌素等检查,未见结核活动及其他病原体感染证据。因肝酶升高,完善腹部 CT 见肝内钙化灶及囊肿可能。予口服连花清瘟、乙酰半胱氨酸及甘草酸苷类药物保肝治疗,支气管扩张剂(福莫特罗、噻托溴铵等)吸入治疗。患者自觉咳嗽、胸闷等症状有好转。2020 年 3 月 16 日起多次复查咽拭子、痰核酸检测为阴性,胸部 CT 病毒性肺炎表现已明显吸收,符合出院标准,后予出院。

【出院诊断】　新型冠状病毒肺炎(普通型)、低氧血症、肺气肿、肺大疱、肺结核个人史、肝功能异常。

三、护理经验与体会

新型冠状病毒肺炎是新发的病毒性肺炎,缺乏有效的抗病毒药物治疗。而且目前的流行病学调查显示,该病潜伏期为 1~14 天,多为 3~7 天,以发热、干咳、乏力为主要表现。少数患者伴有鼻塞、流涕、咽痛、肌痛和腹泻等症状。重症患者多在发病一周后出现呼吸困难和(或)低氧血症,严重者可快速进展为急性呼吸窘迫综合征、脓毒症休克、难以纠正的代谢性酸中毒和出凝血功能障碍及多器官功能衰竭等。值得注意的是,重型、危重型患者病程中可为中低热,甚至无明显发热。

本例患者病毒性肺炎症状仅为左侧胸前区间歇性隐痛伴咳嗽,无发热史,且既往有肺结核等基础疾病。因症状隐匿,发病初期易被忽略,故而有家庭聚集性感染发生。所以心理护理干预尤为重要。家庭聚集性发病常会造成患者焦虑和自责情绪,更由于此次疫区情况特殊,轻症治疗点为方舱医院,其对患者的管理及治疗安排有别于隔离病区。此患者由方舱治疗半月余再转入东院传染病区,从活动范围到饮食结构都相应受限,同样会造成其新的心理落差,因此要加强护患沟通,及时了解需求,提供心理疏导帮助患者适应新的隔离环境。

本例患者合并 COPD 可能,有慢性咳嗽、咳痰、气喘症状。医嘱低流量吸氧,应做好氧疗护理,遵医嘱给予鼻导管吸氧,做好患者的沟通并取得配合。鼻导管吸氧患者可在鼻导管外戴一层外科口罩。监测血氧饱和度,密切观察症状有无加重。该患者影像学结果提示肺大疱,护理观察过程中更要注意有无气胸的可能,并关注血气分析的结果,警惕二氧化碳升高,做好腹式呼吸训练指导。

本例患者有鼻窦炎手术史,因此护理人员在采集鼻咽拭子核酸检测时应注意动作轻柔,避免损伤鼻黏膜,引起出血。

做好新型冠状病毒肺炎的隔离宣教,指导患者出院后隔离期的自我康复锻炼以及消毒隔离相关知识,防止隔离期再感染。

综合护理经验,我们提出:

(1) 新型冠状病毒肺炎患者容易产生孤独、自责、紧张、焦虑的心理,严重者会继发急性应激障碍、创伤后应激障碍、抑郁状态等心理障碍。

(2) 在护理过程中,要特别重视心理干预,给予患者人文关怀,帮助患者战胜疾病。

护理教学病例 38

一、病史简介

患者,男,32 岁,因"发热胸闷近一月"于 2020 年 3 月 9 日入院。

【流行病学史】 某市常住居民。

【主诉】 发热胸闷近 1 个月。

【现病史】 患者 2020 年 2 月 12 日起无明显诱因地出现发热,体温最高 39.2 ℃,伴胸闷,偶干咳、少痰,无鼻塞、流涕、头疼、腹泻、肌肉酸痛等不适,2 月 13 日前往外院就诊,行胸部 CT 提示"病毒性肺炎"(图像未见),予对症治疗,症状无明显缓解。2 月 17 日查咽拭子新冠病毒核酸检测呈阳性,遂收入某方舱医院。经阿比多尔抗病毒、化痰止咳等对症治疗及连花清瘟中药治疗,患者病情好转,体温转平,外院住院期间 3 次复查新冠病毒核酸均为阴性,2020 年 3 月 8 日复查胸部 CT 示"病毒性肺炎",自觉活动后仍有胸闷、气促。为求进一步诊治收入我院。

自起病以来,患者胃纳、夜眠、二便如常。

【既往史】 否认高血压、糖尿病史;有胃溃疡史,已治愈;青霉素过敏。

【查体】 T 36.5 ℃,P 91 次/分,R 18 次/分,BP 125/80 mmHg,血氧饱和度 96%(未吸氧)。神清,口唇未见紫绀,浅表淋巴结未及肿大,未行心肺听诊(因防护服所限),腹软,无压痛及反跳痛,肝脾肋下未及,双下肢无水肿。

【实验室检查及辅助检查】

2020 年 2 月 17 日:咽拭子新冠病毒核酸检测呈阳性。

2020 年 3 月 8 日:胸部 CT 示病毒性肺炎(图 38 - 1A)。

2020 年 3 月 9 日、18 日、28 日:痰新冠病毒核酸检测呈阳性。

2020 月 3 月 21 日:胸部 CT 示两肺病灶较前明显吸收(图 38 - 1B)。

二、诊疗经过

【初步诊断】 新型冠状病毒肺炎(普通型)。

【诊断依据】 患者在起病前长期居住于某市,以发热、胸闷起病,查新冠病毒核酸检测呈阳性,胸部 CT 提示病毒性肺炎。根据国家卫健委颁布的《新型冠状病毒肺炎诊疗方案(试行第七版)》,诊断明确。

【诊治经过】 患者入院后完善相关检查,查血常规、肝肾功能、电解质、炎症标记物、凝血功能等均未见明显异常,2020 年 3 月 9 日,复查痰新冠病毒核酸检测呈阳性。由于外院住院期间已完成阿比多尔疗程,患者体温已平,一般情况良好,无不适主诉,故入院后主要以单间隔离、监测生命体征、对症支持治疗为主,定期随访呼吸道标本核酸检测、胸部CT,由于患者住院时间较长,另注意加强对患者的人文关怀、心理支持。入院后,患者体温平,无咳嗽、气促等症状,不吸氧时血氧饱和度均可维持在98%以上,3月21日复查胸部CT示两肺病灶较前明显好转(图38-1)。3月18日、3月28日痰新冠病毒核酸检测均呈单阳性(图38-2),仍未符合出院标准,故继续予住院隔离治疗。

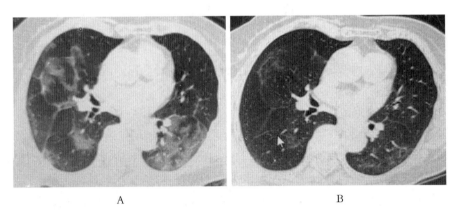

图 38-1　病例 38 患者胸部 CT 表现

注:A. 2020 年 3 月 8 日,两肺多发磨玻璃阴影,以胸膜下为主;B. 2020 月 3 月 21 日,两肺病灶较前明显吸收。

名:	性别:男性	年龄:32
院号:	床号:0051床	报告号:20200319G0104123
本号:	标本类型:痰	

验项目名称:1.新型冠状病毒核酸RNA检测-痰;新型冠状病毒核酸RNA检测-痰

	项　目	结果	单位
1	2019nCoV核壳蛋白基因	阳性(+)　↑↑↑	
2	2019nCoV开放阅读编码框1ab	阴性	

图 38-2　2020 年 3 月 18 日患者痰新冠病毒核酸检测呈单阳性

三、护理经验与体会

本例患者为1例典型的新型冠状病毒肺炎(普通型)病例,发病初期即出现体温升高,最高达39.2℃,伴胸闷,偶干咳、少痰,经规范治疗后症状好转,实验室检测核酸呈阴性,但由于活动后仍有胸闷、气促,且方舱医院休舱,为进一步诊治转入我院。入院后多次痰液检测新冠病毒核酸呈阳性,继续住院隔离。核酸检测复阳会对患者造成不小的心理压力,检测结果"假阴性"可能与标本取样不合格、样本RNA降解、不同提取试剂对最后提取到的核酸数量影响有关,在日常工作中应避免因为标本采集原因造成假阴性的情况。

该患者生活能完全自理,存在疾病相关知识缺乏、情绪不稳等问题,需要护理工作中注意以下问题。

【病情观察】　每天监测生命体征及指尖氧饱和度两次,重视患者主诉,如有胸闷、气促应及时处理。随访异常检验、检查。

【隔离防护】 新冠病毒可通过飞沫、接触和空气传播,阻止其在医疗机构内发生院内感染是保护患者和医务工作者,乃至最后消灭疫情的关键环节之一。在新型冠状病毒肺炎患者的集中救治中,核酸检查阴性患者与阳性患者应分室治疗,所有患者佩戴口罩,做好手卫生、呼吸卫生、咳嗽礼仪和安全的社交距离等预防知识教育。加强室内通风,做好物表、地面消毒。

【饮食营养】 患者能自主经口进食,根据《关于新型冠状病毒肺炎患者的医学营养治疗专家建议》建议,可采用膳食＋营养教育方案,提供充足能量饮食,鼓励患者饮水、进食新鲜水果蔬菜,保持水电解质和维生素、微量元素的摄入。

【康复治疗】 适当卧床休息,注意保持气道通畅,鼓励患者有效咳嗽、咳痰,每天运动强度介于静息和轻度体力活动之间,运动时长为 15～45 min,可采用间歇运动方式。由于隔离病房内条件有限,可让患者选择八段锦、太极拳等不需要太大场地的锻炼方式。因 3％～5％的患者可能转为重症,故在运动过程中需严密观察生命体征变化,严格把握康复治疗介入和中止的指征。

【心理支持】 患者住院时间长,方舱医院与隔离病房管理方式有所不同,期间出现复阳情况,导致患者情绪低落,对隔离措施有一定的抵触。在进行查房、护理工作的同时应加强与患者的沟通交流,了解其心理需求和变化,给予正向支持和鼓励,必要时可请心理科介入。

【总结】 综合护理体验,我们提出:

(1)应评估患者情况选择合适的标本采集方式,采集部位、方法要正确,标本及时送验。

(2)普通型患者因活动量减少导致肌力下降、痰液廓清障碍,血栓风险增加,康复治疗应及时介入。

(3)新冠患者心理状况要引起重视,及时、必要的心理治疗对患者维持心理健康、回归社会有重要作用。

(4)切断传播途径对传染病的控制至关重要,为患者提供相关知识、改变其行为习惯是保证抗疫成功的措施之一。

(5)在医疗护理的同时,为患者提供生活照护和必要的物资供给。

参考文献

［1］《中国高血压防治指南》修订委员会. 中国高血压防治指南(2018 年修订版)［J］. 中国心血管杂志,2019,24(1):24 - 56.

［2］陈灏珠. 实用内科学［M］. 15 版. 北京:人民卫生出版社,2017.

［3］关贵文,高林,王建文,等. 新型冠状病毒感染肺炎患者肝酶异常的机制研究［J］. 中华肝脏病杂音,2020,28(2):100 - 106.

［4］国家卫生健康委. 国家卫生健康委办公厅关于进一步加强疫情防控期间医务人员防护工作的通知［EB/OL］. ［2020 - 10 - 18］. http://www. nhc. gov. cn/yzygj/s7659/202002/75c6e88ecbeb42a9a26acb538383e2fc. shtml,2020 - 3 - 6/2020 - 3 - 10.

［5］国家卫生健康委. 新型冠状病毒肺炎重型、危重型患者护理规范［EB/OL］. ［2020 - 10 - 18］. http://www. nhc. gov. cn/yzygj/s7653p/202003/8235a35f35574ea79cdb7c261b1e666e. shtml,2020 - 3 - 6/2020 - 3 - 10.

［6］国家卫生健康委员会. 新型冠状病毒肺炎康复者恢复期血浆临床治疗方案(试行第二版)的通知［EB/OL］. ［2020 - 10 - 18］. http://www. nhc. gov. cn/yzygj/s7658/202003/61d608a7e8bf49fca418a6074c2bf5a2/files/a5e00234915344c6867a3e6bcfac11b7. pdf.

［7］胡利琳,王玮珺,朱清静,等. 新型冠状病毒肺炎相关肝损伤:病因分析及治疗策略［J］. 中华肝脏病杂志,2020,28(2):97 - 99.

［8］黄敏玲,卢伟焰,梁桂兴,等. 呼吸八段锦功法创制概述［J］. 新中医,2019,51(11):302 - 304.

［9］靳英辉,蔡林,程真顺,等. 武汉大学中南医院新型冠状病毒感染的肺炎防治课题组. 新型冠状病毒(2019 - nCoV)感染的肺炎诊疗快速建议指南(标准版)［J］. 解放军医学杂志,2020,45(1):1 - 20.

［10］林果为、王吉耀、葛均波. 实用内科学［M］. 15 版. 北京:人民卫生出版社,2017.

［11］刘松桥,杨毅,邱海波. 急性呼吸窘迫综合征认识和临床策略的进步［J］. 中华医学杂志,2018,98(35):2785 - 2788.

［12］龙冰清,熊曾,刘进康. 以磨玻璃影为主要表现的肺部感染性病变影像学鉴别诊断［J］. 中国感染控制杂志,2020,19(3):214 - 222.

［13］倪忠,秦浩,李洁,等. 新型冠状病毒肺炎患者经鼻高流量氧疗使用管理专家共识［J］. 中国呼吸与危重监护杂志,2020(2):110 - 115.

［14］上海市 2019 冠状病毒病临床救治专家组. 上海市 2019 冠状病毒病综合救治专家

共识[J]. 中华传染病杂志,2020,38(3):134 - 138.

[15] 孙建琴,张坚,常翠青,等. 肌肉衰减综合征营养与运动干预中国专家共识(节录)[J]. 营养学报,2015,37(4):320 - 324.

[16] 汤丰宁. 早期肺康复训练联合振动排痰对重症肺炎患者临床症状缓解及预后的影响[J]. 按摩与康复医学,2019,10(7):1 - 2.

[17] 王琛,王旋. 新型冠状病毒感染的流行、医院感染及心理预防[J]. 全科护理,2020,18(3):309 - 310.

[18] 徐燕,孟玫,李磊,等. 重症新型冠状病毒肺炎患者支气管镜操作流程推荐意见[J/OL]. 中华重症医学电子杂志,2020,6:E031.

[19] 虞萍,姜秀峰. 健身气功八段锦锻炼应用于慢性阻塞性肺疾病稳定期患者效果观察[J]. 皖南医学院学报,2019,38(6):607 - 610.

[20] 张苍,吴金萍,李洁娜,等. 新型冠状病毒感染肺炎流行期间糖尿病患者心理状况[J]. 现代临床护理,2020,18(8):965 - 968.

[21] 赵建平,胡轶,杜荣辉,等,新型冠状病毒肺炎糖皮质激素使用的建议[J]. 中华结核和呼吸杂志,2020,43(3):e007.

[22] 中国疾病预防控制中心新型冠状病毒肺炎应急响应机制流行病学组. 新型冠状病毒肺炎流行病学特征分析[J]. 中华流行病学杂志,2020(2):145 - 151.

[23] 中国康复医学会,中国康复医学会呼吸康复专委会,中华医学会物理医学与康复学分会心肺康复学组. 2019 新型冠状病毒肺炎呼吸康复指导意见(第二版)[J]. 中华结核和呼吸杂志,2020,43(4):308 - 314.

[24] 中华人民共和国卫生部. 医院隔离技术规范[J]. 中华医院感染学杂志,2009,19(13):Ⅳ-Ⅷ.

[25] 中华医学会肠外肠内营养学分会. 关于新型冠状病毒肺炎患者的医学营养治疗专家建议[EB/OL]. [2020 - 10 - 18]. https://www. cma. org. cn/art/2020/2/10/art_2928_32525. html.

[26] 中华医学会呼吸病学分会肺栓塞与肺血管病学组,中国医师协会呼吸医师分会肺栓塞与肺血管病工作委员会,全国肺栓塞与肺血管病防治协作组,等. 新型冠状病毒肺炎相关静脉血栓栓塞症防治建议(试行)[J]. 中华医学杂志,2020,100(11):808 - 813.

[27] 中华医学会呼吸病学分会呼吸危重症医学学组,中国医师协会呼吸医师分会危重症医学工作委员会. 成人经鼻高流量湿化氧疗临床规范应用专家共识[J]. 中华结核和呼吸杂志,2019,42(2):83 - 91.

[28] 中华医学会肾脏病学分会专家组. 新型冠状病毒感染合并急性肾损伤诊治专家共识[J]. 中华肾脏病杂志,2020,36(3):242 - 246.

[29] 中华医学会外科学分会血管外科学组. 深静脉血栓形成的诊断和治疗指南(第 3版)[J]. 中华外科杂志,2017,9:250 - 257.

[30] 周灵,刘辉国. 新型冠状病毒肺炎患者的早期识别和病情评估[J]. 中华结核和呼吸

杂志,2020,43(4):167-170.

[31] 朱蕾. 新型冠状病毒肺炎糖皮质激素的应用建议[EB/OL]. (2020-03-04)[2020-11-12]. http://chest. dxy. cn/article/680323.

[32] AL-BUSAIDI M, AL MAAMARI K, AL'ADAWI B, et al. Pandemic influenza A H1N1 in Oman: epidemiology, clinical features, and outcome of patients admitted to Sultan Qaboos University Hospital in 2009[J]. Oman Med J, 2016, 31(4):290-297.

[33] AL-DORZI H M, ALBARRAK A, FERWANA M, et al. Lower versus higher dose of enteral caloric intake in adult critically ill patients: a systematic review and meta-analysis[J]. Crit Care, 2016,20(1):358.

[34] ARABI Y M, MANDOURAH Y, AL-HAMEED F, et al. Corticosteroid therapy for critically ill patients with middle east respiratory syndrome[J]. Am J Respir Crit Care Med, 2018,197(6):757-767.

[35] BADER M S, YI Y, ABOUCHEHADE K, et al. Community-acquired pneumonia in patients with diabetes mellitus: predictors of complications and length of hospital stay[J]. Am J Med Sci, 2016,352(1):30-35.

[36] BRODIE D, SLUTSKY A S, COMBES A. Extracorporeal life support for adults with respiratory failure and related indications: a review[J]. JAMA, 2019;322(6):557-568.

[37] C M WU, X Y CHEN, Y P CAI, et al. Risk factors associated with acute respiratory distress syndrome and death in patients with coronavirus disease 2019 pneumonia in Wuhan, China. [J] JAMA Internal Medicine, 2020,180(7):934-943.

[38] CAO B, GAO H, ZHOU B, et al. Adjuvant corticosteroid treatment in adults with influenza A (H7N9) viral pneumonia[J]. Crit Care Med, 2016,44(6):e318-328.

[39] CHANG D, MO G, YUAN X, et al. Time kinetics of viral clearance and resolution of symptoms in novel coronavirus infection [J]. Am J Respir Crit Care Med, 2020. DIO:10. 1164/rccm. 202003-0524LE.

[40] CHEN N S, ZHOU M, DONG X, et al. Epidemiological and clinical characteristics of 99 cases of 2019 novel coronavirus pneumonia in Wuhan, China: a descriptive study [J]. Lancet, 2020;395(10223):507-513.

[41] Chinese Center for Disease Control and Prevention Epidemiology Working Group for NCIP Epidemic Response. The epidemiological characteristics of an outbreak of 2019 novel coronavirus diseases (COVID-19) in China[J]. Zhonghua Liu Xing Bing Xue Za Zhi, 2020. 41(2):145-151.

[42] CORMAN V M, LANDT O, KAISER M, et al. Detection of 2019 novel

coronavirus (2019 - nCoV) by real-time RT-PCR[J]. Euro Surveill，2020，25 (3)：2000045.

[43] DALBETH N，MERRIMAN T R，STAMP L K. Gout [J]. Lancet，2016，388 (10055)：2039 - 2052.

[44] DELANEY J W，PINTO R，LONG J，et al. The influence of corticosteroid treatment on the outcome of influenza A（H1N1pdm09）-related critical illness [J]. Crit Care，2016，20：75.

[45] ELKE G，VAN ZANTEN A R H，et al. Enteral versus parenteral nutrition in critically ill patients：an updated systematic review and meta-analysis of randomized controlled trials[J]. Critical Care，2016，20：117.

[46] FIVEZ T，KERKLAAN D，MESOTTEN D，et al. Early versus late parenteral nutrition in critically ill children[J]. N Engl J Med，2016，374(12)：1111 - 1122.

[47] GOEIJENBIER M，VAN SLOTEN T T，SLOBBE L，et al. Benefits of flu vaccination for persons with diabetes mellitus：a review[J]. Vaccine，2017，35 (38)：5095 - 5101.

[48] GREIN J，OHMAGARI N，SHIN D，et al. Compassionate use of remdesivir for patients with severe Covid-19[J]. N Engl J Med，2020，382(24)：2327 - 2336.

[49] GUAN W J，NI Z Y，HU Y，et al. Clinical characteristics of 2019 novel coronavirus infection in China ［EB/OL］. （2020 - 02 - 09）［2022 - 01 - 10］. https：//www. medrxiv. org/content/10. 1101/2020. 02. 06. 20020974v1.

[50] GUAN W J，NI Z Y，HU Y，et al. Clinical characteristics of coronavirus disease 2019 in China[J]. N Engl J Med，2020，382(18)：1708 - 1720.

[51] GUAN W，LIANG W，ZHAO YI，et al. Comorbidity and its impact on 1590 patients with COVID - 19 in China：a nationwide analysis[J]. medRxiv，2020，55 (5)：2000547.

[52] GUO L，WEI D，ZHANG X，et al. Clinical features predicting mortality risk in patients with viral pneumonia：the MulBSTA Score [J]. Front Microbiol，2019，10：2752.

[53] HUANG C，WANG Y，LI X，et al. Clinical features of patients infected with 2019 novel coronavirus in Wuhan，China [J]. Lancet，2020，395(10223)：497 - 506.

[54] HUANG S F，FUNG C P，PERNG D W，et al. Effects of corticosteroid and neuraminidase inhibitors on survival in patients with respiratory distress induced by influenza virus[J]. J Microbiol Infect，2017，50(5)：586 - 594.

[55] ISHIGURO T，KAGIYAMA N，UOZUMI R，et al. Clinical characteristics of influenza-associated pneumonia of adults：clinical features and factors contributing to severity and mortality[J]. Yale J Biol Med，2017，90(2)：165 -

181.

[56] JIMENEZ-CAUHE J, ORTEGA-QUIJANO D, PRIETO-BARRIOS M, et al. Reply to "COVID-19 can present with a rash and be mistaken for Dengue": petechial rash in a patient with COVID-19 infection [J]. J Am Acad Dermatol, 2020,82(5):e177.

[57] JOOB B, WIWANITKIT V. COVID-19 can present with a rash and be mistaken for dengue [J]. J Am Acad Dermatol, 2020, 82(5):e177.

[58] JUNO J A, VAN BOCKEL D, KENT S J, et al. Cytotoxic CD4 T cells-friend or foe during viral infection? [J] Front Immunol, 2017,8:19.

[59] KIM K D, ZHAO J, AUH S, et al. Adaptive immune cells temper initial innate responses[J]. Nat Med, 13(10):1248-1252. DIO:10.1038/nm1633.

[60] KULCSAR K A, COLEMAN C M, BECK S E, et al. Comorbid diabetes results in immune dysregulation and enhanced disease severity following MERS-CoV infection[J]. JCI Insight, 2019,4(20). DIO:10.1172/jci.insight.131774.

[61] LI H, YANG S G, GU L, et al. Effect of low-to-moderate-dose corticosteroids on mortality of hospitalized adolescents and adults with influenza A (H1N1) pdm09 viral pneumonia[J]. Influenza Other Respir Viruses, 2017,11(4):345-354.

[62] LI X, GUO Z, LI B, et al. Extracorporeal membrane oxygenation for coronavirus disease 2019 in Shanghai, China[J]. ASAIO J, 2020,66(5):475.

[63] LI Z, WU M, GUO J, et al. Caution on Kidney Dysfunctions of 2019-nCoV Patients[J]. medRxiv, 2020. DIO:10.1101/2020.02.08.20021212.

[64] LIPPI G, LAVIE C J, SANCHIS-GOMAR F, Cardiac troponin I in patients with coronavirus disease 2019 (COVID-19): evidence from a meta-analysis[J]. Prog Cardiovasc Dis, 2020,63(3):390-391.

[65] LU R, ZHAO X, LI J, et al. Genomic characterisation and epidemiology of 2019 novel coronavirus: implications for virus origins and receptor binding [J]. Lancet, 2020,395(10224):565-74.

[66] MAO L, WANG M, CHEN S, et al. Neurological manifestations of hospitalized patients with COVID-19 in Wuhan, China: a retrospective case series study [J]. medRxiv, 2020. DOI: https://doi.org/10.1101/2020.02.22.20026500.

[67] MATSUYAMA S, KAWASE M, NAO N, et al. The inhaled corticosteroid ciclesonide blocks coronavirus RNA replication by targeting viral NSP15[J]. bioRxiv 2020. DOI:10.1101/2020.03.11.987016 (preprint).

[68] MCCLAVE S A, TAYLOR B E, MARTINDALE R G, et al. Guidelines for the provision and assessment of nutrition support therapy in the adult critically ill patient: Society of Critical Care Medicine (SCCM) and American Society for

Parenteral and Enteral Nutrition（A. S. P. E. N. ）[J]. J Parenter Enteral Nutr, 2016,40(2):159 – 211.

[69] MESSIAEN P E, CUYX S, DEJAGERE T, et al. The role of CD4 cell count as discriminatory measure to guide chemoprophylaxis against pneumocystis jirovecii pneumonia in human immunodeficiency virus-negative immunocompromised patients: a systematic review [J]. Transpl Infect Dis, 2017,19(2):e12651.

[70] MORENO G, RODRIGUEZ A, REYES L F, et al. Corticosteroid treatment in critically ill patients with severe influenza pneumonia: a propensity score matching study[J]. Intensive Care Med, 2018,44(9):1470 – 1482.

[71] ONDER G, REZZA G, BRUSAFERRO S. Case-fatality rate and characteristics of patients dying in relation to COVID – 19 in Italy[J]. JAMA, 2020,323(18): 1775 – 1776.

[72] PAN Y, GUAN H, ZHOU S, et al. Initial CT findings and temporal changes in patients with the novel coronavirus pneumonia (2019 – nCoV): a study of 63 patients in Wuhan, China [J]. Eur Radiol, 2020, 30:3306 – 3309.

[73] RAMANATHAN K, ANTOGNINI D, COMBES A, et al. Planning and provision of ECMO services for severe ARDS during the COVID – 19 pandemic and other outbreaks of emerging infectious diseases[J]. Lancet Respir Med, 2020,8(5):518 – 526.

[74] RECALCATI S. Cutaneous manifestations in COVID – 19: a first perspective [J]. J Eur Acad Dermatol Venereol, 2020,34(5):e212 – 213.

[75] REINTAM B A, STARKOPF J, ALHAZZANI W, et al. Early enteral nutrition in critically ill patients: ESICM clinical practice guidelines [J]. Intensive Care Med, 2017,43(3):380 – 398.

[76] RICHARDSON P, GRIFFIN I, TUCKER C, et al. Baricitinib as potential treatment for 2019 – nCoV acute respiratory disease[J]. Lancet, 2020,395:497 – 506.

[77] RUSSELL C D, MILLAR J E, BAILLIE J K. Clinical evidence does not support corticosteroid treatment for 2019 – nCoV lung injury[J]. Lancet, 2020, 395 (10223):473 – 475.

[78] SALEHI S, ABEDI A, BALAKRISHNAN S, et al. Coronavirus disease 2019 (COVID – 19): a systematic review of imaging findings in 919 patients [J]. AJR Am J Roentgenol, 2020:1 – 7.

[79] SINGER P, BLASER A R, BERGER M M, et al. ESPEN guideline on clinical nutrition in the intensive care unit[J]. Clin Nutr, 2019,38(1):48 – 79.

[80] SONG F, SHI N, SHAN F, et al. Emerging coronavirus 2019 – nCoV pneumonia[J]. Radiology Apr, 2020,295(1):210 – 217.

[81] STEBBING J, PHELAN A, GRIFFIN I, et al. COVID-19: combining antiviral and anti-inflammatory treatments [J]. Lancet Infect Dis, 2020, 20(4): 400 - 402.

[82] STEFAN M S, NATHANSON B H, LAGU T, et al. Outcomes of noninvasive and invasive ventilation in patients hospitalized with asthma exacerbation[J]. Ann Am Thorac Soc, 2016,13:1096.

[83] SUH S, PARK M K. Glucocorticoid-induced diabetes mellitus: an important but overlooked problem[J]. Endocrinol Metab (Seoul), 2017,32(2):180 - 189.

[84] SUN R, LIU H, WANG X. Mediastinal emphysema, giant bula, and pneumothorax developed during the course of COVID-19 pneumonia [J]. Korean J Radiol, 2020,21(5):541.

[85] TIAN S, HU W, NIU L, et al. Pulmonary patholgoy of early phase SARS-COV-2 pneumonia [J]. J Thorac Oncol, 2020,15(5):700 - 704.

[86] WANG D, HU B, HU C, et al. Clinical characteristics of 138 hospitalized patients with 2019 novel coronavirus-infected pneumonia in Wuhan, China [J]. JAMA, 2020,323(11):1061 - 1069.

[87] World Health Organization. Clinical management of severe acute respiratory infection (SARI) when COVID-19 disease is suspected, interim guidance[EB/OL]. [2020 - 10 - 18]. https://www. who. int/publications-detail/clinical-management-of-severe-acute-respiratory-infection-when-novel-coronavirus-(ncov)-infection-is-suspected.

[88] WU C, CHEN X, CAI Y, et al. Risk factors associated with acute respiratory distress syndrome and death in patients with coronavirus disease 2019 pneumonia in Wuhan, China[J]. JAMA Intern Med, 2020,180(7):934 - 943.

[89] WU H, LAU E S H, MA R C W, et al. Secular trends in all-cause and cause-specific mortality rates in people with diabetes in Hong Kong, 2001 - 2016: a retrospective cohort study[J]. Diabetologia, 2020,63:757 - 766.

[90] XU Z, SHI L, WANG Y, et al. Pathological findings of COVID-19 associated with acute respiratory distress syndrome [J]. Lacent Respir Med, 2020,8(4): 420 - 422.

[91] YANG X, YU Y, XU J, et al. Clinical course and outcomes of critically ill patients with SARS-CoV-2 pneumonia in Wuhan, China: a single-centered, retrospective, observational study [J]. Lancet Respir Med, 2020,8(5):475 - 481.

[92] YANG Y, YANG M, SHEN C, et al. Evaluating the accuracy of different respiratory specimens in the laboratory diagnosis and monitoring the viral shedding of 2019 - nCoV infections [J]. MedRxiv preprint,2020. DIO: https://

doi. org/10. 1101/2020. 02. 11. 20021493.

[93] YOUNG B E, ONG S W X, SHIRIN K, et al. Epidemiologic features and clinical course of patients infected with SARS – CoV – 2 in Singapore [J]. JAMA, 2020,323(15):1488 – 1494.

[94] ZACHARY T B. Diabetes and COVID – 19[J]. J DIABETES, 2020,12(4):347 – 349.

[95] ZHANG C, SHI L, WANG F S. Liver injury in COVID – 19:management and challenges[J]. Lancet, 2020,5(5):428 – 430.

[96] ZHAO R, WANG H, WANG X, et al. Steroid therapy and the risk of osteonecrosis in SARS patients: a dose-response meta-analysis[J]. Osteoporos Int, 2017,28(3):1027 – 1034.

[97] ZHOU F, YU T, DU R, et al. Clinical course and risk factors for mortality of adult inpatients with COVID – 19 in Wuhan, China: a retrospective cohort study [J]. Lancet, 2020,395(10229):1054 – 1062.

[98] ZHU H, WANG L, FANG C, et al. Clinical analysis of 10 neonates born to mothers with 2019 – nCoV pneumonia [J]. Transl Pediatr, 2020,9(1):51 – 60.

图书在版编目（CIP）数据

传染病重症病房临床思维公开课/余情主编. —上海：复旦大学出版社，2022.8
ISBN 978-7-309-15816-8

Ⅰ.①传⋯ Ⅱ.①余⋯ Ⅲ.①传染病-急性病-诊疗②传染病-险症-诊疗 Ⅳ.①R51

中国版本图书馆 CIP 数据核字（2021）第 142816 号

传染病重症病房临床思维公开课
余　情　主编
责任编辑/张　怡

复旦大学出版社有限公司出版发行
上海市国权路 579 号　邮编：200433
网址：fupnet@ fudanpress.com　http://www.fudanpress.com
门市零售：86-21-65102580　　团体订购：86-21-65104505
出版部电话：86-21-65642845
上海丽佳制版印刷有限公司

开本 787 × 1092　1/16　印张 13.5　字数 296 千
2022 年 8 月第 1 版
2022 年 8 月第 1 版第 1 次印刷
印数 1—4 100

ISBN 978-7-309-15816-8/R・1893
定价：88.00 元